中华颐养书

杂粮野菜颐养方

主编 施维 才颖 黄缨

上海科学技术文献出版社
Shanghai Scientific and Technological Literature Press

图书在版编目(CIP)数据

杂粮野菜颐养方/施维等主编. —上海:上海科学技术文献出版社,2020
ISBN 978-7-5439-7990-1

Ⅰ.①杂… Ⅱ.①施… Ⅲ.①杂粮—食物养生②野生植物—蔬菜—食物养生 Ⅳ.①R247.1

中国版本图书馆CIP数据核字(2019)第263924号

组稿编辑:张 树
责任编辑:苏密娅

杂粮野菜颐养方

施 维 才 颖 黄 缨 主编

*

上海科学技术文献出版社出版发行
(上海市长乐路746号 邮政编码200040)
全 国 新 华 书 店 经 销
四川省南方印务有限公司印刷

*

开本 650×900 1/16 印张 21.75 字数 435 000
2020年2月第1版 2020年2月第1次印刷
ISBN 978-7-5439-7990-1
定价:45.00元
http://www.sstlp.com

版权所有,翻印必究。若有质量印装问题,请联系工厂调换。

导 读

颐养天年,是中国人尊重生命、追求健康长寿的理想,并形成了源远流长、丰富多彩的中华颐养文化和颐养技术。颐养一词出自《周易·颐·序卦》:

> 物蓄然后可养,故受之以颐,颐者养也。①
> 颐养有什么内涵呢?《周易·颐·象传》说:
> 山下有雷,颐。君子以慎言语,节饮食。②

"慎言语,节饮食"涉及到颐养的两个内涵,一是养德,一是养生。对颐养之道,《程氏易传》做了如下非常精到的阐述:

> 圣人设卦,推养之义,大至于天地养育万物,圣人养贤以及万民,与人之养生、养行、养德、养人,皆颐养之道也。③
> 颐之道,以正则吉也。天地造化……养育万物,各得其宜者,亦正而已矣。④

颐养生命,需要从养德做起,《周易》这种"以德养生"的思想得到了孔子的认同,他说:

---

① 《康熙御纂周易折中》,巴蜀书社2014年版,第601页。
② 同上书,第420页。
③ 同上书,第138页。
④ 同上书,第138页。

> 知者乐水，仁者乐山。知者动，仁者静。知者乐，仁者寿。

在孔子的心中，智者和仁者应当是合二为一的，智者亦仁，仁者亦智，一动一静，欢乐长寿。孔子继承者所著的《中庸》《大学》里面"大德……必得其寿""富润屋，德润身，心广体胖"的论述，也与孔子"仁者寿"的思想一脉相承。为什么"以德养生"会使人健康长寿呢？董仲舒说：

> 仁人之所以多寿者，外无贪而内清净，心平和而不失中正，取天地之美，以养其身，是其且多且治……君子闲欲止恶以中意，平意以静神，静神以养气，气多而治，则养身之大者得矣。①

朱熹说：

> 心无愧怍，则广大宽平，而体常舒泰，德之润身者然也。盖善之实于中而形于外者如此。

一个中正平和、静神养气的人，一个得道全德、善良坦荡的人，自然阴阳和谐，内无积滞郁气，"体常舒泰"。所以，"仁者""大德（者）"，其身心健康、延年益寿的概率是高于其他人的。

可见，"以德养生"是颐养的源泉和内核，并为中国历代学者所发扬光大。颐养的核心思想是首先解决做人的问题，其次才谈得上养生。做一个善良仁爱的人，做一个光明坦荡的人，做一个清净无贪（懂得放弃）的人，做一个心胸宽广的人，这是颐养身心的前提。

与颐养的基本原则（颐养之道）相伴相生的，是经过历代探索、研究、总结的各种各样的颐养之术。把历久弥新的颐养原则和技术提炼出来，为自己，为家人，为朋友，为读者学习借鉴并达到颐养身心的目的，从而提高修

---

① 北京大学中国哲学教研室：《中国哲学史资料选编上》，人民出版社1982年版，第274页。

养,增强体质,就是我们编辑这套"中华颐养书"的初衷。

中国历代学者留下了非常平实而精彩的颐养思想和智慧,令人常读常新,这些都是值得继承和传播的传统文化精华,读者只要细读而思之,体悟而行之,是会受益无穷的。现分述于下。

颐养先养性

什么是性呢?性就是由先天纯善之体,经过后天的习染而形成的性情。习染者善,则性情光明、豁达、厚道;习染者恶,则性情阴暗、狭隘、刻薄。所谓养性,就是洗去被后天污染的本性,回归先天的纯善(赤子之心)。养性与颐养的关系,孙思邈说得最好:

> 夫养性者,欲所习以成性,性自为善,不习无不利也。性既自善,内外百病自然不生,祸乱灾害亦无由作,此养性之大经也。善养性者则治未病之病,是其义也。故养性者,不但饵药餐霞,其在兼于百行,百行周备,虽绝药饵足以遐年。①

意思是说,养性就是在平常的一言一行中培养仁善的习性,有了它,你的生活事业没有不顺利的。一个善良的人,内心平和,自然不会生病;与人友善,自然不会受到别人的攻击。培养仁善的习性,是养性的关键啊。

那么,养性与养生的关系何在呢?孙思邈说:"善养性者则治未病之病,是其义也。"所以,养性就要在日常生活的方方面面中修习德行,"百行周备",即使不依靠药物也可以长寿。反之,不注意培养仁善的习性,"纵服玉液金丹未能延寿"。药物可以修复损伤的器官,锻炼或饮食方面的颐养之术可以恢复身体的神气,但是不懂颐养之道,修习德行,管控情绪,见善去恶,"抱病历年而不修一行",就算古代的神医岐伯再世,也不能使你健康。

---

① 《备急千金要方》卷二十七《养性》。

得道者寿

孙思邈说:"道德日全,不祈善而有福,不求寿而自延,此养生之大旨也。"

那么,什么才能称为"道德日全"呢?他引用岐伯的话说:

> 上古之人,其知道者,法则阴阳,和于术数,饮食有节,起居有常,不妄作劳,故能形与神俱,而尽终其天年,度百岁乃去。

岐伯说的这些得道之法,只要长期践行,就可以"道德日全",但是做到却是很难,因为在现实生活中,人们无不受到以下因素的困扰:

> 嵇康曰:养生有五难,名利不去为一难,喜怒不除为二难,声色不去为三难,滋味不绝为四难,神虑精散为五难。

其实,得道的过程,就是远离名利、喜怒、声色、滋味干扰的过程,也是治身的过程。人生在世,不可能不去追求名利,而喜怒、声色、滋味也是正常的人生滋味,不可或缺,区别只在于是否拿得起放得下。"圣人"能够做到"恬澹虚无,真气从之,精神内守,病安从来",就是长期治身的结果。"圣人之治身",是怎样一种情形呢?岐伯说:

> 是以其志闲而少欲,其心安而不惧,其形劳而不倦,气从以顺,各从其欲,皆得所愿。故甘其食,美其服,乐其俗,高下不相慕,故其民曰朴,是以嗜欲不能劳其目,淫邪不能惑其心,愚智贤不肖不惧于物,合于道数,故皆能度百岁而动作不衰者,以其德全不危也。
>
> 故曰:知之则强,不知则老。故同出名异,智者察同,愚者察异。愚者不足,智者有余。有余则耳目聪明,身体强健,年老复

壮,壮者益理。是以圣人为无为之事,乐恬淡之味,能纵欲快志,得虚无之守,故寿命无穷,与天地终。此圣人之治身也。

志闲(指从容不迫)、心安、气顺、劳而不倦、察同去异,这是治身的基本功课。只有深刻体悟圣人的"治身"之道,把生命放在最高的位置,正确处理身体与名利、好恶等人生欲望的关系,才能合于道数,"寿命无穷"。

生长收藏与四季养生

颐养者,一定要遵循自然界变化的规律,制订不同的养生方法,以适应季节的变化。孙思邈在《备急千金要方》卷二十七《养性》中对养生、养长、养收、养藏之道及其相互依存关系做了详尽的阐述,值得一读:

> 春三月此为发陈,天地俱生,万物以荣,夜卧早起,广步于庭,被发缓形,以使志生,生而勿杀,与而勿夺,赏而勿罚,此春气之应,养生之道也。逆之则伤肝。夏为寒为变,则奉长者少。
> 夏三月此为蕃莠,天地气交,万物华实,夜卧早起,毋厌于日,使志无怒,使华英成秀,使气得泄,若所爱在外,此夏气之应,养长之道也。逆之则伤心。秋为疟,则奉收者少,冬至重病。
> 秋三月此为容平,天气以急,地气以明,早卧早起,与鸡俱兴,使志安宁,以缓秋刑,收敛神气,使秋气平,毋外其志,使肺气清,此秋气之应,养收之道也。逆之则伤肺。冬为飧泄,则奉藏者少。
> 冬三月此为闭藏,水冰地坼,无扰乎阳,早卧晚起,必待日光,使志若伏若匿,若有私意,若已有得,去寒就温,毋泄皮肤,使气亟夺。此冬气之应,养藏之道也。逆之则伤肾。春为痿厥,则奉生者少。

春天阳气渐起,万物复苏;夏天阳气始盛,万物兴旺,在春夏生长的季节,人们适于经常在户外活动,可以晚一点睡觉,但一定要早早起床(夜卧早起），吸纳天地生长之气。

秋天阴气渐起，阳气消退，如果过于接触户外阴寒之气，就容易感冒并伤及肺藏。因此，与春夏不同，在秋天应该早卧早起，无使阳气外泄，为冬天的"养藏"打好基础。

冬天阴盛阳衰，人们应该减少户外活动，保暖保温。冬天尽管天寒地冻，但是一丝阳气也会随着阳光洒下（这就是《周易》说的"一阳来复"），因此冬天经常晒太阳，是养藏的好办法："早卧晚起，必待日光。"在冬天如果阳气消耗过大，就会伤及肾脏，并在春天发作，形成"痿厥"之病。如果冬天"养藏"没有做好，到了春天，"则奉生者少"。如此恶性循环，颐养身体怎么能够实现呢？

五气、五味与五脏

孙思邈说：

> 人有五脏，化为五气，以生喜怒悲忧恐，故喜怒伤气，寒暑伤形，暴怒伤阴，暴喜伤阳。故喜怒不节，寒暑失度，生乃不固。（《养性》）

五气，指喜、怒、悲、忧、恐五种情绪；五味，指酸、苦、辛、咸、甘五种滋味；五脏，指脾、肺、肝、心、肾。孙思邈认为五气应该平和，否则将损伤阴阳，他提倡：

> 忍怒以全阴，抑喜以养阳。

同时，他认为，五味也应该中和，这样才能不伤害五脏：

> 五味不欲偏多，故酸多则伤脾，苦多则伤肺，辛多则伤肝，咸多则伤心，甘多则伤肾，此五味克五脏五行，自然之理也。（《养性》）

在现实生活中,管控情绪,排除滋味的引诱不易做到的原因,既是养性的功夫不够,又是因为人们在短期内不易感受这些因素对五脏的伤害,所以孙思邈强调说:"凡言伤者,亦不即觉也,谓久则损寿耳。"

戒勒身心,常修善事

颐养先养性,孙思邈认为养性的首要条件在于"自慎"。他在《摄养枕中方·自慎》中首先说:"故养性之士,不知自慎之方,未足与论养生之道也。故以自慎为首焉。"此"自慎"是"戒勒身心,常修善事"的意思:

> 但能少时内省身心,则自知见行之中皆长诸疴,将知四百四病,身手自造,本非由天……故有智之人,爱性命者,当自思念,深生耻愧,戒勒身心,常修善事也。①

关于如何"养慎",孙思邈认为应该效法古代那些得道之人:

> 上古之人,其知道者,法则阴阳,和于术数,饮食有节,起居有常,不妄作劳,故能形与神俱,而尽终其天年,度百岁乃去。②

可见,孙氏认为"养慎"才能"养性",养性"足以遐年",否则"未能延寿"。

那么,如何做到"自慎",即如何做到"戒勒身心,常修善事",从而达到颐养身心的目的呢?孙思邈在《千金要方·养性·道林养性第二》中提出了如下的具体方法:

> 故善摄生者,常少思、少念、少欲、少事、少语、少笑、少愁、少

---

① 《备急千金要方·养性》卷二十七。
② 同上。

乐、少喜、少怒、少好、少恶。行此十二少者,养性之都契也。

都契,就是要义、要诀的意思。孙思邈说的"十二少",其实是强调颐养身心要培养一种中庸平和的意识和习性,并不是完全否定人生中必不可少的这些行为,其要义还是要求人们尽可能地控制情绪和多做好事。

"十二少"的反面是"十二多",我们在实际生活中都会体会到它的害处:

> 多思则神殆,多念则志散,多愁则志昏,多事则形劳,多语则气乏,多笑则脏伤,多愁则心慑,多乐则意溢,多喜则忘错昏乱,多怒则百脉不定,多好则专迷不理,多恶则憔悴无欢。此十二多不除,则荣卫失度,血气妄行,丧生之本也。①

为了防止"十二多"带给人们的害处,孙思邈进一步提出了"守五神""从四正"的观点:

> 既屏外缘,会须守五神(肝、心、脾、肺、肾),从四正(言、行、坐、立)。言最不得浮思妄想,心念欲事,恶邪大起,故孔子曰:"思无邪。"②

可见,孙思邈的养生智慧,是以"自慎"也就是以"戒勒身心,常修善事"为中心的,此处所说的"十二少""思无邪"也都是在强调"戒勒身心"之于颐养身心的重要性和具体方法。

---

① 《千金要方·养性·道林养性第二》。
② 同上。

炼心、闭心、洗心

所谓炼心,即对心性的锻炼,在颐养生命中居很重要的地位。因为通过濯洗心田能摆脱名利、喜怒、声色、滋味等外界诱惑对人的干扰,从而使人的心灵达到晶莹光洁、一尘不染的理想境界。如果说颐养天年是对生命形体的延长,那么心性修炼就是扩充、纯化了生命的内蕴,使生命的质量得到了提升。

炼心,应该从哪里着手呢?古人认为,使心达到纯善和光明的状态,就是心性修炼的途径和目的。心为纯阳,象征着天,与天同光,乃是纯善之境,因此纯善与光明又是合二为一的。道家经典《太平经》说:

> 凡事居人腹中,自名为心。心则五脏之王,神之本根,一身之至也。主执为善,心不乐为妄内邪恶也。[1]
> 心者纯阳,位属天;脾者纯阴,位属地。[2]
> 心者,最藏之神尊者也。心者,神圣纯阳,火之行也。[3]
> 人心之为神圣,神圣人心最尊真善。[4]

《太平经》这种对心的认识,对于颐养身心具有重要启示:心为五脏之王,心主善,与各种虚妄邪恶格格不入,因此心之为善,对于五脏的保护是多么重要;心为光明,与各种阴暗狭隘格格不入,因此心之光明正大,可以使人们精力充沛,自强不息。

那么,怎样才能使心达到纯善和光明的状态呢?道家经典著作《老子想尔注》和《老子河上公章句》提出了两个方法,一是闭心,一是洗心。所谓

---

[1] 《太平经合校》,第687页。
[2] 同上书,第426页。
[3] 同上。
[4] 同上书,第678页。

闭心,即使心与各种邪恶利欲及纷乱思虑相隔离,使心灵保持纯善的状态,达到一种平和安详的心境:

> 仙士闭心,不思虑邪恶利德,若昏昏冥冥也。①

《老子想尔注》所说的闭心,并不是要远离社会生活,而是对那些扰乱人心的名利、喜怒、声色、滋味等外界诱惑漠然视之(若昏昏冥冥也),从而保持纯善光明的心。

所谓洗心,就是通过洗去情欲和习染,使心地洁净:

> 当洗其心,使洁净也。心居玄冥之处,览知万事,故谓之玄览。②
>
> 治身者当除情去欲,使五藏空虚,神乃归之。③

洗去了社会生活带来的各种习染,自然就回归到纯善光明的初心。

饮食自然

所谓"饮食自然",在道家看来,就是在饮食活动中应该执守自然之道:

> 自然之道,何所不知,何所不化,动错自无所私。饮食天厨,衣服精华,欲复何求,是太上之君所行也。④

什么是"饮食天厨"呢?就是说人类的饮食活动应该建立在生态和谐

---

① 《老子想尔注》,第26页。
② 《老子河上公章句》"能为第十"。
③ 《老子河上公章句》"无用第十一"。
④ 王明:《太平经合校》,中华书局1960年版,第595页。

的基础上。道家认为,只有在保持良好生态状况下的大自然中,人类才能够找到颐养生命的丰富的天然食物,他们提倡在大自然中寻求天然、绿色的颐养资源:

> 南阳郦县山中有甘谷水,谷水所以甘者,谷上左右皆生甘菊,菊花堕其中,历世弥久,故水味为变。其临此谷中居民,皆不穿井,悉食甘谷水,食者无不老寿,高者百四五十岁,下者不失八九十,无夭年人,得此菊力也……①

当然,今人面临的生态环境已经非同往昔,要获得大量天然的绿色食物,就必须付出更多的努力以改善被破坏的生态环境。因为,没有天地(自然生态系统)的"长生",也就不可能有人类的"长生"。

除了"饮食天厨"外,"饮食自然"还有一个重要内涵,就是"饮食本分"。唐代道人司马承祯说:

> 外求诸物,内明诸己,知生之有分,不务分之所无……蔬食弊衣,足延性命,岂待酒食罗绮,然后为生哉!是故于生无要用者,并须去之;于生虽用有余者,亦须舍之。财有害气,积则伤人,虽少犹累,而况多乎?②

司马承祯所谓"知生之有分",是说人们的生命所需,是有一定限量的、符合"自然"分配原则的;"不务分之所无""于生无要用者并须去之",是说如果为追求美味而过度饮食,则既伤害身体健康,亦浪费生态资源。

那么,如何做到"饮食本分"呢?古人认为应该从以下几个方面加以注意。

第一,宜少不宜多。古代著名养生家葛洪主张"节量饮食"就是这个意

---

① 王明编:《抱朴子内篇校释》,中华书局1985年版,第205—206页。
② 司马承祯:《坐忘论·简事》。

思,"少"的标准是"食不欲过饱""饮不欲过多"。为此,古人总结了一些行之有效的饮食原则(下举两条),一是少食多餐:"食欲少而数,不欲顿多难消";二是提前饮食:"先饥乃食,先渴而饮"。提前饮食,对保护人体器官是非常重要的,否则,"恐觉饥乃食,食必多;盛渴乃饮,饮必过";同时,饥渴过度对身体的伤害是非常严重的。

第二,熟胜于生。这里的"熟",题中应有之意是指食物本身要烹制成熟,因为热食、熟食不但能够"灭腥去臊除膻",而且可以消除食物中的细菌,有利于健康;还有一层含义是指"百味未成熟勿食",这是古人"道法自然"思想在饮食文化方面的体现。只有自然成熟的食材,才是有利于人类健康的,例如土豆、西红柿和一些菌类等在没有完全成熟之前,是不宜食用的。

第三,宜素不宜荤。这是古人总结颐养经验对饮食结构所提出的判断。《孔子家语》说:"食肉者,勇敢而悍(虎狼之类);食气者,神明而寿(仙人、灵龟是);食谷者,智慧而夭(人也);不食者,不死而神(直任喘息而无思虑)。"①之所以古人认为素胜于荤,是因为人的肠道数倍于肉食动物,蔬菜水果等易于被吸收,获得能量快,而食用肉类获得能量慢,消耗能量大,其间自然有了高低之分。其实,人类对素食、荤食都是需要的,采用什么样的饮食结构要根据每个人的个体差异来决定,还是要道法自然,当你想吃肉的时候,说明你的身体需要蛋白质,你去吃素,就可能违背了身体需要的自然,损害身体。

第四,养内重于养外。什么是养内呢?龚廷贤说:"养内者以恬脏腑,调顺血脉,使一身之流行冲和,百病不作。"②

与之相反,"养外者恣口腹之欲,极滋味之美,穷饮食之乐……酷烈之气,内蚀脏腑,精神虚矣。安能保全太和,以臻遐龄"。③ 由此可见,养内和养外,一个是遵循脏腑需求之自然,一个是满足口腹过分之欲望,其于颐养之差别大矣哉。

---

① 《道藏》第 21 册,第 699 页。
② 龚廷贤:《寿世保元·饮食》,四库全书本。
③ 同上。

爱气、尊神、重精

人的生命是形体与精气神的结合,结合得越好,生命越健康。《太平经》说:

> 夫人本生混沌之气,气生精,精生神,神生明。本于阴阳之气,气转为精,精转为神,神转为明。欲寿者当守气而合神、精,不去其形。
>
> 神者乘气而行,精者居其中也,三者相助为治。故人欲寿者,乃当爱气、尊神、重精也。

爱气、尊神、重精,后来成为中国人颐养生命所遵循的修养法则。

那么,怎么做到"爱气、尊神、重精"呢?古人总结了丰富多彩的修养功法,其中最为重要的是"守一"法。人把"气"称为"元气",又称为"一",使形体与精神相互依存,合而为一,叫作"守一"。《太平经》说:

> 人有一身,与精神常合并也。形者乃主死,精神者乃主生,常合即吉,去则凶。无精神则死,有精神则生。常合即为一,可以长存也。

在精气神三者中,元气是第一性的,是生命的基础,精和神依元气的兴旺而兴旺,依元气的衰亡而衰亡。

> 故人有气则有神,气绝即神亡。(《太平经》)

因此,守一法的要点在于保护好人身之元气,进而保护好人身之精、气、神。

守一法主要在道门传授,普通人学习此法亦难亦不难,难的是具体技法必须专人传授,但是从道家经典《太平经》对守一功法的介绍,我们也能够知道一二门径,自己揣摩践行,仍然可以达到颐养身体的目的。

守一功法以端坐、安卧两种姿势为主:"予欲养老,守一为早,平床坐卧,与一相保。"在修炼守一功法的时候,要做到环境安静清洁、心志专一沉稳、身姿的舒适自然,平常注重道德修养,持之以恒,"始思居闲处,宜重墙厚壁,不闻喧哗之音。""夫欲守一,喜怒为疾,不喜不怒,一乃可睹。""宜有其心,持老不违,明其所为,各见其功,各进所知。"

以上这些原则,我们在静坐、自我按摩、打太极拳时都可以借鉴并运用,是极有好处的。守一法的核心,笔者认为可以用"静""专""沉""聚"四个字概括,目的在于聚人生之元气,使形体与精气神相抱相依,达到颐养天年的目的。

"炼己于尘俗"与人事养生法

《周易》说"穷理尽性以至于命",儒家高屋建瓴,强调"穷理",认为懂得了天地万物和为人处世的道理,其他的问题将迎刃而解,所以"罕言性命"。道家内丹修炼家则认为,"穷理"之外应该加强对元气(命功)和心性(性功)的修炼,这就是"性命双修"。到了清末民初,道家内丹学家黄裳(元吉)提出"静处炼命,动处炼性",[1]倡导"炼己于尘俗"。什么是"动处炼性"呢?他说:"视听言动,必求中礼;喜怒哀乐,必求中节;衣服饮食,必求适宜。"又回到了儒家修习伦理道德和行为规范上来。什么是"炼己于尘俗"呢?就是在社会生活实际中去磨炼心性,如果"只在深山静养,不与人事",[2]"一遇事故,不免神驰气散,贪嗔痴爱,纷纷而起"。[3] 所以,只有在错综复杂的人事关系中,在盛衰荣辱的人生际遇中,在跌宕起伏的社会生活中,才能真正达到磨炼心性的目的。

---

[1] 《藏外道书》第 25 册,第 733 页。
[2] 同上书,第 699 页。
[3] 同上书,第 733 页。

早在唐代,著名的道教医学家孙思邈就提出了人事养生的命题。孙思邈说:

> 胆欲大而心欲小,智欲圆而行欲方。
> 心为五脏之君,君以恭顺为主,故心欲小。胆为五脏之将,将以果决为务,故胆欲大。智者动像天,故欲圆。仁者静像地,故欲方。诗曰"如临深渊,如履薄冰",为小心也。"赳赳武夫,公侯干城",为大胆也。传曰"不为利回,不为义疚",仁之方也。易曰"见几而作,不俟终日",智之圆也。①

孙思邈在这里指出了人事养生的四个原则(胆大、心小、智圆、行方)并做了形象的比喻:心小,即小心,指谨慎和柔顺,因为心志太强,过于主观,往往容易把事情做坏,也对心脏的健康不利。胆大,指行为要果断、有力,不能优柔寡断,才能办好事。《淮南子·原道训》"志弱而事强,心虚而应当",和孙思邈说的是一个意思。仁之方也,指仁爱正直,不为利益所动;智之圆也,指发现人事变化的苗头,及时做出妥善的应对。智慧圆融无碍,行为光明正大,不为利回,不为义疚,内心无愧、无憾,则气壮、神旺,这就是人事养生的秘诀。

及吾无身,吾有何患

当今社会,新技术迅猛发展,带来社会形态和心态的急剧变化,在你追我赶、竞争激烈的生活生存环境中,静心读一读古代先哲对人生的理解,体会一下道家倡导的"抱朴守真"、儒家倡导的"复性",是可以找到医治心理失衡、人性异化的良药的。

抱朴守真是道家所追求的最高境界,"真""朴"即未经雕凿装饰的天然状态,也就是纯朴天真的自然本性,它和儒家要恢复的先天之"性"(纯

---

① 李昉:《太平广记》,第 1669—1670 页。

善至美的人性)的主张是殊途同归的。"人之初,性本善",及生之后,受到各种社会影响渐渐失去本性,从而在喜怒哀乐贪慎痴等情绪欲望中产生种种人生困惑和生理疾病。

如果说"抱朴守真"和"复性"是一条难以企及的人性回归之路,那么道家"及吾无身,吾有何患"的豁达观,对于现代人的心理健康治疗则具有较强的实践意义。《老子》第十三章说:

> 吾之所以有大患者,为吾有身,及吾无身,吾有何患?

"及吾无身",是说不要过于关注自身、看重自己,要淡化小我,亲和他人与自然,否则,以自我为中心(为吾有身),烦恼、孤独、焦虑等心理障碍(大患)就产生了。由此,老子进一步提出了"为人""与人"的利他主义:

> 既以为人己愈有,既以与人己愈多。

在社会生活中,人们都有自尊的需求和自我实现以及自我超越的需求,这些需求只能在帮助他人和献身社会生活中才能实现。因此,"为人""与人"的利他行为将会给主体带来"己愈有""己愈多"的精神充实、自我肯定等积极的心理感受。而这些积极的心理感受对促进心理健康和提升人生境界的作用是显而易见的。当我们遇到烦恼、孤独、焦虑等心理障碍的时候,试着将关注的角度从自我转向他人,试着将考虑的范围从身边转向社会,格局自会远大,心胸自会开阔,忧患自会消减。《庄子·秋水》说:

> 计四海之在天地之间也,不似礨空之在大泽乎?计中国之在海内,不似稊米之在太仓乎?号物之数谓之万,人处一焉……不似毫末之在马体乎?

庄子认为,在浩渺的宇宙之中,连"中国"都像"稊米"一样微小,你又何必把个人的成败得失看得那么重呢?

形神兼养

人生天地之间,形与神或身与心的养护,是古人非常注意的一个问题。首先,古人认为,形与神、身与心是相互依存、不可分离的关系。《无上秘要》说:

> 神生形,形成神。形不得神而不能自生,神不得形而不能自成。①

其次,古人强调,身体和精神都不能过劳,无论形神,过劳则弊。司马谈《论六家要旨》说:

> 凡人所生者,神也;所托者,形也。神大用则竭,形大劳则敝,形、神离则死。

第三,古人认为,身体和精神应该保持平和,不宜躁动。司马谈又说:

> 形神骚动,欲与天地长久,非所闻也……

唐代道士吴筠指出:

> 人之所生者神,所托者形。方寸之中,实曰灵府,静则神生而形和,躁则神劳而形毙。②

---

① 《道藏》第25册,文物出版社、上海书店、天津古籍出版社1988年版,第15页。

② 《道藏》第23册,文物出版社、上海书店、天津古籍出版社1988年版,第661页。

关于神形关系、神形兼养等问题,《杂著捷径》和《道枢》说得最为精辟,读者细细体悟践行,当获益匪浅:

> 精者,神之本;气者,神之主;形者,神之宅也。故神太用则歇,精太用则竭,气太劳则绝。是以人之生者,神也;形之托者,气也。若气衰则形耗,而欲长生者,未之闻也……身劳则神散,气劳则命终,形瘦则神毙,神毙则精灵游矣。[1]

> 形神合同,更相生,更相和成,斯可矣。

> 夫长生者,神与形俱全者也……形器者,性之府也,形器败,则性无所存矣。养神不养形,犹毁宅而露居者欤![2]

形,指身体,包括四肢及脏腑;神,指精神、思虑、情绪等。身体健康,自然神清气爽,两者相辅相成,所以"养神"和"养形"缺一不可,否则"形瘦则神毙",因此神形兼养是非常重要的。形神之间的这一关系也体现在五情与五脏、五腑的相互影响中。

五情与五脏、五腑

古人把情绪归纳为怒、喜、思、悲(忧)、恐等五类,谓之五情,并对应五脏(肝、心、脾、肺、肾)、五腑(胆、小肠、胃、大肠、膀胱)。古代颐养学者认为,五情与五脏、五腑具有相互对应、相互影响的关系:

五行	木	火	土	金	水
五脏	肝	心	脾	肺	肾

---

[1] 《杂著捷径》,《道藏》第 4 册,文物出版社、上海书店、天津古籍出版社 1988 年版,第 707 页。

[2] 至游子:《道枢》,《道藏》第 20 册,文物出版社、上海书店、天津古籍出版社 1988 年版,第 623、616 页。

五腑	胆	小肠	胃	大肠	膀胱
五神	魂	神	意	魄	志
五情	怒	喜	思	悲（忧）	恐

理解并运用情绪与脏腑之间的对应以及相生相克关系,对于颐养身体具有重要意义。比如肺为金,金克木,木为肝,肺之怒气伤肝,就是情绪伤害脏腑的例子。对此,《黄庭内景五脏六腑图》提出了"收思敛欲,合仁育义不怒"的解决之道：

> 肺气之义,其性怒,金性刚而主怒……人之怒者,盖发于肺脏。欲安其魄而存其形者,当收思敛欲,合仁育义不怒。①

推而广之,喜伤心,思伤脾,悲伤肺,恐伤肾,道理也是如此：如果五脏生病,将导致相应之情绪失调；情绪失调,亦将促使相应脏腑更加虚弱,这是五情与五脏、五腑对应的恶性循环,反之,它们之间的良性循环也会推动情绪与脏腑向着好的方向发展。

就像砂砾进入会减损发动机的寿命一样,怒、喜、思、悲（忧）、恐等情绪长期存在于体内,则会损坏器官的健康,因此,平静而祥和的气息,是滋养身心的润滑剂,善养和气是长寿的前提条件。

善养和气

人之元气,受个人修养、外界环境的影响,或化为和气,或化为戾气。和气运于体内滋养器官,行之在外面如春风,欢喜众人,故能长寿。戾气则反之："言悖而出者,亦悖而入。"(《大学》第五章)你说出去的是粗言,回敬你的多半是秽语,气如何得顺？所以善养和气的关键还是品格的塑造。和气,就是中和之气,就是正气。曾子认为要避免"忿懥""恐惧""好乐""忧

---

① 《道藏》第 4 册,第 836 页。

患"等情绪的干扰,才能保持不偏,得到正气。

《老子河上公注》说:

> 万物之中皆有元气,得以和柔,若胸中有藏,骨中有髓,草木中有空虚,和气潜通,故得长生也。①

和气的特征是柔和、平静和具有弹性的,这种气息"潜通"于体内,充实于胸中,内外柔静,柔则魂安、静则神在,"故得长生也"。《老子河上公注》说:

> 人能知和气之柔弱,有益于人者,则为知道之常也。②

体会到了益寿延年之道的常理,善养平和之气,以柔和、平静和具有弹性(宽容)的态度对待、处理生活中的人与事,不但有利于自己的个人修养,而且可以营造非常和谐的人文环境,提高生活质量。《老子河上公注》说:

> 人生,含和气,抱精神,故柔弱。③

柔弱,不是软弱,而是"含和气,抱精神"的结果,是生命旺盛的表现:"柔弱者,生也。"(《戒强》第七十六章)相反,"人死,则和气竭,精神亡,故坚强"。④"坚强者,死也。"⑤河上公对宇宙万物的生死存亡作了如下描述和解释:

---

① 《道化》第四十二章。
② 《玄符》第五十五章。
③ 《戒强》第七十六章。
④ 同上。
⑤ 同上。

人之生也柔弱,其死也坚强。万物草木之生也柔脆——和气存也;其死也枯槁——和气散也。①

"和气长寿",是中国颐养学的基本原理,也是自然之道的一般原则,"天地间,空虚和气流行,故万物自生"(《虚用》第五章)。因此,"心当专一和柔而神气实在"(《玄符》第五十五章)。要实现颐养天年的美好愿望,应该先从"善养和气"做起。

孔子、孟子论养生

孔子对饮食提出了非常高的要求,把饮食行为纳入"礼"的范畴,他说:

食不厌精,脍不厌细。食饐而餲,鱼馁而肉败,不食。色恶,不食。臭恶,不食。失饪,不食。不时,不食。割不正,不食。不得其酱,不食。肉虽多,不使胜食气。唯酒无量,不及乱。沽酒市脯不食。不撤姜食,不多食。②

孔子这些规定是为了合于什么礼仪,我们这里不去深究,但是孔子对饮食提出的"精细""新鲜""按时""色正""美观""无多食""不乱酒"等要求对颐养身体是不无助益的。

孔子学说的集大成者孟子主张"养气","养气"就是加强精神和道德的修养。他说:

我善养吾浩然之气。③

---

① 《戒强》第七十六章。
② 杨伯峻编著:《论语译注·乡党篇第十》,中华书局1958年版,第109页。
③ 《孟子·公孙丑上》。

"浩然之气"就是正气和光明之气,就是元气。元气充足,自然健美,这是养生的至理。因此,孟子又说:"充实之谓美。"孟子把"养气修性"放在了头等重要的位置,一个人如果只修命不修性是不足取的,这种人只能称为"小人":

> 体有贵贱,有小大。无以小害大,无以贱害贵。养其小者为小人,养其大者为大人。(《孟子·告子上》)

可见,作为一位兼顾养性与摄生的大养生家,孟子是主张修性第一、修命第二的。

老庄论养生

说到颐养,绕不开道家;说到道家,首推老庄。

老子关于颐养的思想精髓,读者只要抓住"虚""静""柔"几个要点就可以有所获益。《老子》说:

> 虚其心,实其腹。(《老子》《第三章》)
> 专气致柔,能如婴儿乎。(《老子》《第十章》)
> 致虚极,守静笃。(《老子》《第十六章》)

从颐养的角度理解老子的意思,应该是心胸要宽阔,处世要冷静,为人要随和,从而守住元气(专气),颐养天年。也有学者认为,"《老子》的长寿养生秘诀就是清除杂念,呼吸柔和,大脑归静"。[①] 老子这些颐养的见解,被后世服气、守静和内丹等方术奉为经典,老子也被尊为养生之祖:

> 世或以老子之道,为可以度世。恬淡无欲,养精爱气。夫人

[①] 周世荣:《从马王堆出土文物看我国道家文化》,《道家文化研究》第3辑。

以精神为寿命,精神不伤,则寿命长而不死。成事,老子行之,逾百,度世为真人矣。①

庄子关于养生的论述大致可以用"养神""守静"之道和"全生""尽年"之术来概括:

> 故曰纯粹而不杂,静一而不变,淡而无为,动而以天行,此养神之道也。②
>
> 为善无近名,为恶无近刑。缘督以为经。可以保身,可以全生,可以养亲,可以尽年。③

如果说"全生""尽年"之术只是人生或保命哲学的话,那么"养神""守静"之道则体现了庄子"虚静宁神"和"守气固精"的养神思想和养气观念,对颐养是有独特贡献和启迪的。

苏轼以德养生

在伟大的文学家、书画家、政治家之外,苏轼还有一个称呼,就是杰出的养生家。他善于吸收传统养生精华,形成了自己以德养生的思想体系。

第一,养生必先养德,只有多做善事,积累"阴功"(默默行善),才能提升养生的效果。苏轼曾对老友陈季常说,我虽然吃了灵芝这样的仙药,但是由于没有你对国家的贡献大,养生的效果还是不如你啊:

> 某虽窃食灵芝,而君为国铸造,药力纵在君前,阴功必在君

---

① 王充:《论衡》卷七《道虚第二十四》,人民出版社1974年版,第113页。
② 郭庆藩辑:《庄子集释》卷六上《刻意》,中华书局1961年版,第1086页。
③ 郭庆藩辑:《庄子集释》卷二上《养生主》,中华书局1961年版,第115页。

后也。①

第二，养生不是人人可为之事，只有品行无瑕疵的人，才能学习养生。他对张安道说：

> 神仙至术，有不可学者：一忿躁，二阴险，三贪欲。公雅量清德，无此三疾，切谓可学。②

与"忿躁"相反的是平静，苏轼认为，平和安静乃养心之要，他说：

> 道术多方，难得其要。然以某观之，唯能静心闭目以渐习之……数为之，似觉有功。幸信此语。使真气运行体中，痒痛安能近人也。③

与"阴险"（阴郁）相反的是达观，苏轼认为，应除去阴险之心、阴郁之气，乐观逍遥，才是养生的正解。他指出：

> 任性逍遥，随缘放旷，但尽凡心，别无胜解。④

与"贪欲"相反的是无欲，是简朴的生活，苏轼说：

> 张君持此纸求仆书，且欲发药。君当以何品。吾闻战国中有一方，吾服之有效，故以奉传。其药四味而已。一曰无事以当贵，

---

① 《与陈季常十六首》其五，见《苏轼文集》卷五十三。
② 《养生诀上张安道》，见《苏轼文集》卷七十三。
③ 《与王定国四十一首》其八，见《苏轼文集》卷五十三。
④ 《东坡全集》卷一百零一。

二曰早寝以当富,三曰安步以当车,四曰晚食以当肉。①

对贵、富、车、肉的追求或欲望,在旷达乐观的苏轼眼里不过如此,都可以通过简单健康的方式实现。仁者乐山,智者乐水。有德如苏轼者,无论生活境遇如何,都会以积极乐观的心态对待之,正如他在《超然台记》中所说:

凡物皆有可观,苟有可观,皆有可乐,非必怪奇伟丽者也。餔糟啜漓皆可以醉,果蔬草木皆可以饱。推此类也,吾安往而不乐夫!②

"中华传统医学养生丛书"是由潘秋生先生组织数十位专家、学者编写的一套介绍中华养生之术的丛书,凡二十余种。后经潘秋生先生同意,陈俊峰先生嘱我在其基础上另行改编。我于2018年初邀才颖、黄英等学者对原稿进行调整删改,选其八种,更其名曰"中华颐养书",以体现中华养生文化以养心、养德、养性为核心的颐养之道。

参加"中华颐养书"编纂的有才颖、黄英、刘明理、张雪永、吴迪、张立园、崔颖、罗业恺、李静、周旭慧、郭玲、邓楠、焦树芳。书出众手,未安之处定然不少,祈待方家指正。书稿编写中参考了不少已有成果,事起仓促,未能逐一注明,在此一并致谢。

窃以为生命的长度和宽度,本质上体现在对颐养之道与术的体悟与实践中,于是吸收近几十年来的学术研究成果,并结合自己多年的学习心得和颐养实践,以为导读,希望对读者养心、养德、养生具有一定助益。

谨以此书献给尊重生命的亲人、朋友和读者。

施维
2019年3月于成都

---

① 《东坡全集》卷一百零一。
② 《超然台记》,见《苏轼文集》卷十一。

目 录

杂粮篇

小 麦 …………………………………… 1
荞 麦 …………………………………… 17
大 麦 …………………………………… 22
薏苡仁 ………………………………… 26
糯 米 …………………………………… 30
玉 米 …………………………………… 38
高 粱 …………………………………… 45
燕 麦 …………………………………… 49
粳 米 …………………………………… 53
粟 米 …………………………………… 62
黑 米 …………………………………… 67
黄 豆 …………………………………… 70
绿 豆 …………………………………… 79
红 豆 …………………………………… 86
扁 豆 …………………………………… 95
蚕 豆 …………………………………… 99
黑 豆 …………………………………… 103
豌 豆 …………………………………… 109
豇 豆 …………………………………… 118
花 生 …………………………………… 121
红 薯 …………………………………… 124
马铃薯 ………………………………… 129

| 芝　麻 | 135 |
| 葵花子 | 144 |

野菜篇

荠　菜	147
马齿苋	154
冬寒菜	162
仙人掌	164
罗　勒	169
地　肤	171
天　冬	174
马　兰	176
玉　竹	180
豆瓣菜	182
薄　荷	183
桔　梗	186
野　菊	189
鱼腥草	192
野蔷薇	196
绞股蓝	198
夏枯草	201
款　冬	204
蒲公英	206
益母草	210
委陵菜	212
清明菜	215
野苋菜	217
青　葙	219
猪毛菜	222

酢浆草	223
水　芹	226
水　蓼	228
水葫芦	230
打碗花	232
车前草	234
小根蒜	237
败酱草	239
蕨　菜	242
鸭儿芹	246
鸭舌草	248
豆　槐	249
葛	253
榆　钱	256
荇　菜	258
灰　菜	260
麦　冬	262
番薯叶	264
野豌豆	265
龙芽草	266
野萱草	268
冬虫夏草	270
芡　实	272
刺儿菜	274
鸡眼草	277
藿　香	279
何首乌	282
薇　菜	284
小黄花菜	287

紫苏	289
苦菜	292
沙参	295
石生繁缕	297
东风菜	298
珍珠菜	301
笔管草	302
锦鸡儿	304
野韭菜	306
飞廉	308
莼菜	310
鸭跖草	311
地黄	313
白茅根	315

杂 粮 篇

小 麦

小麦,又名麸、淮小麦,为禾本科植物小麦的种子。有普通小麦、密穗小麦、硬粒小麦、东方小麦等品种。是我国北方人的主要食物,自古就是滋养人体的重要食物。

[性味归经] 性凉,味甘。归心、脾、肾经。

[食用方法] 小麦可磨粉,即俗称的面粉。可制作多种面制品。将小麦淘洗,漂于水面上的叫"浮小麦",沉于水底的叫"全麦",全麦食品营养价值高,因此,应多食用全麦食品。

[营养成分] 每100克可食部分含蛋白质7.2克,脂肪1.3克,糖类77.8克,粗纤维0.2克,钙20毫克,磷101毫克,铁2.7毫克,维生素B_1 0.06毫克,维生素B_2 0.07毫克,烟酸1.1毫克。

[保健功效] 小麦有养心益肾、生津止汗、除热止渴、镇静益气、健脾厚肠的功效,适用于舌燥口干、心烦失眠、体虚多汗等症。

食疗验方

气虚神衰,四肢倦怠,心慌,心跳　面粉3000克,猪肉500克,菠菜750

克,人参粉5克,姜末、葱末、酱油、香油、精盐各适量。将菠菜去茎留叶,洗净,用少许精盐搅拌腌渍5分钟,用纱布包好挤出水分剁碎备用。人参粉经过细筛过滤。将猪肉剁成肉末,加精盐、酱油、香油、姜末拌匀,稍加水,放入葱末、菠菜、人参粉拌成馅。醒面20分钟后,按常法包饺子吃。功能:补气安神。

气血虚弱所致的面容憔悴,萎黄不华者　面粉120克,鸡蛋4个,羊肉120克。先将羊肉剁成细馅做羹,取鸡蛋清和面粉做成面条。将适量鸡蛋面条放于沸水中,煮熟,再加调料及羊肉羹。功能:健脾开胃,益气补血,泽颜白面。

高脂血症,脂肪肝,动脉硬化　麦麸50克,红枣15枚。将红枣洗净,与麦麸同入锅,加水适量,煎两次,每次30分钟,合并两次煎汁,过滤即成。每日早、晚两次分饮。功能:健脾和血,补虚养血,散瘀降脂。

神经衰弱,失眠盗汗　小麦30克,大枣10枚,甘草6克。将上述原料水煎去渣,取汁饮用。功能:养心安神,甘缓和中。

虚烦不眠,夜寐盗汗,神疲乏力,记忆力减退,健忘症　浮小麦30克,黑豆30克,莲子、黑枣各7枚,冰糖少许。将上述四味原料同煮汁、滤渣,放入冰糖少许,溶解后当茶饮用。功能:疏通心肾。

脾胃虚弱之食少便溏,体倦乏力,失眠多梦,心悸怔忡　面粉500克,莲子100克,枣泥30克,白糖500克,鸡蛋5个,植物油20毫升。莲子去心煮软,捣烂成泥备用。鸡蛋去壳搅成蛋浆,再依次加入白糖、面粉、枣泥、莲子肉、植物油并搅至均匀。擀成面片状,放入蒸笼中蒸50分钟,熟后即可食用。功能:健脾益胃,养血安神。

高脂血症,动脉硬化,冠心病,失眠症,神志不安　麦麸50克,陈皮10克,粟米100克。先将麦麸、陈皮去杂,烘干研成细末。将粟米淘洗干净,放入砂锅,加水适量,大火煮沸,改用小火煮30分钟,调入麦麸末、陈皮末,拌和均匀,继续用小火煮至粟米软烂,粥稠即成。每日早、晚两次食用。功能:健脾理气,和血降脂。

小儿夜啼　小麦15克,大枣6克,炙甘草、蝉蜕各3克,葡萄糖适量。上述五味原料加水煎汤。每日1剂,当茶饮用。功能:清心热、健脾胃。

呕哕不止 小麦面150克,醋适量,茶叶5克。将小麦面用醋拌做弹丸大小,煮熟。用时,以沸水冲泡茶叶,以茶送服醋麦丸。每日2次,每次1丸。功能:和胃降逆,止呕吐。

糖尿病,单纯性肥胖症,脂肪肝,高脂血症,高血压 麦麸50克,玉竹10克,甘草2克。先将玉竹去杂,洗净后切片,晒干或烘干,研为细末,与麦麸充分混匀,一分为二,装入袋中。每日2次,每次取1袋,用沸水冲泡后当茶饮用,一般每袋可连续冲泡3~5次。功能:补虚健脾,生津止渴,降糖降脂。

体弱 麦麸150克,牛奶250毫升,黄油5克,白糖120克。将麦麸浸泡3分钟,加水煮粥,将熟时放入牛奶煮10分钟,加黄油、白糖及少量盐,煮到麦麸熟烂即可。早餐、晚餐服食。功能:益气健脾,美颜健身。

慢性腹泻,失眠症,癔症 小麦100克,红枣20枚,桂圆肉20克,糯米100克,白糖适量。将小麦淘洗干净,加热水浸涨,倒入锅中,加水煮熟,取汁,加入淘洗干净的糯米、洗净去核的红枣和切碎的桂圆肉,用大火烧开后转用小火煮成稀粥,调入白糖即成。每日早、晚两次食用。功能:清热除烦,利尿止渴。

气虚不固所致的自汗 浮小麦40克,糯稻米根30克,大枣10枚。上述三味原料水煎数次,去渣当茶饮用。功能:补气固表。

糖尿病,失眠症,癔症,冠心病,慢性胃炎,习惯性便秘 小麦100克,红枣15枚,糯米50克。将小麦、红枣、糯米分别洗净,一同入锅,加水适量,先用大火烧开,再转用小火煮成稀粥。每日早、晚两次食用。功能:养心安神,除烦止渴。

慢性前列腺炎,尿路感染,高血压,神经衰弱,性欲减退 面条200克,虾仁20克,鸡蛋1个,紫菜10克,植物油、精盐、葱花各适量。将虾仁用热水泡软,鸡蛋打入碗内搅匀,紫菜撕碎备用。炒锅上火,放油烧热,下入葱花煸出香味,加入适量开水,放入虾仁煮开,再放入面条煮熟,加精盐,淋入鸡蛋液,待蛋花浮于汤表面时,倒入装有紫菜的汤碗内即成。功能:补肾养心,降压壮阳。

心烦失眠者 小麦30克,莲子心10克,粟米50克。将小麦放入锅内,加水适量,煎汤去渣,留汁,再下入莲心加适量水,加入粟米用小火煮粥,煮至米烂粥熟,出锅即成。功能:养血安神,除烦养心。

神经衰弱,失眠症,贫血,慢性胃炎,鼻出血,痔疮出血 面条200克,菠菜150克,猪排骨汤250毫升,精盐、味精、胡椒粉各适量。将猪排骨汤煮开后加入精盐、味精和胡椒粉调好味,待用。锅内放水,烧开后下入面条,用筷子拨散,煮熟后捞出,装入碗内,浇上调好味的猪排骨汤。将菠菜择洗干净,放入开水锅中烫熟,捞出后控净水,切段后放在面条上即成。功能:养血安神,通利肠胃。

养生食谱

凉面

[原料] 切面500克,酱油60毫升,辣椒油30毫升,芝麻酱40克,醋30毫升,白糖20克,大蒜5克,花椒粉2克,葱花15克,味精2克,麻油15毫升,黄瓜100克。

[做法] 将黄瓜洗净切成细丝,大蒜去皮捣成蒜蓉,葱洗净切成碎末。将芝麻酱用少许凉开水调稀,加入酱油、醋、麻油、葱花、蒜蓉、辣椒油、花椒粉、白糖和味精,调匀成汁。煮锅内加水,烧开后放入切面,煮熟后捞出放在干净的面盆内抖散开,淋上适量麻油,拌匀凉凉。将凉面条分别盛入碗内,把调好的汁浇在面条上,再撒上黄瓜丝即成。

[功效] 清凉开胃。

麻酱面

[原料] 切面500克,芝麻酱100克,精盐4克,味精1克,醋10毫升,黄瓜200克。

[做法] 将黄瓜刷洗干净,切成细丝,放入盘中。将芝麻酱倒入碗内,加入精盐、味精,再加少量温水,边加水边向一个方向搅拌,将芝麻酱调匀。煮锅内放水,烧开后投入切面,用筷子拨散,煮开后添入少许凉水,稍煮一会儿,直至面条煮熟后捞出,放在凉开水中过一下,盛入碗内,浇上调好的芝麻酱,撒上黄瓜丝,倒些醋,拌匀即成。

[功效] 健脾开胃。

刀削面

[原料] 面粉1000克,精盐10克。

[做法] 将面粉倒入面盆,慢慢倒入加精盐的凉水,拌和均匀,和成硬面团,揉至表面光滑细腻时,盖上湿布,醒15分钟。将醒好的面团放在案板上,揉匀后,用左手掌心将面托起,右手拿铁质的瓦片形状的刀,一刀挨着一刀地削,削成三棱形状的薄片。在削面之前,将锅里的水烧开,随削随落锅,煮熟后捞出即成。将面盛入碗内,浇上肉丁炸酱、卤汁均可。

[功效] 补虚增力。

担担面

[原料] 细面条500克,芝麻酱50克,酱油50毫升,醋25毫升,味精1克,葱15克,海米25克,榨菜50克,花椒粉2克,辣椒油100毫升,大蒜10克,菠菜50克,鸡汤200毫升。

[做法] 将葱洗净切成细葱花,海米切成碎末,榨菜切成细末,大蒜剥皮后捣成蒜蓉。菠菜择洗干净后放入开水中焯一下,捞出过凉,切成3厘米长的段。将芝麻酱用酱油、醋和鸡汤调开,然后加入味精、蒜蓉、葱花、花椒粉、海米末、榨菜末和辣椒油拌匀,调成担担面作料。煮锅内加水,烧开后将面条下入,煮熟后捞出,分别盛入碗内,浇上调好的作料,放些焯过的菠菜即成。

[功效] 开胃增食。

羊肉面条

[原料] 面粉500克,羊肉200克,熟羊肉汤500毫升,鸡蛋1个,粉丝50克,西红柿100克,洋葱100克,柿子椒100克,胡椒粉、醋、精盐、味精各适量。

[做法] 将面粉放入盆内,打入鸡蛋,放水搅拌,和成面团,醒10分钟,擀成薄片,切成面条。羊肉洗净,切丁;粉丝用温水泡好,切成段;西红柿、柿子椒、洋葱均切成丁。炒锅上火,放入羊肉汤,烧开后,下入面条稍煮后,将羊肉、粉丝、西红柿、洋葱、柿子椒一同放入锅内,再放入适量胡椒粉、醋、精盐、味精,调好味后,出锅装碗即成。

[功效] 温阳补肾。

排骨汤面

[原料] 细面条250克,猪排骨50克,葱10克,生姜5克,精盐2克,胡椒粉2克,味精1克,黄酒10毫升。

[做法] 将排骨洗净,剁成4厘米长的小块。葱洗净切成段,生姜切成片。炒锅内加水,放入排骨块、葱段和生姜片,煮至开锅时,撇去浮沫,加入黄酒,用小火把排骨煮烂,再加入精盐、味精,出锅倒入碗内。煮锅加水,用旺火烧开,下入面条,煮熟后捞入两个碗内,在碗面上放排骨,浇入排骨汤,再撒上一些胡椒粉,拌匀即成。

[功效] 补虚润肠。

三片汤面

[原料] 面条500克,熟肚片100克,熟腰片100克,鱼片100克,鲜汤200毫升,黄酒5毫升,精盐4克,味精1克,麻油3毫升。

[做法] 炒锅上火,放入水烧开,下入面条煮熟,捞入几个碗中。另炒锅上火,放入鲜汤烧开,下鱼片、熟肚片、熟腰片,熬至汤呈白色时,加入黄酒、精盐、味精,烧开后淋入麻油,浇在面条上即成。

[功效] 健脾益肾。

脆龙须面

[原料] 龙须面250克,鲜虾仁、鸡脯肉各75克,豆芽菜50克,黄酒10毫升,胡椒粉、白糖各3克,葱花、生姜末各2克,植物油100毫升(实耗约25毫升),精盐2克,鲜汤适量。

[做法] 炒锅上火,放油烧热,把龙须面放入热油锅中炸至金黄色,取出沥油,放入碗中。虾仁切段,鸡肉切丁,豆芽菜择洗干净。炒锅上火,放油烧热,放入葱花、生姜末炝锅,下入虾仁炒散,添加鲜汤,再放入鸡肉、精盐、黄酒、胡椒粉、白糖,烧至快熟时,把豆芽菜投入锅中,烧开,浇入龙须面碗中即成。

[功效] 滋阴壮阳。

鱼香炒面

[原料] 面条500克,猪瘦肉200克,青椒50克,笋丝50克,辣椒糊5克,酱油15毫升,白糖2克,黄酒5毫升,精盐4克,葱花20克,生姜丝2

克,味精2克,湿淀粉20毫升,植物油50毫升。

[做法] 炒锅上火,放水烧开,下入面条煮熟捞出,投入冷水中过凉,沥水晾干。青椒洗净切丝。猪肉洗净切丝,用黄酒、湿淀粉挂浆。锅留底油烧热,下入辣椒糊炸成红油,放葱花、生姜丝爆出香味,倒入肉丝,加黄酒、酱油、白糖、青椒丝、笋丝煸炒,再放入面条、精盐、味精炒透即成。

[功效] 温胃补虚,散寒开胃。

牛肉炒面

[原料] 面条500克,植物油100毫升,牛肉200克,洋葱200克,酱油15毫升,生姜丝2克,精盐4克,黄酒5毫升,味精2克,麻油5毫升,湿淀粉20毫升。

[做法] 将面条上蒸屉蒸熟。牛肉洗净,切成丝放入碗内,加湿淀粉、黄酒挂浆。洋葱洗净切丝。炒锅上火,放油烧热,下入牛肉丝滑散倒出。原锅留底油,下入洋葱丝、生姜丝煸炒,加酱油、黄酒炒几下,放入牛肉丝、面条、精盐,炒透后调入味精,淋入麻油即成。

[功效] 健脾养胃,补益气血,强壮筋骨。

肉丝蒜苗炒面

[原料] 面条500克,猪肉丝20克,蒜苗100克,生姜丝3克,面酱10克,精盐3克,黄酒5毫升,味精2克,鲜汤150毫升,植物油50毫升。

[做法] 将面条上屉蒸透,取出挑散。蒜苗洗净切段。猪肉丝中放入黄酒、淀粉、精盐,拌匀上浆。炒锅上火,放油烧热,下入肉丝滑开,放入生姜丝、面酱炸熟,再放入蒜苗、精盐、黄酒、鲜汤,烧开后放入面条,转小火焖几分钟,调入味精,拌匀即成。

[功效] 补脾益气,温胃散寒。

翡翠烧卖

[原料] 面粉500克,菠菜1000克,熟糯米饭150克,火腿80克,冬笋80克,精盐6克,白糖30克,猪油丁50克,味精2克。

[做法] 将菠菜去根洗净,放入开水锅内略烫一下,捞出后放在凉水中过凉,挤干水分,剁成菜泥,再挤干汁水,与熟糯米饭一同倒在盆内,撒上精盐、味精和白糖拌匀。将冬笋、火腿切成小碎丁,倒入菠菜内,加猪油丁拌

和均匀,即成馅心。将面粉倒入盆内,用开水烫熟,凉凉,揉成面团,搓成长条,揪成 50 个剂子,用擀面杖擀成荷叶边状皮子,放入馅,用手拢起,口不收严,即成烧卖坯。蒸锅加水烧开,将烧卖坯逐个放入笼屉中,加盖用旺火蒸约 5 分钟即熟。

[功效] 益气补血,补肾壮阳。

荷叶卷

[原料] 面粉 1000 克,菠菜 700 克,面肥 50 克,面碱 10 克,麻油 50 毫升。

[做法] 将面肥用温水化解开后倒入面盆,再加入面粉和适量水,和成面团发酵,待面团发起时,加入碱水揉匀。菠菜洗净,煮烂,捞出凉凉,沥干水分,去掉菜筋,取 200 克揉好面碱的面团与菠菜和在一起,揉均匀,使面变成绿色。将白、绿两块面团分别搓成长条,再把绿色面团擀成薄片,包上白色的面团搓匀,揪成 50 克一个的剂子。将剂子口封好,按扁,擀成圆形的片,抹上一层麻油,对折两次成三角形,用竹尺子压上两条放射状直线,再用竹尺对准线的顶端向里一推,即成荷叶状。上笼屉蒸 15 分钟左右即熟。

[功效] 健脾养血。

蝴蝶卷

[原料] 面粉 1000 克,面肥 100 克,面碱 10 克,麻油 20 毫升。

[做法] 将面肥放入盆内,用温水 500 毫升调匀,倒入面粉和成面团发酵。待面团发起,加面碱水揉匀,搓成长条,擀成 0.5 厘米厚的面片,抹上一层麻油,由外向里卷成直径为 4 厘米左右的圆条。用刀将圆条切成 25 克重的剂子,剂子宽约 1.5 厘米,在当中切断成两片,将两片叠在一起,用筷子在 1/3 处一夹,做成上部大、下部小的蝴蝶状生坯。生坯上笼屉,用旺火蒸 15 分钟即熟。

[功效] 补气益脾。

三鲜包子

[原料] 面粉 500 克,面肥 50 克,猪五花肉 150 克,鸡肉 75 克,水发海参 50 克,虾仁 50 克,冬笋 150 克,麻油、酱油、精盐、味精、葱花、生姜末、面

碱各适量。

[做法]将猪肉剁成蓉,虾仁剁碎,冬笋切成米粒大小的丁,鸡肉切成绿豆大小的丁,海参切成比黄豆粒略大的丁,将以上五种主料和在一起,加调料搅拌成馅。将面粉放入盆内,加入面肥、温水(250毫升)和成发酵面团,待面发起,加面碱揉匀,搓成条,揪成30个剂子,逐个按扁,擀成圆皮,抹馅捏成包子,上笼屉用旺火蒸15分钟即成。

[功效]气血双补,滋阴润燥。

三丁包子

[原料]面粉500克,面肥50克,熟猪五花肉350克,熟鸡丁125克,熟笋丁125克,虾仁12.5克,麻油25毫升,酱油30毫升,白糖40克,精盐、味精、黄酒、湿淀粉、鸡汤、面碱各适量。

[做法]将熟猪肉切成略大于黄豆的丁。鸡汤下锅烧开,放入猪肉丁、鸡丁、笋丁、虾仁、酱油、白糖、麻油、精盐、味精、黄酒,用旺火收浓汤汁,调好味,用湿淀粉勾芡盛出,冷却。将面肥放入盆内,加入温水250毫升调匀,放入面粉和成面团,待酵面发起,加面碱揉匀,稍醒。将面团搓成长条,揪成20个剂子,擀成圆皮,放上馅,捏成不收口(似鱼嘴状)的包子,上笼屉蒸15分钟即成。

[功效]气血双补。

鱼馅包子

[原料]酵面(发面)750克,净鱼肉350克,水发海米30克,猪肥肉100克,韭菜200克,麻油30毫升,精盐4克,味精2克,生姜末7克,鲜汤、面碱各适量。

[做法]将鱼肉、海米和猪肥肉制成蓉泥,加入鲜汤,用筷子顺一个方向搅拌,等搅至浓稠状,再加入切碎的韭菜和其他作料,拌匀。将酵面放案板上,加入适量面碱揉匀,搓成条,揪成30个小剂子,按扁擀成圆皮,包上馅心,捏成圆形小包,码入笼屉内,用旺火蒸12分钟即成。

[功效]健脾消肿,益气养血。

火腿面包

[原料]面粉500克,火腿100克,鲜酵母50克,白糖100克,鸡蛋4

个,植物油20毫升,面碱少许。

[做法]将火腿用热水加点面碱洗净,再用水冲洗干净,上蒸锅蒸2小时,凉凉,切成小碎丁,放盆内,加入白糖(30克),打入2个鸡蛋,搅拌成馅。在另一盆内放鲜酵母,用温水调匀,打入2个鸡蛋,加白糖(70克),调匀,再放入面粉,和成面团,10分钟后待面团胀起,放案板上搓成条,揪成10个剂子,按扁,擀成圆皮,放进火腿馅,将面皮卷起,捏成两头尖的梭子形面包坯。将烤盘刷上油,放齐面包坯,盖上湿布,放进保温箱内醒1小时,随即放入烤炉,约烤8分钟即成。

[功效]健脾开胃,生津益血。

餐肉面包

[原料]面粉500克,猪瘦肉100克,鲜酵母50克,白糖150克,鸡蛋4个,精盐3克,味精2克,胡椒粉1克,植物油20毫升。

[做法]将猪肉洗净,剁成肉泥,加味精、胡椒粉和5毫升水,搅拌至有黏性,再打入2个鸡蛋,搅拌至有黏性,加入精盐,调匀。盆内放鲜酵母,用温水调匀,加白糖(120克),鸡蛋1个,搅匀,倒入面粉,和匀后放温暖处盖上盖,醒30分钟,然后放案板上搓成条,揪成10个剂子,按成圆饼,逐个放进肉馅,折成长形,捏上口,放保温箱内1小时,待面发起,移至烤炉内烤约10分钟出炉。另用一个鸡蛋的蛋清加余下的白糖熬成水,凉凉后刷在面包上即成。

[功效]补肝肾,滋阴液。

三鲜炒饼

[原料]大饼300克,水发海参20克,虾仁10克,冬笋20克,熟鸡肉20克,油菜10克,熟火腿10克,黄酒3毫升,酱油10毫升,植物油50毫升,精盐4克,葱花、生姜末各5克,鸡汤适量。

[做法]将海参、冬笋洗净切成片,油菜洗净切段,将鸡肉、火腿切成薄片,大饼切成4厘米长的细丝。炒锅上火,放油烧热,下饼丝煸炒成金黄色,倒入盘内。炒锅重上火,放油烧热,下葱花、生姜末煸炒,再放虾仁、海参炒熟,加入鸡肉、火腿、笋片、油菜煸炒,烹黄酒、酱油,加精盐、鸡汤调味。将以上作料捞出,锅中放入炒好的饼丝,翻炒几次,使汁全部浸入饼内,盛

入盘中,再将作料盖在饼上即成。

[功效] 滋阴壮阳。

肉丝炒饼

[原料] 大饼300克,猪肉50克,白菜100克,酱油10毫升,黄酒5毫升,植物油50毫升,精盐3克,葱花3克。

[做法] 将大饼切成4厘米长的细丝,白菜、猪肉洗净切细丝。炒锅上火,放油30毫升,烧热后放入饼丝,不停地翻炒,待饼丝变金黄色时倒出。炒锅上火,放油烧热,下葱花、肉丝煸炒,再加入白菜丝,烹黄酒、酱油,加精盐翻炒,放少许水,调好味,将肉丝和白菜捞出。原汁不动,放入炒好的饼丝,翻炒几下,使汁全部浸入饼内,然后盛在两个盘内,再将炒好的肉丝白菜倒在饼上即成。

[功效] 益气健脾,滋阴清热。

鸡蛋饼

[原料] 面粉500克,鸡蛋4个,猪肉末100克,葱花50克,五香粉5克,味精2克,精盐4克。

[做法] 将面粉放在盆内,打入鸡蛋,放进肉末、葱花、五香粉、精盐、味精,加温水约400毫升,用筷子搅拌成糊状。将平底炒锅上火烧热,放一层油,用勺分几次将面糊舀进锅中摊平,用小火煎至两面呈焦黄色,即可出锅食用。

[功效] 补气健中,健脑益智。

豆馅烧饼

[原料] 面粉500克,面肥50克,红豆150克,白糖150克,芝麻50克,桂花10克,面碱3克,猪油50克。

[做法] 将红豆洗净,放锅内,加水,用旺火煮烂,碾成细泥,加入猪油、白糖、桂花,拌匀成馅。取少许面粉加水,和成稀糊。将面肥放盆内,加温水调匀,放入面粉,揉成面团,待发酵后,兑入碱水揉匀,醒15分钟。将面团搓成长条,切成10个面剂,擀成圆片,包上馅,收严口,揉成馒头形,再擀成1厘米厚的圆饼,上面抹一层稀糊,粘上芝麻,即成生坯。将烤炉烧热,把生坯逐个放入烤盘,烤3分钟,至饼面呈黄色时,翻面后烤另一面,约烤2

分钟即熟。

［功效］补血利水。

油酥肉火烧

［原料］面粉 500 克，猪油 150 克，猪肉 250 克，大葱末 250 克，花椒粉 3 克，精盐 5 克，生姜末 2 克，麻油 10 毫升，味精 2 克。

［做法］将猪肉洗净剁成肉末，放盆内，再放入葱末、精盐、花椒粉、生姜末、味精、麻油，调拌成馅。将面粉 250 克加 120 克猪油混合成油酥面，再将剩下的面粉和猪油加适量温水，和成水油面团。将面团放案板上擀成大面片，铺上油酥面抹匀，卷成长卷，切成 20 个面剂，按扁稍擀一下，包肉馅，团好封口再擀成圆饼。平底锅上火烧热，放入圆饼坯码好，将两面烙成金黄色后，再移至烤炉内烤约 3 分钟，中间翻一次，待全部变金黄色即熟。

［功效］健脾开胃，气血双补。

大虾酥

［原料］面粉 500 克，猪油 175 克，鸡蛋 1 个，山药 250 克，冰糖 50 克，白糖 70 克，青梅 25 克，芝麻 15 克，青丝、红丝、食用红色素各适量。

［做法］将山药洗净去皮，上屉蒸熟，取出放盆内，碾成泥。锅内放猪油 25 克，加入白糖、冰糖及少许水，上火熬至起泡时，加入山药泥，炒匀后，倒入盆内凉凉。再将青梅、芝麻和青、红丝放盆内，拌匀成馅。将 200 克面粉加 100 克猪油拌匀成油酥，将余下的面粉倒入盆内，加猪油（50 克）、温水 125 毫升，和成水油面团。将水油面团放案板上，擀成大片，撒上油酥抹匀，卷成长卷，切成 20 个面剂，将口收严，揉成馒头状，再搓成 10 厘米长、两头稍尖的菱形，将一端压扁，竖切两刀，形如虾尾，在尾前面横着每隔 1 厘米拉一刀口，弯成大虾状。待烤炉烧热，将生坯放入烤盘，刷上一层鸡蛋液及红色素，烤 7~8 分钟，呈金黄色即熟。

［功效］补肾健脾。

素菜水饺

［原料］面粉 500 克，白菜 500 克，粉丝 150 克，油条 1 根，香干 50 克，麻油 30 毫升，酱油 20 毫升，精盐 5 克，味精 2 克。

［做法］将面粉放入盆内，加水适量，和成面团，揉匀揉透，醒面片刻，

搓长条,揪剂子,按扁,擀成薄饺子皮。白菜洗净,用开水烫一下,取出剁碎,挤干水分。粉丝放入温水中泡软,取出剁碎。油条和香干均切碎,放入盆中,加上白菜和粉丝,再加上麻油、酱油、精盐、味精,拌匀成馅。饺子皮包上馅,捏成饺子形状。然后将饺子下入开水锅中,煮熟即成。

［功效］ 清热解毒,润肠通便。

猪肉水饺

［原料］ 面粉1000克,猪肉末500克,酱油150毫升,青菜末500克,猪油40克,麻油25毫升,味精、生姜末各3克,精盐、葱花各10克。

［做法］ 将猪肉末放盆内,分几次加水,共加水100毫升,搅拌均匀,再放入酱油、味精、精盐、葱花、生姜末、猪油、麻油和青菜末,和成馅。面粉倒入面盆,用凉水400毫升和成麦片状,揉成较硬面团,盖上湿布,醒10分钟左右。将饧好的面切成若干块,搓成长条,按量揪成大小均匀的剂子,一一按扁后擀成圆皮,然后将馅放在面皮中间,包成饺子。煮锅内放水,烧开后将生饺子下锅,见饺子皮鼓起,捞出即成。

［功效］ 补气增力,润泽肌肤。

烤咖喱酥饺

［原料］ 面粉500克,牛肉250克,洋葱125克,咖喱粉5克,猪油200克,精盐3克,白糖5克,味精2克,湿淀粉15毫升,鸡蛋1个,黄酒5毫升。

［做法］ 将牛肉洗净剁碎末,洋葱去皮切成小丁。炒锅上火,放猪油(50克)烧热,下牛肉末煸炒,烹入黄酒,炒散后盛出。原锅炒咖喱粉,出香味后,加入洋葱煸炒,再倒入牛肉末,加味精、精盐,并用湿淀粉勾芡,即成咖喱馅。将125克猪油和250克面粉倒入盆内,和成油酥面。再用25克猪油和250克面粉,加温水和成面团。将面团切成10个面剂,擀成圆片,每个面片包入油酥面,揉圆按扁,再包入咖喱馅,捏成饺子形,放入烧热的烤盘,上面刷上鸡蛋液,再放入烤箱中,烤至金黄色即熟。

［功效］ 补益脾胃,养益气血,强壮筋骨。

黄母鸡馄饨

［原料］ 黄母鸡肉150克,面粉210克,葱白15克,胡椒粉、生姜末、精盐、味精各适量。

［做法］将鸡肉切细,葱白切细,一起入盆,加胡椒粉、生姜末、精盐、味精,调匀做馅。面粉加水适量,和成面团,擀成馄饨皮,包馅制馄饨,煮熟食用。

［功效］补脾健胃,益气养血。

水果蛋糕

［原料］面粉1000克,鸡蛋16个,发酵粉20克,山楂糕100克,青梅脯50克,葡萄干50克,白糖500克,黄油200克,精盐20克,植物油10毫升。

［做法］将黄油加热化开,放在盆内,打入鸡蛋,加白糖,用筷子搅拌成糊状。将面粉、发酵粉、精盐混合,慢慢撒入鸡蛋糊中,拌匀。葡萄干洗净,青梅脯切碎丁,山楂糕切小丁,一起加入到鸡蛋面粉糊内搅拌均匀。取四个饭盒,将底部和壁部均抹一层油,将鸡蛋面粉糊分放在四个饭盒里,放入烤箱,烤约10分钟即成。

［功效］滋阴润燥,养血安神,补脾养胃,美容护肤。

奶油炸糕

［原料］面粉250克,鸡蛋5个,奶油50克,白糖100克,植物油750毫升(实耗约50毫升)。

［做法］锅内倒入凉水250毫升,上旺火烧开,改小火,加入面粉迅速搅拌成软面团。待面团由白色变成灰白色,而且不粘手时,取出稍凉,即为烫面。将白糖用温水化成糖水。鸡蛋打入碗内,搅成蛋糊,分2次加入凉温的烫面中,并且不停地搅拌,然后加入奶油和糖水,搅拌均匀。将搅拌好的面团揉成20个均匀的小球,再用手按成直径5厘米的圆饼。锅内放油,用旺火烧至七成热,将圆饼逐个下入油中炸,待圆饼膨起如球状并呈金黄色时,捞出控净油,蘸上白糖即成。

［功效］益气滋阴,润便滑肠。

玫瑰糕

［原料］面粉1000克,面肥100克,面碱10克,鲜玫瑰花200克,白糖500克,葡萄干、青梅各50克。

［做法］将面肥用温水调匀,倒入盆内,再加入面粉和适量水,和成面团发酵。鲜玫瑰花洗净搓碎。青梅切成小丁,与葡萄干拌和在一起。待面

团发起后,加面碱揉匀,再加入鲜玫瑰花和白糖揣揉均匀,然后擀成3厘米厚的四方形面片,光面朝上放在屉中,将青梅、葡萄干均匀地撒在上面,稍按一下,在旺火上蒸40分钟,取出凉凉后切成块即成。

［功效］理气活血,滋阴美容。

酥皮烘糕

［原料］面粉500克,红糖100克,白糖100克,猪五花肉50克,猪油50克,豆芽菜10克,芝麻50克,玫瑰10克,花生米25克,黄酒1毫升,植物油15毫升,面肥5克,小苏打1克,精盐5克,味精1克。

［做法］将红糖用水溶化成糖水,加面肥化开搅匀,慢慢倒入面粉,用筷子搅成糯糊状,加入小苏打拌匀,醒30分钟。芝麻炒熟后擀成细面。花生米炒熟后去皮,碾成碎粒。玫瑰切细丝,加白糖拌匀。猪肉切小丁,加精盐、黄酒搅拌均匀,再腌渍5分钟。豆芽菜洗净,切碎。锅内放猪油,烧至六成热,放入猪肉丁煸炒,炒散后加豆芽菜炒熟起锅,加入芝麻、花生米、玫瑰丝,拌匀成馅。将平底锅放火上烧热,刷上植物油,舀一勺面浆放锅内摊平,半边放馅,将面皮对折,烤熟即成。

［功效］气血双补。

三色烤糕

［原料］面粉500克,鸡蛋10个,山楂糕100克,白糖500克,植物油20毫升。

［做法］将鸡蛋打破,蛋清、蛋黄分别放在两个碗内,各加入白糖250克。山楂糕磨成泥状,放在另一碗内。将蛋黄打成浆,加150克面粉和20毫升油,搅成蛋糊。烤盘内垫一层干净纸,将蛋黄糊倒入盘内,放进烤炉内烤约10分钟后取出,抹上一层山楂糕泥。鸡蛋清碗内加350克面粉,搅拌成糊状,倒在山楂糕泥上面,抹平后放进炉内烤约20分钟,即可出炉。

［功效］养血安神,补脾和胃。

小煎鸡米

［原料］熟水面筋250克,红甜椒、青甜椒各50克,植物油75毫升,茭白150克,黄酒、麻油各10毫升,白糖、干淀粉、生姜末、葱花各5克,湿淀粉5毫升,精盐、味精、醋、酱油、豆瓣酱各适量。

［做法］将面筋放水锅中略煮,用水漂洗干净,挤去水分,切成粒状,用精盐、干淀粉拌匀。青红甜椒去籽后洗净切成米粒状。茭白去壳,切成米粒状。豆瓣酱切成细末。炒锅上火,放入植物油烧热,放入面筋煸炒,再投入青红椒、茭白略炒一下,加入葱花、生姜末、豆瓣酱,炒出香味,加入黄酒、酱油、白糖、味精、醋,炒匀,用湿淀粉勾芡,淋入麻油,即可起锅装盘。

［功效］温胃散寒。

排叉

［原料］面粉1000克,小苏打2克,精盐10克,植物油1500毫升(实耗约100毫升)。

［做法］将面粉倒入盆内,加入小苏打、精盐,拌和均匀,掺水300毫升和成面絮,再搓揉至光滑,盖上湿屉布,醒1小时。将醒好的面反复揉搓均匀后,擀成薄厚均匀的薄片,再切成6厘米宽、12厘米长的薄片。将切好的薄片两个叠在一起,中间顺切三刀,散开成单片,再把两个单片套翻在一起,即成排叉坯。锅内倒油,旺火烧至六成热,将排叉坯下入油锅内炸,待炸至金黄色时,捞出控净油即成。

［功效］健脾益气。

小麦红枣桂圆汤

［原料］小麦50克,红枣30克,桂圆肉15克。

［做法］将小麦去壳,红枣用水泡涨后去核,桂圆剥壳取肉。一同入锅,加水适量,旺火煮沸后转用小火煎煮60分钟左右即成。

［功效］益气养血,补虚止汗。

疙瘩汤

［原料］面粉200克,虾仁10克,香菜25克,菠菜叶100克,味精2克,精盐5克,麻油3毫升,鲜汤500毫升,鸡蛋清100毫升。

［做法］将面粉倒入盆内,用鸡蛋清和成稍硬的面团,醒一会儿,揉匀,擀成0.5厘米厚的片,再切成黄豆大的丁,撒上干面粉,搓成小球。虾仁洗净切碎,香菜择洗干净切段。菠菜叶洗净切成丝。锅内放入鲜汤和虾仁,烧开后下入搓好的面疙瘩,煮熟时,调入精盐、味精,放入菠菜丝和香菜段,淋入麻油,盛入碗内即成。

［功效］滑润顺口,汤味鲜香,补肾壮阳,补血通乳。

食用禁忌

糖尿病患者忌多食。

气滞,口渴,湿热者忌过食。《随息居饮食谱》:"南方地卑,麦性黏滞,能助湿热,时感及疟、痢、疸、疸、肿胀、脚气、痞满、瘀胀、肝胃痛诸病,并忌之。"

制作面食时忌放面碱过多或吃面条及水饺时弃汤不饮,否则可损失面食中维生素、无机盐等营养成分。

忌与川椒、萝卜、粟米、枇杷同用。《本草纲目》:"小麦面畏汉椒、萝菔。"《饮食须知》:"勿同粟米、枇杷食。"

忌食发霉小麦面粉。小麦遭受赤霉菌的感染易发赤霉病(其产生的毒素较强),而这种赤霉病毒通过加热及其他加工方法均不能破坏,食入少量的带病小麦就会发生急性中毒(出现头昏、腹胀、呕吐等症状)。

忌过食精细面粉。小麦粒由表皮、糊粉层、胚乳和胚四部分构成,麦粒外层表皮、糊粉层、胚含丰富的蛋白质、脂肪,而 B 族维生素含量少。加工时外层富含营养成分是淀粉,其他营养成分甚少,尤其是 B 族维生素含量更少。加工时外层富含营养的成分往往被破坏掉,加工越细则损失越多。精粉主含的是胚乳层的成分,长期食用会导致食欲减退、四肢无力,甚至皮肤干燥、脚气等营养缺乏性疾病。

忌泡食。馒头泡食将使还没有来得及咀嚼就形成的食糜团入胃,对消化不利,且泡食的汤水还冲淡了胃液而影响消化吸收。

荞　麦

荞麦,又名乌麦、花荞、甜荞、荞子、三角麦、净肠草、鹿蹄草等。荞麦能比其他谷类提供更全面的蛋白质,是素食者的极佳选择。全国各地均有栽培。

[性味归经] 性凉,味甘、微酸。归脾、胃、大肠经。

[食用方法] 荞麦像小麦一样,多磨成粉食用。荞麦可以熬粥,可以做成面饼、面包、菜团子、扒糕等。有些地方用荞麦面包饺子,也很有特色。此外,荞麦面看起来色泽不佳,但用它做成扒糕或面条佐以麻酱或羊肉汤时,别具一番风味。

[营养成分] 每100克可食部分含蛋白质9.3克,脂肪2.3克,食物纤维6.5克,糖类66.5克,维生素B_1 3毫克,维生素B_2 0.16毫克,烟酸2.2毫克,钙47毫克,磷297毫克,铁6.2毫克,钾4.1毫克,钠4.7毫克。

[保健功效] 荞麦能促进人体葡萄糖代谢,是预防、治疗糖尿病的极好的天然食品。

荞麦秧叶中含多量芦丁,煮水常服可预防高血压引起的脑出血。此外还含有烟酸,能降低血脂,防止高血压和心脏病的发生。荞麦纤维素含量高,有利便作用,具有开胃宽肠、下气消积的作用。荞麦适用于肠胃积滞、慢性泄泻、痢疾、糖尿病、瘰疬等症。

食疗验方

肠胃不适　荞麦面500克,猪油适量,白菜500克,其他调料适量。白菜去杂洗净,剁碎,挤去部分水分,放回盆内,加入精盐、味精、葱花、姜末拌匀成馅。将荞麦面放入盆内,加水和成面团,做成饺皮,包入馅成饺坯,入笼屉蒸熟,出笼即成。功能:润燥温胃。

神经衰弱,疲劳综合征　荞麦面250克,红糖适量,将荞麦面加水拌匀,放在案板上揉匀,搓成长条,切成面剂,擀成圆面包,包入红糖成饼。将锅烧热,放入荞麦饼坯,烙至熟透,出锅即成。功能:滋阴润燥。

高脂血症,脂肪肝,动脉硬化症,糖尿病,慢性前列腺炎,习惯性便秘　荞麦面400克,韭菜200克,精盐、味精、胡椒粉、植物油各适量。将韭菜洗净,切成细末。荞麦面加入适量水拌匀成糊状,加入韭菜末、精盐、味精、胡椒粉拌匀。锅上火烧热,用植物油擦锅后,倒入荞麦韭菜糊摊平,翻动,至两面焦黄、香熟,盛盘即成。功能:消积行气,活血散瘀。

单纯性肥胖症,脂肪肝,吸收不良综合征,高脂血症,高血压,糖尿病
荞麦面400克,香葱50克,植物油、味精、精盐各适量。将荞麦面用开水和成面团。香葱洗净,切成小段,备用。将面团切成小块,制成扁长条,抹上植物油,撒上精盐、味精、香葱段后,从一端卷起,卷成卷,再压成圆饼。将平底锅烧热,倒入植物油,待油温四成热时,放入圆饼煎至两面焦黄、香熟即成。功能:清热解毒,消积除瘀。

暑热症,疰夏,糖尿病,麻疹透发不畅,疖疔疮肿,慢性皮炎,自汗,盗汗
荞麦100克,绿豆100克,大米50克,小茴香、精盐、味精各适量。荞麦、绿豆、大米、小茴香分别去杂,洗净,晒干或烘干,研成细末。将全部用料一齐放入砂锅内,加水适量,用大火煮沸后,改小火煮成粥,加入精盐、味精拌匀,再稍煮片刻即成。每日早、晚两次食用。功能:清热消暑,健脾除湿。

养生食谱

拌荞麦面

[原料] 荞麦10千克,葱花10克,蒜蓉10克,精盐3克,酱油20毫升,醋10毫升,芥末油5毫升,辣椒油5毫升。

[做法] 将荞麦用水浸泡1小时左右后捞出,用净布擦尽水分,搓去荞麦外皮,再次浸泡1天,直至泡涨发软,然后研磨成浆,用细箩过滤出粉渣,将洁白的细浆放盆内,待全部沉淀,面水分清后,去尽浆水,晾干成淀粉。取荞麦淀粉500克,加水和成面团,蘸水捶软,边加水边捶,直至搅成稀糊(共需加水800毫升),然后将稀糊用勺舀入碗内,上笼屉蒸熟,取出凉凉。食时切成条,拌上酱油、醋、精盐、芥末油、辣椒油、蒜蓉、葱花,即可食用。

[功效] 开胃宽肠,下气消积,除烦利湿。

油炒荞麦面

[原料] 荞麦面500克,牛骨髓油150毫升,芝麻40克,核桃仁20克,葵花子仁10克,白糖100克,糖桂花5克。

[做法] 将荞麦面放炒锅内,用小火炒数分钟,待面粉呈黄色即熟,取出过细箩,筛回原锅内。将牛骨髓油放在另一锅内,上旺火烧至八成热,立即倒入炒面内,搅拌均匀。芝麻、核桃仁分别用小火炒熟,再将核桃仁去皮

碾成细末,连同芝麻、葵花子仁一起放入熟炒面中拌匀即成。将糖桂花放在碗内,加入凉开水25毫升调成汁。食用时将油炒面盛在碗内,用滚开的水冲搅成稠糊状,放入白糖和糖桂花汁,搅匀即成。

[功效] 健脑益智,抗衰延年。

海味荞麦面

[原料] 荞麦面200克,白面200克,鸡蛋100克,海米25克,香菇8个,紫菜1张,生姜末25克,葱花100克,花椒叶5克,酱油50毫升,精盐4克,白糖15克,味精3克,海鱼片25克。

[做法] 将荞麦面和白面放入盆内,加适量精盐、水和成面团,醒20分钟后,擀成1毫米厚的面片,切成3毫米宽的面条,用沸水煮熟,捞出再用冷水浸凉,分成4等份,滤去水分,冷藏。紫菜撕成小碎片。海米用沸水浸泡30分钟。香菇沸水泡发后剪去柄部,用刀剞上米字形花纹。将适量精盐、酱油、白糖放入锅内,再加香菇,用中火煮20分钟后捞出,沥去水分。鸡蛋打散后放入适量精盐,搅匀,在煎盘内摊薄片,然后切成2厘米长的菱形块。锅内放水500毫升,上火煮沸,放入海鱼片,2分钟后捞出,放入适量酱油、精盐,煮沸后用勺撇去浮沫,再煮5分钟,放入味精,离火凉凉做成蘸汁,放入冰箱冷藏。

食用时,准备一个带冰块的冰水锅,用漏勺把制作好的一份面条放入,用筷子搅散,挑起叠好放在大碗中,倒入些冰水,再放2块冰块,香菇放在面条上,放上鸡蛋块,中间放置浸泡好的1/4海米,两边各放一些洗净的花椒叶。单配一小碗蘸汁,再放一个小盘,小盘内放上生姜末、紫菜碎片和葱花,吃时把小盘内的配料随意放在配碗内,取大碗内的面条放在小碗中,搅拌后食用。

[功效] 祛暑降温。

荞麦蒸饺

[原料] 荞麦面500克,牛肉300克,萝卜500克,精盐、味精、麻油、胡椒粉各适量。

[做法] 将萝卜洗净,切去顶、根,剁成碎末。牛肉剔去筋膜,洗净,剁成肉蓉,放入盆里,加入精盐和适量水,边加边顺着一个方向搅动,拌成稠

糊状,再放入萝卜末、麻油、味精、胡椒粉,搅拌均匀,即成馅料。荞麦面放盆中,加入开水烫面,拌匀凉凉,和成面团,揉匀揉透,盖上湿布,醒面片刻,在案板上再稍揉几下,搓成长条,揪成小面剂,压扁,擀成中间稍厚的圆形面皮。将馅料打入面皮里,包捏成月牙形饺子生坯,然后摆入笼屉中,用旺火沸水蒸熟即成。

［功效］开胃宽肠,补脾益气,强壮精神。

扒　糕

［原料］荞麦面1000克,酱油100毫升,醋100毫升,蒜蓉20克,辣椒油20毫升,芝麻酱50克。

［做法］将荞麦面倒入盆内,加水和成硬面团,再制成50克一个的面饼。芝麻酱加水调匀。蒸屉上铺好湿布,将和好的荞麦面饼均匀地码在屉内,待蒸锅水烧开后,将屉放入蒸约30分钟,取出凉凉。食用时,将扒糕切成0.3厘米厚的条,放入小碗内,加入酱油、醋、芝麻酱、蒜蓉、辣椒油即成。

［功效］开胃宽肠,除烦利湿。

食用禁忌

脾胃虚寒者忌服。《得配本草》:"脾胃虚寒者禁用。"《本草纲目》:"若脾胃虚寒人食之,则大脱元气而落须眉,非所宜矣。"

体虚气弱者忌久食、多食。《千金要方》:"荞麦食之难消。"《本草图经》:"荞麦忌多食,亦能动风气,令人昏眩。"《医林纂要探源》:"荞麦,春后食之动寒气,发痼疾。"

忌与猪肉、野鸡肉、白矾同食。《食鉴本草》:"同猪肉同食,落眉发;同白矾食,杀人。"

肿瘤患者慎食。

忌与平胃散同食。

过敏体质者慎用。荞麦含大量蛋白质和其他致敏物质,可诱发或加重过敏者的过敏反应。荞麦花含红色荧花色素,部分人食后易产生光敏感症(即荞麦病),表现为耳、鼻等缺乏色素部位发炎、肿胀,还可发生结膜炎、咽喉炎、支气管炎、眼部黏膜发炎等,有时还会出现肠道、泌尿系统的刺激症状等。

大 麦

大麦是禾本科一二年生或越年生草本植物。又名倮麦、稞麦、牟麦、饭麦。大麦分有稃和无稃两种。有稃大麦就是通常所指的大麦,无稃大麦指的是青稞(裸大麦)。我国是世界上最早栽培大麦的国家之一,青藏高原是大麦的发祥地。

[性味归经] 性凉,味甘、咸。归肠、胃、肾、膀胱经。

[食用方法] 大麦可用于煮粥、糊,磨面制成饼、糕,或做酱、酿酒亦可。

[营养成分] 每100克可食部分含蛋白质10.2克,脂肪1.4克,糖类63.4克,膳食纤维9.9克,钙66毫克,磷381毫克,铁6.4毫克。此外,还含有维生素B_1 0.43毫克,维生素B_2 0.14毫克,烟酸3.9毫克。大麦胚芽中,维生素B_1的含量较小麦更多。

[保健功效] 具有益气补中、补充营养、开胃宽肠、疏肝理气、下气消积的作用。大麦含尿囊素,以0.4%~4%的溶液局部应用能促进化脓性创伤、顽固性溃疡的愈合,可用于治疗慢性骨髓炎、胃溃疡。

食疗验方

厌食症,吸收不良综合征,小儿伤食症,慢性胃炎 大麦芽30克,谷芽20克,神曲15克。将大麦芽、谷芽、神曲同入锅中,加水适量,大火煮沸,改用小火煎煮30分钟,去渣,取汁即成。每日早、晚两次分饮。功能:健脾开胃,消食和中。

慢性胃炎,消化性溃疡,溃疡性结肠炎,口腔溃疡,痔疮出血 大麦仁100克,红糖适量。将大麦仁研碎,入锅加水煮成粥后,放入适量红糖,搅匀食用。每日早、晚两次食用。功能:益气和胃,消积宽肠。

肝郁气滞,横逆犯胃的两胁胀满,饮食无味 大麦芽30克,青皮10

克。两种材料同煎,取汁,去渣。代茶饮用,不拘时温服。功能:疏肝理气,和胃。

口腔溃疡,口腔炎,慢性气管炎,高脂血症,动脉硬化症 大麦仁270克,糯米、红糖各30克。将大麦仁淘洗干净,用水泡2小时备用。将锅置火上,加入水,下入大麦仁,用大火熬煮;待大麦仁开花,放入糯米,锅开一会儿,转小火熬煮至米烂粥稠。分盛碗内,撒上红糖拌匀即成。每日早、晚两次食用。功能:健脾益气,和胃宽肠,润肺生津。

脂肪肝,高脂血症,高血压 大麦仁500克,黄豆200克。将大麦仁、黄豆分别去杂,洗净,磨成稀糊后混匀。煎锅烧热,用勺盛稀糊入锅,摊成一张张很薄的煎饼即成,当点心食用,量随意。功能:宽中化积,活血化瘀。

哺乳期产妇用于断奶回乳 炒大麦芽30~60克。将炒大麦芽加水适量,煎煮1小碗。每日1剂,不拘时,当茶温饮。功能:退奶回乳。

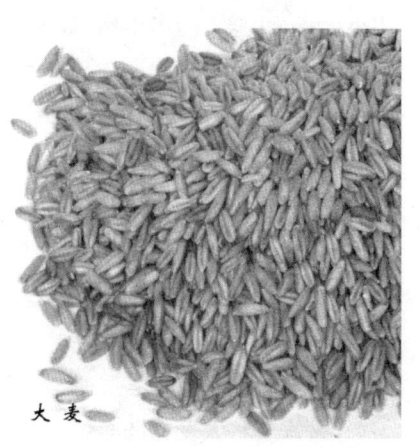

大麦

小儿伤食腹泻,嗳气,纳呆 炒大麦芽30克,茶叶8克。以上两种材料以开水冲泡。代茶随量饮用。功能:消食止渴。

回乳消胀,乳汁难回 大麦芽100克。将大麦芽洗净,入锅,加水适量,大火煮沸,改小火煎煮30分钟,去渣取汁即成。每日早、晚两次分饮。功能:回乳消胀。

养生食谱

大麦饭

[原料] 大麦仁500克。

[做法] 将大麦仁淘洗干净,放入锅中,加入适量水,用旺火烧沸后转用小火焖至饭熟即成。

[功效] 养胃宽肠,利水通便。

大麦黄豆煎饼

[原料] 大麦仁1000克,黄豆100克。

[做法] 将大麦仁、黄豆分别去杂洗净,磨成稀糊。煎锅烧热,用勺盛稀糊,入锅摊成一张张很薄的煎饼即成。

[功效] 健脾和胃,宽肠利水。

羊肉大麦片

[原料] 羊肉1000克,草果5个,生姜10克,大麦粉1000克,黄豆粉1000克,胡椒粉、精盐、味精各适量。

[做法] 将羊肉、草果洗净,生姜洗净拍碎。将大麦粉、黄豆粉加水揉成面团,擀成面片。羊肉、草果、生姜放入锅内,加入适量水,旺火烧沸后转用小火煮至肉熟,捞出羊肉,放入面片,煮熟后再加胡椒粉、精盐、味精,调味食用。

[功效] 补中益气,健脾养胃。

大麦粥

[原料] 大麦仁50克,红糖适量。

[做法] 将大麦仁研碎,入锅加水煮成粥后,放入适量红糖,搅匀食用。

[功效] 补气养胃,消胀除烦。

大麦红枣粥

[原料] 大麦仁60克,粳米100克,红枣5枚。

[做法] 将大麦仁洗净后,加水煮熟,再放入淘洗干净的粳米、红枣煮沸,然后改用小火煮30分钟即成。

[功效] 健脾养胃。

牛肉麦仁粥

[原料] 熟牛肉500克,大麦仁500克,面粉400克,精盐、味精、醋、胡椒粉、辣椒丝、葱花、生姜丝、麻油、牛肉汤各适量。

[做法] 将牛肉切小块。大麦仁去杂洗净。面粉加冷水调成稀糊。锅内放牛肉汤和适量水,下大麦仁煮至开花,将面粉稀糊细流下锅,烧沸成麦仁面糊。另一锅内放牛肉、精盐、醋,盛入麦仁面糊,放入味精、胡椒粉、辣椒丝、葱花、生姜丝、麻油,烧沸,搅匀即成。

［功效］补益精血,健脾和胃,补肾宽肠。

鸡肉麦仁粥

［原料］净母鸡 1 只,大麦仁 750 克,面粉 500 克,鸡蛋 1 个,精盐、味精、醋、胡椒粉、肉桂、大料、葱花、生姜末、麻油各适量。

［做法］将母鸡洗净,入沸水锅内氽一会儿,倒出血水,锅内加水适量,放入装有肉桂、大料的纱布袋,煮炖至肉烂离骨,捞出将鸡肉撕成丝。将鸡蛋煎成蛋皮,切丝。将大麦仁去杂洗净,放入另一锅内,煮至开花,然后倒入鸡汤锅内,烧沸。再将面粉调成稀糊,慢慢调入鸡汤锅内,用勺不断搅动,待烧沸后调入精盐,即成麦仁粥。把鸡丝、蛋皮丝放碗内,盛入麦仁粥,撒上葱花、生姜末、味精、胡椒粉,淋入醋、麻油即成。

［功效］补益脾胃,补肾益血。

大麦糯米粥

［原料］大麦仁 100 克,糯米 150 克,花生米 100 克,红糖适量。

［做法］将大麦仁、糯米、花生米分别去杂洗净。先把大麦仁、花生米放入锅内,加入适量水,待大麦仁煮至将开花时,加入糯米,烧沸后,再用小火煮 30 分钟左右,加红糖调味,再煮沸一会儿,即可食用。

［功效］健脾和胃,宽肠通便。

食用禁忌

忌久食炒熟的大麦。大麦炒熟后性温热,久食易助热化火,故素有内热者不宜食。

体虚寒、大便溏薄者少食或不食。

薏苡仁

薏苡仁,又名薏米、苡米、米仁、玉秫、起实、解蠡、药玉米、六谷米、菩提珠等,为禾本科一年生或多年生草本植物薏苡的成熟种仁。薏米在我国栽培历史悠久,是我国古老的药食皆佳的粮食之一。薏米营养价值很高,被誉为"世界禾本科植物之王";在日本,最近又被列为防癌食品,因此身价倍增。薏米具有容易消化吸收的特点,不论用于滋补还是用于医药,作用都很缓和。

[性味归经]性微寒,味甘、淡。归脾、胃、肾、大肠经。

[食用方法]薏米可以当粮食吃,是一种很好的杂粮。薏米煮熟后,味道与普通大米相似,又容易消化吸收。煮粥既可充饥,又有滋补作用。薏米为清补利湿之品,具有健脾渗湿、抗疲劳的作用,故在养生保健食疗中常被应用。

[营养成分]每100克可食部分含蛋白质12.8克,脂肪3.3克,膳食纤维2克,糖类69.1克,钙42毫克,磷217毫克,铁3.6毫克。此外,还含有维生素B_1 0.22毫克,维生素B_2 0.15毫克,烟酸2毫克,以及薏米脂、薏米油谷固醇、生物碱等。

[保健功效]薏米具有利水渗湿、健脾止泻、解热、镇静、镇痛、补肺、清热、除痹、排脓等功效,用于治疗泄泻、湿痹、水肿、慢性肠炎、阑尾炎、风湿性关节痛、尿路感染、肠痈、肺痈、淋浊、白带等病症,常用于久病体虚及病后恢复期,是老人、儿童较好的药用食物,还可美容健肤、治扁平疣等。薏米还有抗癌作用,以薏米煮粥食,可作为防治癌症的辅助性食疗法。薏米宜与粳米煮粥食用,经常食用有益于解除风湿、手足麻木等症,并有利于皮肤健美。《本草纲目》谓其"健脾益胃,补肺清热,去风散湿。炒饭食,治冷气;煎饮,利小便热淋"。《本草经疏》说"薏苡仁性燥能除湿,味甘能入脾,

并补益其脾,尚有止泄之功效"。

食疗验方

贫血　薏米50克,黑豆30克,红糖适量。将黑豆与薏米洗净后同煮成粥,加红糖调味。每日两次,温热食用。功能:益气补血。

慢性胃炎,消化道癌症　薏米200克,菱角300克。将薏米、菱角洗净(菱角去壳),晒干或烘干,研为极细粉末,瓶装,备用。注意防潮。用沸水冲泡后,放小火上炖3~5分钟,即可饮用。每日两次,每次50克。功能:益气健脾,清热抗癌。

慢性腰腿痛,风湿性关节炎,尿路结石,营养不良性水肿　薏米150克,糯米500克,酒曲适量。将薏米煮成稠米粥,糯米煮成干米饭,然后二者混合,待冷,加酒曲拌匀,发酵成为酒酿即可。每日两次,每次50克。功能:健脾祛湿,强筋壮骨。

慢性气管炎,支气管哮喘,慢性肠炎,尿路感染,单纯性肥胖症,高脂血症,动脉硬化症　薏米100克,山楂糕50克,冰糖150克,糖桂花、精盐各适量。将薏米洗净,山楂糕切成小丁。将薏米放入锅内,倒入适量水,用大火煮沸,再改用小火将薏米煮熟,加入冰糖煮至溶化后,放入山楂糕丁、糖桂花、精盐,调好口味即成。功能:清热除烦,行气散瘀。

肺脓肿,肺癌,肠癌　薏米300克。将薏米淘洗净,杵碎,加水3000毫升,煎煮至1000毫升。每日3次,每次50毫升,温饮。功能:清热排毒,防癌抗癌。

肝炎,肝硬化,营养不良性水肿,消化性溃疡,溃疡性结肠炎,慢性胃炎,消化道癌症　薏米100克,红枣15枚,大米60克。将红枣洗净去核,与淘洗干净的大米、薏米一同入锅,加水用大火烧开,再转小火熬煮成稀粥。每日早、晚两次食用。功能:健脾养血,利湿解毒。

食欲不振,自汗,盗汗,肺脓肿,肺结核,尿路感染　薏米30克,大米100克,红糖适量。将薏米、大米洗净加水共煮粥,待粥熟时加红糖调匀即成。每日早、晚两次食用。功能:健脾和胃,清热利水。

自汗,盗汗,慢性肠炎,尿路感染,消化道、呼吸道、妇科等癌症　薏米

50 克,大米皮糠 15 克。将薏米置于锅中,加水适量,先以大火煮沸至八成熟,放入大米皮糠搅匀,转小火煮煨成粥。每日早、晚两次食用。功能:清热解毒,增强免疫力。

热证,慢性腹泻,自汗,盗汗,肺结核,颈淋巴结核,尿路感染,月经不调 薏米 50 克,去心莲子 30 克,百合 20 克,大米 60 克,红糖适量。将薏米、莲子、百合洗净,放入锅中,加水煮烂,再与大米一同煮粥,加入红糖调味即可。每日早、晚两次食用。功能:滋阴补虚,健脾止泻。

单纯性肥胖症,脂肪肝,高脂血症,动脉硬化症,高血压,糖尿病 冬瓜 500 克,薏米 100 克,精盐适量。将薏米用水浸泡 20 分钟。冬瓜洗净,连皮切成块状。同放砂锅内,加水适量,煮至薏米熟烂,加入精盐,拌匀即成。上午、下午分食。功能:清热解毒,健脾祛瘀。

养生食谱

八宝饭

[原料] 薏米、扁豆、莲子(去心)、核桃仁、桂圆肉、红枣各 25 克,糖青梅 10 克,糯米 200 克,猪油、白糖各适量。

[做法] 将薏米、扁豆、莲子用温水泡发后煮熟,红枣洗净以水泡发,核桃仁炒熟。糯米淘净后放入盆中,加水蒸熟。取大碗 1 个,内涂一薄层猪油,碗底摆好糖青梅、桂圆肉、红枣、核桃仁、莲子、扁豆、薏米,最后放熟糯米饭,上锅蒸 20 分钟,然后将饭扣在大圆盘中,再用白糖加水熬汁,浇在饭上,当点心食用。

[功效] 健脾养胃,滋阴益肾。

薏米粥

[原料] 薏米 30 克,粳米 100 克,白糖适量。

[做法] 将薏米洗净,配粳米加水煮粥,待粥熟加白糖调匀即成。

[功效] 健脾益气,补中利湿。

薏米莲子百合粥

[原料] 薏米 50 克,莲子(去心)30 克,百合 20 克,粳米 60 克,红糖适量。

［做法］将薏米、莲子、百合洗净,放入锅中,加水煮烂,再与粳米一同煮粥,加入红糖调味即可。

［功效］健脾祛湿,润肺止泻,健肤美容。

薏米红枣粥

［原料］薏米60克,红枣30克,粳米100克。

［做法］将红枣洗净去核,与淘洗干净的粳米、薏米一同入锅,加水750毫升,用旺火烧开,再转小火熬煮成稀粥。

［功效］健脾利湿,解毒化浊,抗癌防癌。

山药薏米粥

［原料］薏米30克,山药30克,莲子15克,红枣10枚,粟米100克,白糖适量。

［做法］将山药、薏米、莲子、红枣、粟米洗净,入锅加水共煮粥,粥熟后,加入白糖调味即成。

［功效］健脾益气。

金银花薏米粥

［原料］金银花20克,薏米20克,芦根30克,冬瓜籽仁20克,桃仁10克,粳米100克。

［做法］将金银花、薏米、芦根、冬瓜籽仁、桃仁用冷水浸泡半小时,加水煎煮15分钟,去渣取汁,再与粳米一起煮成稠粥即可。

［功效］清热化痰。

冬瓜薏米汤

［原料］冬瓜(连皮)500克,薏米30克,精盐适量。

［做法］将薏米用水浸泡20分钟,冬瓜洗净,连皮切成块状。同放砂锅内,加水适量,煮至薏米熟烂,加入精盐,饮汁,吃冬瓜、薏米。

［功效］清热解毒,健脾祛湿。

薏米山楂汤

［原料］薏米100克,山楂糕50克,冰糖150克,糖桂花、精盐各适量。

［做法］山楂糕切成小丁。将薏米洗净放入锅内,倒入适量水,用旺火煮沸,再改用小火将薏米煮熟,加入冰糖煮至溶化后,放入山楂糕丁、糖桂

花、精盐,调好口味即成。

[功效] 健脾清热,利湿强骨。

食用禁忌

忌放面碱煮食,否则会破坏薏米所含维生素,降低营养价值。

脾虚无湿者,汗少者,孕妇(早期)慎服,因其涩肠。《本草经疏》:"凡病大便燥,小水短少,脾虚无湿者忌之,妊娠禁用。"《随息居饮食谱》:"脾弱便艰,忌多食,性专下达,孕妇忌之。"《饮食须知》:"因寒筋急,不可食,以其性善下也。妊妇食之堕胎。"

形体瘦弱者忌多食。因薏米甘淡渗利,可竭阴耗液。形体瘦弱者阴常不足,食之可躁动浮火,出现阴虚火旺的症状。

滑精、精液不足、尿多者忌服。《本草通玄》:"下利虚而下陷者,非其宜也。"《得配本草》:"肾水不足、脾阴不足、气虚下陷、妊娠,四者禁用。"

糯 米

糯米,又名元米、江米、稻米,为禾本科一年生草本植物糯稻的种仁,是家中常用粮之一。因其香、糯、滑,常被用来制成风味小吃,深受人们喜爱。比如逢年过节,很多地方都有吃年糕的习俗,而年糕正是用糯米做成的。

[性味归经] 性温,味甘。归脾、胃、肺经。

[食用方法] 糯米几乎不含直链淀粉,故最易变性而糊化,煮熟后黏性很强,光泽明亮,不易回生,口感油润滑腻。常用于制作糕点、小吃等。烹调应用中,可作为糯米鸭之类的填料,以及珍珠丸子的滚粘料。此外,糯米还可用于酿酒等。

[营养成分] 糯米中含有蛋白质、脂肪、糖类、钙、磷、铁、维生素 B_1、维生素 B_2、淀粉等营养成分,可煮粥、酿酒,常食对人体有滋补作用。每100

克可食部分含蛋白质6.7克,脂肪1.4克,糖类76.3克,粗纤维0.2克,钙19毫克,铁6.7毫克,维生素B_1 0.19毫克,维生素B_2 0.03毫克,烟酸2.0毫克。

[保健功效] 糯米有补中益气、养胃健脾、固表止汗、止泻、安胎、解毒疗疮等功效。可用于虚寒性胃痛、胃及十二指肠溃疡、糖尿病多尿、气虚自汗、脾虚泄泻、妊娠胎动、痘疹痈疖诸疮等症状。《本草纲目》说:"糯米暖脾胃,止虚寒泻痢。"唐代名医孙思邈称:"糯米,脾病宜食,益气止泄。"糯米用来煮粥、酿酒、熬汤、做糕点或粽子食用,具有补脾温胃、活血补血、通乳的功效。

食疗验方

月经不调 阿胶30克,黑糯米100克,红糖适量。将黑糯米淘洗干净,阿胶捣碎。将锅上火,加水适量,放入黑糯米煮粥,待粥煮至将熟时,放入阿胶,边煮边搅匀,再煮开两三次,加入红糖,稍煮即成。功能:滋阴补虚,养血止血。

湿疹,瘙痒 初开莲花5朵,糯米100克,冰糖适量。将莲花用水洗净,掰成单片;糯米淘洗干净;冰糖用温水化开。将锅上火,加水,放入糯米煮粥,煮至粥快熟时,放入莲花瓣及冰糖,再煮片刻即成。功能:活血止血,祛风除湿。

呕吐水泻,胃腹绞痛 高良姜30克,糯米60克。姜切片,糯米淘洗干净。将锅上火,加水约600毫升,放入姜片,熬汁,去渣,加入糯米,用小火煮粥。功能:养胃止泻。

慢性胃炎 豆浆1碗,糯米50克,白糖适量。糯米去杂,洗净,放入锅内,加水适量,煮至米将熟时,加入豆浆、白糖,煮沸后再稍煮一段时间,出锅即成。功能:养胃和脾,清肺润燥。

功能性子宫出血 小蓟炭30克,糯米锅巴50克。将以上两种材料共加水煎汤,取汁。代茶饮用,每日1剂。功能:凉血止血。

胎动不安 糯米30克,黄芪15克,川芎5克。将以上材料同入锅,加水1000毫升,煎至500毫升,去渣即成。每日两次,温热饮服。功能:调气血,安胎。

虚寒久痢　糯米稻谷500克,姜适量。糯米稻谷炒出白花,去壳,用姜榨汁拌湿,再炒为细末,然后用汤水连服3次。功能:养胃驱寒。

年老体弱,慢性腹泻,多梦失眠,夜间多尿　莲子15～20克,芡实15～30克,糯米100克。用莲子、芡实同糯米共煮成粥。早、晚餐食用。功能:健脾养心,益肾抗老。

自汗,盗汗,慢性气管炎,支气管哮喘,支气管扩张,肺结核,淋巴结核,腰腿痛,阳痿,遗精　糯米100克,冬虫夏草粉10克,白芨粉30克,冰糖适量。将糯米、冰糖放入砂锅内,加水适量,煮成稀粥,然后均匀地调入冬虫夏草粉、白芨粉,稍煮片刻,至粥黏稠即停火,再闷3～5分钟即成。每日早、晚两次食用。功能:补益肝肾,敛肺止血。

萎缩性胃炎,胃酸缺乏症,糖尿病,咽喉炎　糯米200克,绿豆50克,杨梅90克。将绿豆淘洗干净,用水浸泡4小时。杨梅洗净。糯米淘洗干净后与泡好的绿豆一并放入锅内,加入适量水,用大火烧开,转小火熬至熟烂时,加入杨梅搅匀即成。每日早、晚两次食用。功能:健脾消食,生津解渴。

慢性前列腺炎,疲劳综合征,阳痿,早泄,产后乳汁缺乏,麻疹透发不畅　鲜活河虾50克,鲜嫩韭菜100克,糯米100克,精盐、味精、胡椒粉各适量。将洗净的鲜活河虾、糯米放入砂锅,加水煮粥,待粥熟时加入洗净并切好的韭菜段,煮沸,加入精盐、味精、胡椒粉调味。每日早、晚两次食用。功能:补肾壮阳,益精填髓。

筋骨软弱,腰腿痛,慢性前列腺炎,性功能障碍,小便失禁,抑郁症,更年期综合征　糯米粉、芡实粉各50克,核桃肉30克,去核红枣15枚。将糯米粉、芡实粉用凉开水打成糊,放入沸水中,与洗净的红枣、核桃肉煮熟成粥糊即成。每日早、晚两次食用。功能:健脾止泻,固肾涩精。

养生食谱
蛋皮什锦饭
[原料] 鸡蛋3个,糯米饭100克,猪瘦肉50克,笋肉25克,水发香菇、熟青豆各15克,淀粉15克,黄酒、精盐、味精、植物油各适量。

[做法]将猪瘦肉、笋肉、香菇分别切成丁,笋丁放在水中煮一下,肉丁拌上黄酒、精盐及淀粉。炒锅上火,放植物油15毫升熬熟,下猪肉丁滑熟,然后下笋丁、香菇丁炒匀,再倒入糯米饭翻炒,加精盐、味精调味,最后投入青豆炒匀,起锅做成馅。鸡蛋打入碗中,加少许精盐,搅打均匀,拌入淀粉调成糊。平底锅刷上熟油,下一半鸡蛋糊,转动锅子摊成薄饼,见蛋饼凝结后翻面,中间放上一半糯米馅,将圆饼两边向中间对折起锅。依此法再将另一半鸡蛋糊和糯米馅制成蛋卷,两只蛋卷装盘即成。

[功效]补气养血。

贡米八宝饭

[原料]赤糯米200克,水发莲子、水发百合、水发白果各20克,青果脯、蜜饯瓜条各15克,金橘饼、核桃仁、桂花浆各5克,红枣5枚,白糖100克,猪油100克,蜂蜜50毫升。

[做法]将赤糯米洗净,用水泡4小时,上笼蒸熟取出,拌入猪油、白糖。将以上配料改切成丁。将切好的配料拌匀,装入碗内,再将拌好的糯米装在碗里抹平,上笼屉蒸透,取出翻扣在盘中间。炒锅上火,加水适量,下入白糖、蜂蜜,熬成汁时,起锅浇在八宝饭上即成。

[功效]健脾养胃,润肺止咳,宁心安神,滋补五脏。

酥炸咸水饺

[原料]糯米粉500克,澄面150克,猪瘦肉400克,猪肥肉100克,生虾肉、鸡肝各150克,水发香菇25克,白糖120克,猪油50克,酱油25毫升,味精5克,精盐10克,植物油1000毫升(实耗约50毫升)、荸荠粉、黄酒、鸡汤各适量。

[做法]将猪瘦肉剔去筋膜,洗净,切成粒。猪肥肉洗净,切成粒。生虾肉去净沙线,洗净,切成粒。鸡肝去苦胆,洗净,切成粒。香菇洗净,去柄,切成粒。将猪瘦肉粒、猪肥肉粒、虾肉粒、鸡肝粒一起放入盆内。荸荠粉、精盐加水调稀,倒入盆内,抓拌均匀,挂浆。炒锅上火,放猪油烧热,下入挂浆的猪肉、虾肉和鸡肝过油,捞出沥油。炒锅上火,放猪油烧热,下入过油的猪肉、虾肉和鸡肝,再下入香菇粒,一起炒匀,加入黄酒、鸡汤、酱油、精盐、味精,炒熟,用荸荠粉勾芡,再加植物油20毫升拌匀,凉凉后即成为

馅料。糯米粉放入盆里,加入澄面、白糖、水调稀,放入刷好油的方铁盘内,上笼用旺火蒸半小时,取出放凉即成为水饺面,然后放在案板上,以荸荠粉做面,稍揉几下,搓成长条,切成40个面剂,擀成圆形,包入馅料,捏成半月形饺子生坯。炒锅上火,放植物油烧热,下入饺子生坯,先用小火炸,待饺子浮起,改用中火,炸至饺子外皮满是细泡时,捞出沥油即成。

[功效] 益气养血,补肾壮阳。

蟹黄水晶饺

[原料] 糯米粉皮4张,蟹黄100克,猪瘦肉250克,猪肥肉75克,虾肉125克,水发香菇25克,鸡肾粒50克,麻油5毫升,精盐5克,酱油7毫升,味精2克,猪油25克,白糖、胡椒粉各适量。

[做法] 将水发香菇清洗干净,沥水去蒂,切成小粒。猪肥肉洗净,切成小粒。虾肉洗净,剁碎。蟹黄洗净,放入碗内,加入精盐和味精拌匀。猪瘦肉剔去筋膜洗净,切成小粒,放入盆里,分次加水顺着一个方向搅动,搅至起胶。虾肉末放入另一盆里,加入猪肥肉粒、香菇粒、鸡肾粒,再加起胶的猪瘦肉粒、酱油、猪油、麻油、白糖、胡椒粉,拌匀后搅至起胶,加入蟹黄拌匀,即成馅料。将糯米粉皮放在案板上,用花边模子刻成长圆片,即成为面皮。将馅料打入面皮里,折捏成半月形饺子生坯。将饺子生坯放入刷好油的小盘里,上笼屉用旺火沸水蒸6~7分钟即成。

[功效] 补肾温阳。

清蒸艾饺

[原料] 糯米粉150克,粳米粉350克,鲜嫩艾叶60克,芝麻50克,白糖100克,面碱水20毫升。

[做法] 铁锅内加水150毫升,置旺火上烧沸,加入碱水10毫升,再烧沸,下入洗净的嫩艾叶,煮软,约煮5分钟(煮时不加锅盖,防止艾叶变黄),起锅捞入凉水中过凉。芝麻淘洗干净,控干水分,放入锅中,小火炒至芝麻变色,并透出香味时起锅,用擀面杖将炒芝麻擀压成细末,和白糖放在一起,拌匀成馅。粳米粉放入面缸中,冲入沸水350毫升,边冲边搅匀,成厚粉糊状。在煮软的艾叶中加入面碱水10毫升、糯米粉和匀,再把粳米厚粉糊倒入,用力揉匀揉透成面团。在案板上撒上干糯米粉,放上面团搓成条,

再揿成重约45克一个的剂子。将剂子按扁,成直径6厘米的扁圆厚皮,捏成酒盅状,加入馅料10克,用双手拇指与食指先捏成三角形,再收口捏成高6厘米、宽6.6厘米、厚3.3厘米的海燕形状的生坯。将艾饺生坯摆入笼屉中,旺火蒸约20分钟即熟。

[功效] 温中增食,养阴生津。

鳜鱼糯米粥

[原料] 鳜鱼肉120克,糯米100克,嫩生姜15克,猪五花肉80克,大蒜8克,精盐3克,味精1克,黄酒10毫升,猪油25克,胡椒粉3克。

[做法] 将糯米中的杂质拣去,用水浸泡过夜,再用水洗净。把鱼肉、猪肉、生姜(去外皮)、大蒜(去外皮)用水洗净,分别切成丝。将炒锅刷净后,上火烧热,下猪油烧至六成热,放入猪肉丝煸炒断生,加入黄酒、水、糯米、鱼肉煮成粥,加入姜、大蒜、精盐、味精,煮至粥入味,再均匀地撒上胡椒粉即成。

[功效] 补虚劳,益脾胃,增气力。

甲鱼糯米粥

[原料] 甲鱼1只,糯米100克,鲜汤1250毫升,精盐、黄酒、植物油、胡椒粉、洋葱、生姜块各适量。

[做法] 将甲鱼宰杀后,用刀剁去头,去掉硬盖、尾及爪尖,弃肠杂,用水洗净,剁成小块,在开水锅中略煮一下,捞出,用刀慢慢地刮去黑皮,再清洗一遍。炒锅上火,放油烧热,投入甲鱼肉,迅速翻炒大约3分钟,无血水时,加入黄酒、洋葱、生姜、鲜汤,用旺火烧开,转用小火炖烂。揭开锅盖,将鱼骨刺及洋葱、姜拣去不用,加入洗净的糯米、精盐,调整水量,用小火煮成粥,最后调入胡椒粉,拌匀即成。

[功效] 滋阴补虚。

鲜肉粽子

[原料] 糯米1000克,猪肉500克,粽叶500克,白糖100克,精盐15克,酱油150毫升,黄酒5毫升,葱花3克,生姜末2克。

[做法] 将猪肉洗净,切成1.5厘米厚的块。将白糖、精盐、酱油、黄酒和葱花、生姜末放在一起拌匀,放入肉块腌渍2小时左右。将糯米淘洗干

净,放入水中浸泡 2 小时后捞出,控干水分,放入盆内,加酱油、精盐拌均匀。粽叶用开水煮好后,放在水中浸泡。用两张粽叶叠好,折成尖角斗形,先放入一些糯米做底,中间放一块猪肉,再盖上糯米,然后将粽叶折起,包成粽子,再用棉线捆紧。将粽子码入锅内,放入水,水要没过粽子,上面压一重物,用旺火煮 1 小时,再用小火煮 2 小时即成。

[功效] 气血双补。

芝麻粽子

[原料] 糯米 750 克,芝麻 150 克,猪油 100 克,白糖 150 克,糖桂花 10 克,面粉 19 克,粽叶 400 克。

[做法] 将糯米淘洗干净,放在水中浸泡 2 小时。粽叶用开水煮过后,浸泡在凉水中。将芝麻挑去杂质,淘洗干净,放在锅中,用小火炒熟,凉凉后放入小盆中,加入白糖、猪油和面粉拌匀,然后放入糖桂花搅拌均匀,即成芝麻馅。用粽叶 2~3 张,叠好后折成漏斗状,先填进一些糯米,再放入芝麻馅,上面再盖些糯米,包成粽子,用线捆紧。将粽子逐个码入锅中,放入水,水要没过粽子,上面压一重物,盖上锅盖,用旺火煮 2 小时左右即成。

[功效] 滋阴补脾。

小枣粽子

[原料] 糯米 1000 克,小枣 300 克,粽叶 500 克,白糖 100 克。

[做法] 将糯米淘洗干净,在水中浸泡 2 小时。小枣洗净。粽叶用开水煮 1 小时后捞入水中浸泡。取粽叶 3 片顺排叠好,折成漏斗状,先放入些泡好的糯米,再放入 3~4 枚小枣,上面再放些糯米,使糯米与粽叶漏斗口相平,然后折下粽叶封口,用线扎紧,即成粽子。将小枣粽子逐个码入锅中,倒满凉水,水要没过粽子,上面压一块重物,将粽子压实,盖上锅盖,在旺火上煮 2 小时即熟。食用时,剥去粽叶,蘸上白糖即可。

[功效] 健脾益气,养心安神。

枣泥松糕

[原料] 糯米粉、粳米粉、白糖、红枣各 250 克,豆沙 150 克,猪板油、猪油各 75 克。

[做法] 将红枣洗净,放入锅内,加水煮烂后,除去外皮、枣核,捣成枣

泥,枣汤留用。将猪板油剁成碎末。将白糖、枣泥、豆沙、猪油和猪板油末放入盆内,用热枣汤拌匀,再加入糯米粉和粳米粉,用力搅和均匀,即为糕泥坯。将一个大瓷碗擦干,碗内抹上一层猪油,再倒入拌匀的糕泥,铺成2厘米厚左右,用手抹平,上屉用旺火蒸50分钟即熟,取出凉凉后切成菱形块即成。

［功效］养血利湿。

藕米糕

［原料］藕粉、糯米粉、白糖各250克。

［做法］将藕粉、糯米粉、白糖加水适量,揉成面团,放在蒸锅笼屉上蒸熟即成。

［功效］补血止血,健脾开胃。

食用禁忌

发热,湿热痰火,咳嗽痰黄,黄疸,脾滞腹胀者忌食。《名医别录》:"温中,令人多热,大便坚。"

忌多食。《饮食须知》:"多食发热,壅经络之气,令身软筋缓,久食发心悸及痈疽疮疖中痛。同酒食之,令醉难醒。"《得配本草》:"多食昏五脏,缓筋骨,发风气,生湿热,素有痰热风病及脾病不能转输者食之最能发病成积,患者及小儿最忌之。"

糖尿病患者忌多食。

治消化性溃疡时用量忌过大,以免黏滞难化反伤胃。

婴幼儿、老年人、病后脾胃虚弱、消化力弱者忌食。糯米黏腻难化,做糕饼更难消化。《本草求真》:"凡老人、小儿、病后均忌。"

忌食冷自来水所煮的饭,因冷自来水含大量氯气,它在煮饭过程中会破坏粮食中的维生素 B_1;若用烧沸的水煮饭,则氯气可随水汽蒸发而避免维生素的损失。

玉 米

玉米，又名苞谷、玉蜀黍、玉麦、包米、番麦、御米、玉高粱、红须麦等，为禾本科植物玉蜀黍的种子。部分地区以玉米作为主食。玉米是粗粮中的保健佳品，多食玉米对人体的健康非常有利。全国各地均有栽培。

[性味归经] 性平，味甘。归胃、脾、膀胱、大肠经。

[食用方法] 嫩玉米可整个煮熟食用。干玉米可磨碎煮粥或做面饼、蒸糕。玉米经过加工后，可制作罐头、面包、饼干、糕点、饮料等美味可口的食品。玉米亦可做成爆米花食用。

[营养成分] 每100克可食部分含蛋白质8.7克，脂肪3.8克，食物纤维6.4克，糖类66.6克，维生素B_1 0.21毫克，维生素B_2 0.13毫克，烟酸2.5毫克，钙14毫克，磷218毫克，铁2.4毫克，锌1.7毫克，钾300毫克，钠3.3毫克。还含有生物碱、玉蜀黍黄素等类胡萝卜素、槲皮素、异槲皮苷、果胶、硫脂等。

[保健功效] 调中开胃，益肺宁心，止血降压，清利湿热，利尿利胆。对治疗食欲不振、肝炎水肿、尿道感染、高血压、糖尿病、咯血、鼻衄、肝炎等病有较强的疗效。玉米中富含维生素E、卵磷脂及谷氨酸，对健脑、抗衰老有良好的作用。玉米含有较多的维生素A，对视力十分有益。富含的纤维素，可吸收人体内的胆固醇，将其排出体外，可防止动脉硬化，还可加快肠壁蠕动，防止便秘，预防直肠癌的发生。玉米含的镁元素，可舒张血管，防止缺血性心脏病，维持心肌正常功能，是高血压、冠心病、脂肪肝患者的首选食品。玉米内含有的赖氨酸、谷胱甘肽、硒等成分有较好的抗癌作用。玉米须有平肝利胆、泄热利尿的功效，对治疗高血压、糖尿病、胆结石、肾炎水肿、黄疸型肝炎等症有较好的疗效。

食疗验方

脾胃虚损,慢性胃炎,慢性肝炎,贫血,癌症　玉米50克,红枣15枚,大米100克。将玉米淘洗净,用冷开水泡发,研成玉米浆。大米淘洗净后入锅,先以大火煮沸,加洗净的红枣,改用小火煮粥,粥将成时,边煨边调入玉米浆,拌匀后再煮片刻即成。每日早、晚两次食用。功能:调中开胃,解毒防癌。

慢性胃炎,动脉硬化,高脂血症,高血压,糖尿病　玉米面150克,黄豆粉100克,白糖适量。将黄豆粉用温水泡透,搅成稀糊状。玉米面用温水调匀。将两种糊和在一起,倒入沸水锅内,边倒边搅动,开锅后,用小火熬至黏稠,出锅加入白糖即成。每日早、晚两次食用。功能:健脾益气,清热解毒,祛脂降压。

单纯性肥胖症,颈淋巴结肿大,单纯性甲状腺肿大　玉米须100克,虾皮30克,豆腐400克,紫菜5克,黄酒、精盐、麻油、味精各适量。将玉米须加水煮20分钟,去渣留汁。虾皮用黄酒浸发后加水煮5分钟,再投入用沸水烫过的豆腐块,倒入玉米须汁,撒上撕碎的紫菜,调入精盐、味精、麻油即成。功能:清热利湿,补碘,补钙。

肥胖症,脂肪肝,动脉硬化,慢性胃炎,高脂血症　鲜嫩紫色玉米棒250克。将玉米棒洗净,放入砂锅中,加足量水,大火煮沸后,改用小火煨煮1小时,待玉米用竹筷触之即凹陷即成。每日早、晚两次食用。功能:健脾和胃,补虚降脂。

胆囊炎,胆结石,糖尿病,高血压,肾炎水肿　玉米须100克。将玉米须放入砂锅中,加适量水,煎煮片刻,即可饮用。功能:泄热,利尿,利胆平肝。

慢性胃炎,动脉硬化,高血压,习惯性便秘,痔疮出血　玉米粉500克,黄油100克,白糖50克,鸡蛋250克,泡打粉5克,香草片1片,植物油适量。将黄油溶化后,加入白糖搅匀,打入鸡蛋,再搅匀,放入泡打粉、玉米粉、香草片,搅拌均匀成面糊。将烤盘放上不同形状的模子,在模子内抹上一层植物油,倒入面糊,放进烤箱,烤至香熟即成。功能:健脾和胃,补虚降压。

动脉硬化,高血压,冠心病,心肌梗死 玉米粉200克,粳米200克,将玉米粉加适量冷水,调成糊状;粳米淘洗干净。将锅上火,加入适量水烧热,下入粳米烧沸,粳米将熟后,放入玉米糊,再用小火烧煮,煮至粳米烂熟成粥即成。

肾炎,泻痢,糖尿病 玉米面150克,绿豆100克。将绿豆去杂洗净,玉米面用凉水浸透和成玉米面糊。将锅上火,加水适量,放入绿豆,煮熟后,徐徐下入玉米面糊,不断搅动,防止糊锅,烧沸后,再改用小火煮至成粥。功能:清热解毒,调中开胃。

免疫力低下,习惯性便秘,高脂血症,脂肪肝 玉米粒250克,大米粉200克,糯米粉100克,红枣30克。将玉米粒淘洗净后放入温开水中浸泡片刻,研成玉米浆,和入大米粉、糯米粉,调匀,做成20个粉团,嵌入洗净的红枣,放入模具制成糕坯,排入蒸屉内,大火蒸40分钟即可。功能:补虚益脾,和胃降脂。

尿道结石,肾结石,肝胆结石 玉米须60克,金钱草60克,绿茶5克。同入锅,加水浸过以上3种材料,煮沸15分钟即可饮用。功能:清热化湿,利尿排石。

慢性肝炎,胸腹闷胀,营养不良性水肿,厌食症,便秘 玉米笋300克,白糖100克,糖桂花15克,鸡蛋1个,植物油、干淀粉各适量。将玉米笋洗净,沥干水,先放少许糖桂花拌和,再加入干淀粉。鸡蛋打破,取蛋黄,加淀粉和适量水调成糊,将玉米笋挂糊。将锅上火,放油烧至五成热,将玉米笋逐条下锅炸至外层硬脆时,捞出沥油。炒锅上火,放入白糖和水烧开,改用小火熬至糖液浓稠时,离火倒入油炸后的玉米笋,撒上糖桂花搅拌均匀,待玉米笋逐条散开后即可装盘。功能:健脾开胃,利尿通便。

慢性气管炎,自汗,盗汗,肺结核,慢性肝炎,脂肪肝,肝硬化,高脂血症,习惯性便秘 罐头芦笋250克,罐头玉米150克,鲜莲子100克,火腿末、精盐、味精、湿淀粉、鸡油、豆芽汤各适量。将芦笋切成4厘米长的段下锅,加豆芽汤、味精、精盐,烧3分钟左右取出,控干水分,分三行排在长盆内。鲜莲子洗净去心,和玉米同时下锅,加入豆芽汤、精盐、味精,待烧透后用湿淀粉勾芡,加入鸡油摊匀,淋在芦笋条上,撒上火腿末即成。功能:调中和胃,益气补肺,解毒祛瘀。

习惯性流产 玉米嫩衣1只。将玉米嫩衣切碎,煎水饮用。从孕后开始饮用,流产月份(上次流产时期)将用量加倍,一直饮用至足月为止。功能:清热利尿,固胎。

产后虚汗症 玉米心30克,白糖适量。将玉米心切碎,加水煎汤加白糖适量即可。每日饮用1~2剂。功能:益气健脾,止汗。

病后体虚或肥胖 嫩玉米粒300克,红绿柿椒50克,精盐、味精、白糖、植物油各适量。将嫩玉米粒洗净;红绿柿椒去蒂去籽,洗净后切小丁备用。炒锅放植物油,烧至七八成热时放入嫩玉米粒,煸炒一会儿加精盐和少许水,再加入柿椒丁煸炒片刻,用白糖、味精调味,出锅装盘即成。功能:健脾利湿。

高血压,糖尿病,水肿,慢性肾炎 玉米须50克(鲜品100克)。将玉米须洗净,切成几段,放入纱布袋中,放入砂锅中,加水600毫升,用小火煎成300毫升。功能:清热利水,解毒泄热,降血压,降血糖。

单纯性消瘦症,慢性胃肠炎,贫血,小便不利,大便干结 嫩玉米200克,青辣椒1只,猪里脊肉末200克,猪油、酱油、生姜末、湿淀粉、胡椒粉、精盐、味精各适量。将玉米剥粒。青辣椒切丝,猪肉末放碗中,放酱油1匙,胡椒粉少许,拌匀稍腌10分钟,再加入湿淀粉拌匀。炒锅上火,放油烧热,撒入生姜末,煸出香味,下猪肉末煎炒至八成熟装盘。炒锅上火,放油烧热,放玉米粒、精盐翻炒,再下猪肉末,加青椒丝、味精同炒,湿淀粉勾芡后装盘即成。功能:益气健脾,滋补肝肾。

养生食谱
玉米佛手饺
[原料] 鲜玉米穗1000克,面粉100克,黄豆粉100克,白糖50克,豆沙200克,熟植物油1000毫升。

[做法] 将鲜玉米穗洗净,沥水,用刀将玉米粒削下,剁细放入盆中,加入黄豆粉、面粉、植物油(10毫升),搅拌均匀,再均分成12份,做成面坯。

将面坯按扁,包入豆沙馅,压成椭圆形饼状,在一端用刀顺切四刀,不要切断,呈五指状,将中间三指弯向内部,做成佛手状。将"佛手"入笼,旺火沸水蒸至定型,取出凉成佛手生坯。锅置火上,放油烧至七成热,下入佛手坯,炸至金黄色,捞出沥油,装盘后再撒上白糖即成。

[功效] 益气健脾。

玉米南瓜饼

[原料] 玉米面500克,南瓜1000克,精盐、葱花、植物油各适量。

[做法] 将南瓜去皮、瓤,洗净后切成细丝,放入盆内,加入玉米面、葱花、精盐和适量水,拌匀成稀糊状。平锅放少许油烧热,用勺盛面糊入锅内,摊成饼形,烙至色黄,翻过来再烙,熟时出锅即成。

[功效] 补中益气,消炎止痛。

玉米面蒸饺

[原料] 玉米面500克,韭菜250克,虾皮25克,水发粉丝200克,猪油50克,麻油5毫升,面酱、精盐、味精、花椒粉、面粉各适量。

[做法] 将韭菜择洗干净,切成碎末。虾皮用水漂洗好,沥去水分。水发粉丝剁碎。将剁碎的粉丝、虾皮放入盆内,加入面酱、精盐、味精、花椒粉拌匀,再将韭菜放在上边,放入猪油、麻油,拌匀,做成馅。煮锅上火,加入水350毫升烧沸,将玉米面徐徐撒入,用筷子搅拌,然后倒在案板上稍凉一会儿,用手揣和好,用面粉做淀粉,揉搓成细条,揪成40个剂子,剂口朝上摆好,再撒上一层白面粉,用手将剂按扁,再用擀面杖擀成直径10厘米的圆饼,包入馅,即成饺子生坯,上笼屉用旺火蒸15分钟即成。

[功效] 补益脾胃,降浊利尿,温中行气,益肾助阳。

小窝头

[原料] 细玉米面650克,黄豆粉150克,白糖250克,小苏打水适量。

[做法] 将玉米面、黄豆粉、白糖放入盆内,掺和均匀,逐次加入温水350毫升及小苏打水,边加水边揉和。揉匀后,用手蘸凉水,将面团搓条,分成若干小剂,并把每个小剂捏成小窝头,使其内外光滑,似宝塔形。将做好的窝头摆在笼屉上,放进烧开的锅内,盖严锅盖,用旺火蒸15分钟即熟。

[功效] 调中开胃,润燥消水。

玉米豆粉粥

［原料］玉米面100克,黄豆粉100克,白糖适量。

［做法］将黄豆粉用温水泡透,搅成稀糊状。玉米面用温水调匀。将两种面糊合在一起,倒入沸水锅内,边倒边搅动,开锅后,用小火熬至黏稠,出锅加入白糖即成。

［功效］健脾利湿,降压消脂。

扁豆红枣玉米粥

［原料］玉米粒50克,扁豆25克,红枣50克。

［做法］将玉米粒、扁豆、红枣淘洗干净,一同放入砂锅里,加水500毫升,用旺火烧开后转用小火熬煮成稀粥。

［功效］利水消肿,健脾止泻。

冬瓜玉米面粥

［原料］玉米面50克,新鲜连皮冬瓜100克。

［做法］将冬瓜洗净切块,放入砂锅内,加入适量水,撒入玉米面,以小火煮粥,煮至瓜烂粥熟即成。

［功效］清热利尿。

金钱里脊

［原料］玉米面200克,面粉100克,胡萝卜50克,雪里蕻叶100克,水发香菇30克,水发玉兰片25克,香菜20克,黄酒15毫升,麻油20毫升,植物油1000毫升(实耗100毫升),湿淀粉20毫升,酱油15毫升,精盐、味精各适量。

［做法］取玉米面150克、面粉80克放在盆中,加入酱油、精盐、味精和适量水,搅成糊状,锅中放适量水烧沸,倒入面糊,不停地搅打至浓稠状,起锅倒入盘中,凉凉,揪成20个剂子,蘸匀面粉,擀成金钱状圆片。胡萝卜、香菇、玉兰片、香菜均切成碎末,放在小油锅中煸炒,加精盐、黄酒、味精调味,用湿淀粉勾芡,加麻油,搅匀后盛在碗中作为馅料。将余下的玉米粉和面粉加水调成糊,再加入精盐、味精和植物油调成酥糊。雪里蕻叶摘成20个金钱状的叶片。将馅料分放在20个金钱形的圆片上,盖上雪里蕻叶片按平,即成"金钱里脊"。锅中放油烧至七成热,将金钱里脊蘸匀酥糊下

锅,炸至浅黄色,捞出装盘即成。

［功效］降脂降压,减肥通便。

什锦玉米烩

［原料］罐头玉米 200 克,鲜豌豆 5 克,水发口蘑 5 克,海参 10 克,冬笋 5 克,鸡汤 500 毫升,葱姜汁 5 毫升,精盐 2 克,味精 1 克,白糖 2 克,黄酒 10 毫升,湿淀粉 10 毫升,鸡油 10 毫升。

［做法］将水发口蘑洗净。海参水发后去肠洗净,用开水焯一下后过凉水。将口蘑、海参、冬笋均切成小丁。鲜豌豆洗净,下沸水锅焯一下,用凉水过凉。锅内放入鸡汤、罐头玉米,搅匀,再下入葱姜汁、口蘑丁、海参丁、冬笋丁及鲜豌豆,稍煮入味后放入精盐、味精、黄酒、白糖,开锅后撇去浮沫,用湿淀粉勾芡,淋入鸡油,倒入大碗中即成。

［功效］健脾降脂。

玉米切糕

［原料］鲜玉米 10 个,红薯粉 16 克,糯米粉 16 克,浓椰汁 360 毫升,淡椰汁 360 毫升,白糖、精盐各适量。

［做法］将玉米洗净剥粒,用粉碎机粉成细泥状,倒入淡椰汁搅匀,过滤取汁,加入精盐、白糖调匀,用小火煮至香熟汁浓,倒入盆内,待冷却后结成糕状。将红薯粉、糯米粉、浓椰汁放入碗内拌匀,用小火边煮边搅至熟稠时,浇在玉米糕上,摊平,待冷却后切成菱形,装盘即成。

［功效］健脾开胃。

金银卷

［原料］面粉 500 克,玉米粉 250 克,白糖 200 克,发酵粉适量。

［做法］将面粉、发酵粉混合后,加入温开水,拌匀成面团,保温发酵。玉米粉、白糖混合后,加入沸水拌匀,和成面团。将发酵好的面团、玉米面团分别制成长片,再将面粉长片放在玉米面长片之下,从一端卷起,使面粉与玉米粉一层层卷好,再用刀切成块状,放入蒸笼蒸 40 分钟,取出装盘,趁热食用。

［功效］通便润肠,减肥健身。

玉米汁鲫鱼汤

[原料] 鲫鱼 350 克,玉米须 100 克,玉米心 100 克,黄酒、葱花、生姜片、精盐各适量。

[做法] 将玉米须与心加水煮沸 20 分钟,去渣留汁。鲫鱼去鳞和肠杂,加黄酒腌渍片刻,放入玉米汁水中,加入黄酒、生姜片煨 30 分钟,撒上葱花、精盐即成。

[功效] 除湿利尿。

食用禁忌

禁食变质玉米。玉米受潮霉坏变质会产生黄曲霉素,可致癌。

忌单独长期食用。玉米所含维生素 PP 为结合型,普通食用方法不易分解,很难为人体所利用。若不加处理,长期以玉米为主食者易患癞皮病(即维生素 PP 缺乏病,典型表现为皮炎、腹泻、痴呆等),而在煮玉米时适量加些小苏打食用即可避免。《药性切用》:"久食则助湿损胃。鲜者助湿生虫,尤忌多食。"

脾胃虚弱者忌食,否则易致腹泻。

阴虚火旺型干燥综合征、糖尿病、更年期综合征患者忌食爆米花,否则易助火伤阴。

高　粱

高粱,又名蜀秫、木稷、荻粱、芦粟,为禾本科植物蜀黍的种仁,是人类最早培育的作物之一。我国是世界上栽培高粱最早的国家之一。高粱米的营养价值高于粳米,为我国北方居民的主食之一。

[性味归经] 性温,味甘、涩。归肺、脾、胃、大肠经。

[食用方法] 多煮粥或饭食用,亦可磨成粉后食用。还可炒食、做糕。

高粱籽粒除了供食用外,还是制粉、酿酒的重要原料。著名的贵州茅台酒、山西汾酒、竹叶青等,都是由优质的高粱酿制的。

[营养成分] 每100克红高粱米含蛋白质8.4克,脂肪2.7克,糖类75.6克,粗纤维0.6克,灰分1.3克,钙7毫克,磷188毫克,铁4.1毫克,维生素B_1 2.26毫克,维生素B_2 0.09毫克,维生素B_3(烟酸)1.5毫克。

[保健功效] 温中,利气,止泻,和阴阳,补脾胃,止霍乱。适用于下痢及小便湿热不利。高粱糠皮含大量鞣酸、鞣酸蛋白,能较好地收敛止泻,可治消化不良。

食疗验方

心脾两虚,气血不足之乏力少气,食少脘满,睡眠欠安,面色无华,气虚血弱 高粱酒3750毫升,党参、生地黄、茯苓各22.5克,白术、白芍、红曲、当归各15克,川芎7.5克,木樨花125克,桂圆肉60克,冰糖375克。除冰糖外,其余各药共碾为末,盛入绢袋,扎紧口,放入瓷坛内,倒入高粱酒密封;5天后滤取澄清酒液,再加入溶化后的冰糖水混匀即成。功能:益气健脾,养心补血。

甲状腺功能亢进 高粱酒500毫升,紫菜60克,黄药子30克,把紫菜、黄药子放入瓶中,掺入高粱酒,浸泡7~10日即成。功能:清热解毒,消瘿散结。

肾气不足,营养失调,小儿遗尿,小便频数 桑螵蛸20克,高粱米50~100克。将桑螵蛸用水煎熬3次,过滤后收集其汁液500毫升。将高粱米淘洗干净,放入锅内,掺入桑螵蛸汁,置火上煮成粥,至高粱米煮烂即成。功能:健脾补肾,止遗尿。

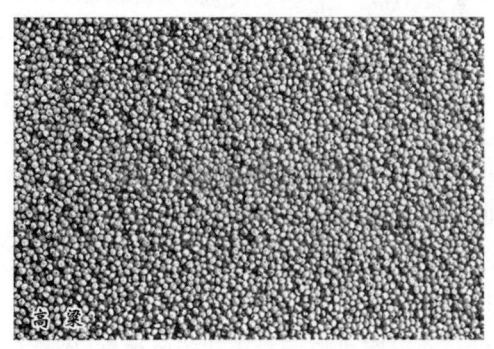

老年前列腺炎,小便淋痛 车前子60克,绿豆50克,橘皮15克,通草10克,高粱米100克。将车前子、橘皮、通

草用纱布包好,煮汁去渣,入绿豆和高粱米共煮粥。

骨折,脱位 高粱酒 2500 毫升,当归、枸杞子各 45 克,三七、杜仲、熟地黄、虎骨、木瓜、五加皮各 30 克,续断 23 克,沉香 7.5 克,黄芪 22 克,白人参、何首乌、羌活、独活各 15 克,西红花 4.5 克,冰糖 250 克。将上药捣碎,与高粱酒同置入容器中,密封浸泡 15 日以上,加入冰糖溶化后即可服用。中午、晚上各 1 次,每次饮服 30 毫升。功能:养血舒筋,补肾壮骨,祛风利湿。

小儿消化不良 红高粱 50～100 克,红枣 10～25 克。先把红枣剖开去核,把枣肉放入锅内炒焦。把红高粱炒黄后,同红枣一并研成细粉。把细粉加水和匀后,按常法做成小饼 10～20 块,蒸熟即可。每次当点心细细嚼食 1～2 块,也可研粉后,用开水冲服。2 岁以内儿童每次 10 克;3～5 岁儿童每次 15 克,连用 7～10 天。功能:益气,温中,健脾。

养生食谱

高粱豆沙饺

[原料] 高粱粉 500 克,红豆沙 300 克,红糖、植物油各适量。

[做法] 将红豆沙加入红糖拌匀成馅。高粱粉加水和成面团,做成饺皮,包入豆沙馅,投入热油锅内炸至金黄色,出锅沥油即成。

[功效] 健脾利水,清热利湿,解毒消痈。

五谷饭

[原料] 高粱米 100 克,糯米 100 克,玉米 100 克,红豆 100 克,黑豆 100 克。

[做法] 将上述五种原料分别淘洗干净,沥干水分。然后先将玉米、黑豆、红豆放入锅内,加适量水煮至熟软,再放入糯米、高粱米拌匀,再煮至香熟即成。

[功效] 益气养血,健脾补肾。

高粱米黄芪粥

[原料] 黄芪 20 克,高粱米 50 克。

[做法] 将黄芪加水约 500 毫升,煎煮 15 分钟,捞去药渣,加入淘洗干

净的高粱米,用旺火烧开后转用小火熬煮,熬至米汤有稠感即成。

[功效] 健脾益气。

高粱米鲫鱼粥

[原料] 高粱米100克,鲫鱼1条(重约250克),葱花25克,生姜末5克,精盐2克,黄酒3毫升,香醋5毫升,味精、麻油、陈皮各适量。

[做法] 先将高粱米中的杂质去除,用水浸泡发胀,再反复淘洗干净。鲫鱼用水洗一遍,去鳞、鳃及内脏,再清洗干净。将锅刷洗干净,把鲫鱼放入锅内,加水、黄酒、葱花、生姜末、香醋、精盐,用旺火煮沸,转用小火将鱼肉煮烂,用汤筛过滤去渣留汁,加入高粱米、陈皮煮成稀粥,调入味精,淋上麻油即成。

[功效] 止泄泻,消水肿,除消渴。

高粱米红枣粥

[原料] 高粱米50克,红枣30克。

[做法] 将高粱米炒香,红枣去核,一同放入砂锅中,加入适量水,旺火烧开后转用小火熬煮成稀粥。

[功效] 益脾健胃,帮助消化。

红枣甜糕

[原料] 高粱粉500克,面粉300克,红枣50克,白糖200克,发酵粉适量。

[做法] 将高粱粉、面粉、白糖、发酵粉混合后,加入适量温水,和成面团,发酵。红枣洗净,一切两半,去核。将发酵好的面团制成大块,上面插入红枣,放入蒸笼内蒸至香熟,取出切成小块,装盘即可。

[功效] 调脾健胃,健腰壮骨。

食用禁忌

忌与瓠子、冬葵、附子同食。《食疗本草》:"合葵菜成痼疾。"

糖尿病、便秘患者慎用。

小儿忌多食。《食疗本草》:"小儿多食,令久不能行。"

忌加面碱煮食。食物中的维生素 B_1 在酸性环境中稳定,在碱性环境中易破坏。煮食时放面碱,则可使食物所含的维生素 B_1 70% 以上遭到破坏。

禁生嚼高粱苗,因其有毒。

忌常食加热后放置的高粱米饭或煮剩的高粱米饭。煮饭时,当温度达到糊化温度时淀粉分子就会熟化,刚熟化后松软可口适合食用。若置空气中缓慢冷却,已经糊化的淀粉分子会自动组合成不易再糊化的结构(淀粉的老化),会降低营养价值。

燕　麦

燕麦,又名雀麦、野麦、爵麦、牡姓草、野小麦、野大麦等,是禾本科一年生草本植物,是重要的饲草、饲料及粮食兼用作物。按其外性状分为两大类,即带稃型和裸粒型,前者又称为皮燕麦,后者又称裸燕麦,世界各国栽培的燕麦主要是带稃型,绝大部分用于饲料。我国栽培的燕麦 90% 以上是裸燕麦,几乎全部是用于食用。裸燕麦在华北称之为莜麦,俗称油麦;西北称之为玉麦;东北称之为铃铛麦(现在也多称莜麦)。燕麦在我国已有 4000 多年的栽培历史。

[性味归经] 性平,味甘。归脾、胃、肝经。

[食用方法] 燕麦可煮饭或煮粥食用。燕麦片是用燕麦的细面加工制成的,可用开水冲服。

[营养成分] 每 100 克可食部分含蛋白质 15 克,脂肪 6.7 克,膳食纤维 5.3 克,糖类 61.4 克,钙 186 毫克,磷 291 毫克,铁 7 毫克。此外,还含有维生素 B_1 0.3 毫克,维生素 B_2 0.13 毫克,维生素 B_3(烟酸)1.2 毫克。

[保健功效] 具有益肝和脾、滑肠通便的功效。《本草纲目》载,燕麦"甘平、无毒、滑肠"。食用燕麦片可以预防动脉硬化和降低血脂,控制糖尿病的发展,此外,对老年人增强体力、延年益寿也大有裨益。

食疗验方

高脂血症,脂肪肝,肺结核,糖尿病　燕麦面250克,粗麦粉100克,天花粉10克,薏米30克,植物油、麻油、葱花、姜末、精盐、味精各适量。先将天花粉、薏米去杂,洗净,晒干或烘干,共研成粗粉,与燕麦面、粗麦粉充分拌和均匀,放入盆中,加水适量,调拌成糊状,加适量植物油、麻油、葱花、姜末、精盐、味精,拌和均匀,备用。平底煎锅置大火上,加植物油适量,中火烧至六成热时,用小勺将面糊逐个煎成质润松脆的圆饼即成。做主食,量随意。功能:清热解毒,补虚健脾,降脂降糖。

糖尿病,高脂血症,单纯性肥胖症　燕麦面150克,生地黄30克,枸杞子15克。先将生地黄、枸杞子分别去杂,洗净,晒干或烘干,共研为粗末,与燕麦面混合均匀,用适量水在大碗中搅拌成稀糊状,入沸水锅,边加边搅拌,熬成稠糊状即成。每日早、晚两次食用。功能:清热解毒,补肝益肾,降血糖,降血脂。

高脂血症,高血压,动脉硬化　燕麦片100克,南瓜200克。先将南瓜洗净,剖开去籽,切成1厘米见方的小块,入锅,加水煮至半熟,撒入燕麦片,搅拌均匀,以小火煮沸,继续煨煮10分钟即成。每日早、晚两次食用。功能:补虚健脾,降糖止渴,降血脂。

胃肠不固而引起的泄泻不止　燕麦面500克。将面炒至焦黄,每日晨起空腹用开水调冲30毫升食之,亦可放入少许精盐或白糖。功能:止泻固肠。

暑热症,疰夏,厌食症,肥胖症,高脂血症,高血压　燕麦片100克,绿豆50克。将绿豆去杂,洗净,放入锅中,加水适量,煮至绿豆熟烂开花,下入燕麦片,搅匀即成。每日早、晚两次食用。功能:清暑解毒,降压降脂。

单纯性消瘦症,消化性溃疡,慢性胃炎,胃肠神经官能症,习惯性便秘　燕麦片150克,牛奶250毫升,白糖适量。锅内加适量水,烧沸,倒入燕麦片、牛奶煮沸,用勺不断搅拌,加入白糖,即可出锅。每日早、晚两次食用。功能:补益肺胃,生津润肠。

便秘　燕麦仁150克,豌豆50克。将燕麦仁、豌豆分别去杂,洗净,放入锅内,加水适量,用大火烧沸后,改用小火煮至豌豆熟而开花,燕麦仁烂透,出锅即成。功能:健脾益胃,滑肠利尿。

慢性气管炎,支气管哮喘,咽喉炎,自汗,盗汗,肺结核 燕麦片100克,百合25克。将百合加水煮熟,撒入燕麦片搅匀,煮沸3~5分钟即可食用。每日早、晚两次食用。功能:润肺止咳,补虚敛汗。

慢性肝炎,脂肪肝,高脂血症,动脉硬化,高血压,糖尿病 燕麦面500克,香菜末50克,黄瓜丝、白萝卜丝各100克,蒜蓉10克,酱油、精盐、醋、麻油各适量。将燕麦面倒入盆中,用开水烫面,用筷子向一个方向搅动,和成面团,揪成小一点的剂子,搓成细条,轻轻叠放在屉中,蒸熟。把蒜蓉、酱油、精盐、醋、麻油倒入小碗中,调匀成卤汁。将面条取出,抖散,放入碗中,加黄瓜丝、香菜末、白萝卜丝,浇上卤汁,拌匀即成。功能:补虚健脾,祛瘀降脂,降糖降压。

慢性气管炎,失眠症,疲劳综合征,贫血,血小板减少症,白细胞减少症 燕麦片100克,红枣15枚。将红枣洗净,去核,加水适量煮沸,待枣烂后撒入燕麦片搅匀,再煮沸3~5分钟即成。每日早、晚两次食用。功能:健脾养血,益气生津。

养生食谱

燕麦玉米粥

[原料] 燕麦仁100克,玉米粉150克。

[做法] 将燕麦仁去杂洗净,放入锅内,加水适量,煮至熟烂,再将冷水调成的稀玉米糊徐徐倒入锅内,用勺不停搅匀,烧沸后改小火稍煮,即可出锅。

[功效] 调中开胃,降低血脂。

麦片红枣粥

[原料] 燕麦片100克,红枣50克。

[做法] 红枣去核,加水约500毫升煮沸,撒入燕麦片搅匀,再煮沸3~5分钟即成。

[功效] 补虚损,敛虚汗。

燕麦牛奶粥

[原料] 燕麦片 150 克,鲜牛奶 250 毫升,白糖适量。

[做法] 锅内加适量水烧沸,倒入燕麦片、牛奶煮沸,用勺不断搅拌,加入白糖,即可出锅。

[功效] 补益脾胃,生津润肠。

燕麦红豆粥

[原料] 燕麦片 100 克,红豆 50 克。

[做法] 将红豆去杂洗净,放锅内,加水适量,煮至红豆熟透,下入燕麦片,煮沸 3~5 分钟,搅匀即成。

[功效] 利水除湿,消肿解毒。

麦片百合粥

[原料] 燕麦片 100 克,百合 25 克。

[做法] 将百合加水 500 毫升煮熟,撒入燕麦片搅匀,煮沸 3~5 分钟即可食用。也可加白糖调味。

[功效] 润肺止咳,补虚敛汗。

燕麦绿豆粥

[原料] 燕麦片 100 克,绿豆 50 克。

[做法] 将绿豆去杂洗净,放入锅中,加水适量,煮至绿豆熟而开花,下入燕麦片,煮沸 3~5 分钟,搅匀即成。

[功效] 清热解毒,消暑利水,补益脾胃。

燕麦小甜饼

[原料] 燕麦片 60 克,黄油 15 克,面粉 60 克,鸡蛋 1 个,杏仁 6 颗(去皮),麦芽糖 40 克,白糖 40 克,小苏打、生姜粉、肉桂粉各适量。

[做法] 将烤箱调至 110℃左右,烤盘上铺一张油纸,纸上刷一层黄油。把面粉、白糖、燕麦片、小苏打、生姜粉、肉桂粉倒入一个大碗内,拌匀后,再加黄油,揉成面团。把麦芽糖倒入小锅内,小火加热,并用勺子按同一方向搅拌。稍稍冷却后加入打散的鸡蛋,拌匀后加入揉好的面团内,再用力揉匀。把和好的面团捏成直径 6 厘米的小面饼 12 只左右,每只饼上嵌入半颗杏仁。将小面饼在烤盘上排好,放入烤箱内烘烤 10 分钟取出,冷却后

即成。

［功效］健脾养胃。

食用禁忌

体虚便溏者及孕妇慎食燕麦。

粳　米

粳米,又称大米、白米、稻米、硬米、粳粟米,为禾本科一年生草本植物稻的种仁。我国各地均有栽培,是南方人的主食。

［性味归经］性平,味甘。归脾、胃、肺经。

［食用方法］粳米可煮粥、煮饭、蒸饭,也可炒米,磨成面制成糕点。在药膳制作中,粳米常与各种药物配伍煮粥,用于防治一些疾病。

［营养成分］每 100 克可食部分中含有蛋白质 7.3 克,脂肪 0.4 克,糖类 75.3 克,膳食纤维 0.4 克,钙 24 毫克,磷 80 毫克,铁 0.9 毫克。此外,还含有维生素 B_1 0.08 毫克,维生素 B_2 0.04 毫克,维生素 B_3(烟酸)1.1 毫克。

［保健功效］粳米粥有"世间第一补人之物"的美称,应经常适量食用粳米粥。粳米具有健脾胃、补中气、养阴生津、除烦止渴、固肠止泻等作用。可用于脾胃虚弱、烦渴、营养不良、病后体弱等病症。粳米可抑制腹水型肝癌腹水生成,其水混悬液、水提取液、乙醇提取液均有抗癌作用。粳米粥最上一层粥油,能补液填精,对患者、产妇、老年人最适宜。

食疗验方

心脾气虚,心神不宁,心悸,怔忡,乏力,失眠,遗精,久泻,淋浊,带下　去心莲子 30 克,粳米 30 克。莲子研如泥状与粳米煮粥,

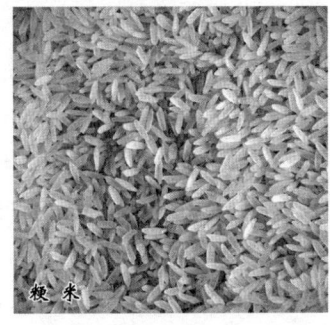

粳米

空腹服食。功能:健脾益气,宁神益志,补益精气。

风热感冒 荆芥5~10克,薄荷3~5克,淡豆豉5~10克,粳米100克。将荆芥、薄荷、淡豆豉混合放入锅内,加适量水,煮沸后再煮5分钟,去渣留汁。将粳米淘洗干净,下入锅内加水烧沸,用小火煮至粳米将熟时,加入药汁,共煮成粥。功能:清热去烦,发汗解表,清利咽喉。

前列腺肥大,前列腺炎 茯苓20克,粳米100克,菟丝子15克,莲子15克,蜂蜜适量。将茯苓研成细末;菟丝子、莲子收拾干净;粳米淘洗干净。锅上火,加入水适量,烧热,放入粳米、茯苓、菟丝子、莲子,烧开,用小火煮粥,煮至米烂粥熟时,加入蜂蜜即成。功能:消炎去湿,健脾润燥。

百日咳恢复期 麦冬6克,南沙参9克,百部9克,粳米100克,冰糖适量。将麦冬、南沙参、百部装入纱布袋内;粳米淘洗干净。将纱布药包放入锅内,加入适量水,用温火煮30分钟后,捞出药包不用,将粳米放入药汁内,加水适量,用小火煮至成粥,粥熟后离火,加入冰糖,冰糖化后即可食用。功能:润肺化痰,消烦生津。

腮腺炎初起 牛蒡根(鲜品)若干,粳米60克。先将牛蒡根加水研细,过滤取汁约100毫升;粳米淘洗干净。锅放水适量上火,倒入牛蒡根汁,烧至水沸后,下入粳米,用小火煮粥,米烂粥熟出锅即可食用。功能:清热解毒,和胃驱毒。

小儿腮腺炎 板蓝根30克,夏枯草20克,粳米30克,白糖适量。先将板蓝根、夏枯草放入砂锅中,加水适量,用小火煎汁;粳米淘洗干净。锅上火,放入水适量,下入粳米煮粥,待粥将熟时,加入药汁、白糖,稍煮,即可出锅食用。功能:清热解毒。

神疲,腰痛,遗精,尿频 山药50克,芡实50克,粳米100克,精盐、味精各适量。先将芡实煮熟;再加入山药、粳米煮至熟烂;加入精盐、味精调味。每日1次,当正餐进食。功能:健脾补肾,养心益智。

慢性肠炎 茶叶15克,生姜3克,粳米30克。先将粳米淘洗干净,再加生姜及茶叶,并放入适量的水,同煎后即可服用。每日1剂,温饮。功能:清热解毒,健脾利尿。

慢性胃炎 粳米100克,姜水适量。取粳米水浸后用麻纸包5~6层,烧灰,研细末。早晚2次饭前用姜水冲服,重者连用3天可愈。服药后7日内以流食为主,勿食生冷油腻之物。功能:清热解毒,和胃驱寒。

尿道炎,尿路感染,前列腺炎,前列腺肥大 鲜蒲公英60~90克,粳米30~60克。将蒲公英择洗干净,可留根用;粳米淘洗干净。将蒲公英放入锅内,加水煎煮,取汁去渣,将汁倒入锅内,加水适量,烧热,加入粳米煨粥,出锅即可食用。功能:清热解毒,健脾利尿。

月经先期量多色淡、质地清稀 黄芪30克,当归10克,粳米100克,红糖适量。将黄芪切片,同当归下入砂锅内,加水煎汁去渣。锅上火,加入水适量,下入粳米,烧开后,加入黄芪、当归药汁,共煮成粥,加红糖调味,即可出锅食用。功能:益气补血。

风寒闭肺型肺炎患者 防风10~15克,葱白2根,粳米50~100克。先把防风、葱白洗净,放入锅内用小火煎汁,去渣留汁。然后把淘洗干净的粳米下入锅内,加水适量,煮至成粥,粥将熟时,加入药汁,再稍煮片刻,即可出锅食用。功能:驱寒解毒,润肺消炎。

小儿百日咳初期 鲜芦根15克,鲜白茅根15克,竹茹15克,生姜2片,粳米100克。将芦根、白茅根、竹茹、生姜洗净后装入纱布袋内,加适量水煎20分钟,捞出药包不用;将粳米淘洗干净。将药煎汁放入锅内,放入粳米,加入适量水,烧开,用小火煮粥即成。功能:生津润肺,祛痰止咳。

动脉硬化,高血压,高血脂,冠心病 豆浆500毫升,粳米50克,精盐适量。将豆浆放入煮锅内,加入粳米,用旺火烧沸,再改用小火慢煮成粥,煮至粥稠米烂时,加入精盐少许,即可出锅食用。功能:活血通络,降脂安心。

子宫脱垂 粳米150克,海鳗鱼1000克,精盐适量。将鳗鱼收拾干净,取净肉50~60克,切细,与粳米一同放入砂锅内,加水适量,用小火煮,待米烂鱼熟时,加入精盐调味,稍煮片刻即成。功能:温宫暖胃。

便秘,失眠 何首乌30克,粳米100克,精盐等调味品适量。将何首乌用水煎浓汁,去渣后与粳米、水适量共煨粥,调味后服食。每日服2次。功能:安神固肠。

鼻塞流涕,咳嗽作呛,有痰不多,日轻夜重,舌苔薄白 苏子15克,粳米100克,白糖适量。将苏子研成细粉,粳米淘洗干净。锅内加水适量,烧热,下入粳米烧沸,加入苏子粉,用小火烧煮至米烂粥熟,加入白糖调味即成。功能:驱寒健脾,消烦润肺。

骨质疏松,佝偻病 虾皮30克,粳米100克,精盐适量。将粳米淘洗干净,虾皮冲洗净,两物下锅,加入适量水,共煮成粥,将熟时,加入适量精盐,出锅即成。功能:强身健骨,健胃和脾。

养生食谱

鸡蛋炒饭

[原料] 粳米饭500克,鸡蛋5个,猪瘦肉100克,植物油75克,葱20克,黄酒2毫升,精盐3克。

[做法] 将葱去根洗净,切成末。猪肉洗净,切小丁。将鸡蛋打在碗内,加精盐搅散打匀。炒锅上旺火,放植物油烧热,放入葱花、肉丁,快炒几下,烹入黄酒,倒入打好的鸡蛋液,炒至鸡蛋成块时倒入粳米饭,炒匀,再加些精盐,翻炒几下即可出锅。

[功效] 补益气血。

什锦炒饭

[原料] 粳米饭250克,猪瘦肉、熟火腿、水发海参各20克,水发香菇5克,罐头冬笋、罐头青豆各10克,鸡蛋1个,熟鸡脯肉15克,植物油35毫升,酱油4毫升,黄酒2毫升,精盐2克,味精1克,葱花4克。

[做法] 将猪肉剁成末。火腿、海参、香菇、冬笋、鸡脯肉均切成石榴子大小的粒。鸡蛋打入碗内搅散。炒锅上火,放油烧热,倒入鸡蛋液,炒熟捣碎后盛出。炒锅上火,放油烧热,下肉末和葱花煸炒1分钟,加酱油和黄酒煸炒几下,放入海参、冬笋、香菇、青豆、熟火腿和鸡脯肉,继续煸炒几下,再倒入粳米饭和炒好的鸡蛋,加精盐、味精炒透,盛入盘内即成。

[功效] 补肝肾,益精血。

肉丁炒饭

[原料] 熟粳米饭400克,熟猪肉75克,植物油75毫升,葱花3克,精盐2克。

[做法] 将熟猪肉切细丁。炒锅上火,放油烧热,用葱花炝锅,下入肉

丁炒透,再放入粳米饭,一边煸炒,一边撒入精盐,至米饭炒透即成。

［功效］益气健脾,安神定志。

木樨饭

［原料］粳米饭500克,鸡蛋4个,猪瘦肉100克,黑木耳5克,青菜心50克,葱花10克,生姜末2克,黄酒2毫升,精盐5克,味精1克,植物油适量。

［做法］将猪肉洗净切小丁。鸡蛋打散在碗内,加入少许黄酒和精盐调匀。青菜心洗净切小丁。黑木耳用温水泡发后洗净,切碎。炒锅上火,放油烧热,放入葱花、肉丁速炒,再加入生姜末、黄酒、精盐、味精,炒熟后,盛入盘内。炒锅上火,放油烧热,倒入打好的鸡蛋,摊熟后捣碎,倒出。炒锅上火,放油烧热,倒入青菜丁、黑木耳翻炒,再倒入米饭、鸡蛋、肉丁、精盐,炒匀后即可出锅食用。

［功效］补气养血,通利肠胃。

咖喱牛肉盖饭

［原料］熟粳米饭300克,煮熟牛肉100克,煮熟土豆、洋葱各50克,植物油50毫升,咖喱粉15克,黄酒3毫升,精盐4克,味精2克,鸡汤50毫升,湿淀粉20毫升。

［做法］将土豆去皮,洋葱去皮洗净。熟粳米饭装入盘中。熟牛肉切成小块,土豆切滚刀块,洋葱切方丁。炒锅上火,放油烧热,放入洋葱丁煸炒几下,下入咖喱粉煸炒出香味,倒入鸡汤,放牛肉、土豆、黄酒、精盐,用小火烤透,汤汁见少时,加入味精,用湿淀粉勾芡,盛出浇在粳米饭上即成。

［功效］补益脾胃,强壮筋骨。

咖喱鸡块盖饭

原料 熟粳米饭300克,熟鸡肉块150克,笋50克,洋葱50克,植物油50克,咖喱粉10克,黄酒3毫升,精盐3克,味精1克,湿淀粉20毫升,鸡汤50毫升。

［做法］将笋和洋葱分别洗净切丁。炒锅上火,放植物油烧热,放入洋葱丁、笋丁,炒几下,加入咖喱粉,炒出香味,放入鸡肉块、黄酒、精盐、鸡汤,改小火烧透,放入味精,用湿淀粉勾芡,起锅,浇在事先加热并盛入盘中的

粳米饭上即成。

［功效］ 开胃增食,益气养血。

黄母鸡米饭

［原料］ 黄母鸡1只,生百合瓣、粳米、调味料各适量。

［做法］ 将黄母鸡宰杀后去毛及内脏,洗净。百合洗净。粳米淘净,与百合瓣一起纳入鸡腹,用线缝紧,放锅中,加调味料和适量水,煮至鸡熟。开肚取饭,与鸡肉及汁一起食用。

［功效］ 补虚损,益气血,填精髓。

鲤鱼萝卜粥

［原料］ 粳米100克,鲤鱼1条(重约500克),萝卜100克,葱、生姜、胡椒粉、黄酒、精盐、味精、猪油各适量。

［做法］ 将鲤鱼去鳞、鳃及内脏,用水反复洗净。把锅刷净,放入鲤鱼,加入葱、姜、黄酒、胡椒粉及适量水,用旺火煮沸,转用小火煮至鱼肉熟烂。用汤筛过滤去锅内的鱼刺,放入适量水继续煮。将粳米中的杂质拣去,淘洗干净。萝卜去外皮,洗净,切成细丝。把粳米和萝卜丝倒入锅内,加鲤鱼肉汤及适量水,用小火慢慢煮成稀粥,加入猪油、精盐、味精调味即成。

［功效］ 利水消肿。

虾米粥

［原料］ 粳米200克,虾米50克,韭菜25克,生姜末15克,精盐3克,味精1克,植物油15克。

［做法］ 将虾米去杂,用温水浸泡半小时,再用水洗净,沥干。把韭菜择去老黄叶片,用水浸泡5分钟,再洗净,切成1厘米长的段。将粳米淘洗干净,直接放入锅内,加适量水,先用旺火煮沸,再用小火煮至米粒开花,及时加入虾米、生姜末、韭菜、植物油、精盐、味精,一同煮成粥即成。

［功效］ 壮阳健身,益气解毒,下乳消痰。

肉末菜粥

［原料］ 粳米200克,猪肉末75克,胡萝卜丝50克,菠菜丝50克,植物油、精盐、味精、葱花各适量。

［做法］ 将粳米淘洗干净,放入锅内,加入适量水,用旺火烧开,转小火

煮至熟烂。炒锅上火,放油烧热,下入葱花炝锅,放入猪肉末、胡萝卜丝和精盐,炒至肉末、胡萝卜丝入味后盛出,倒入米粥中,搅匀,再加入菠菜丝,稍煮片刻,调入味精,即成肉末菜粥。

［功效］滋阴补血。

鲤鱼白菜粥

［原料］鲤鱼1尾(约500克),白菜500克,粳米100克,精盐、味精、黄酒、葱花、生姜末各适量。

［做法］将鲤鱼去鳞、鳃及内脏,洗净。白菜择洗干净,切丝。锅置火上,加水烧开,放入鲤鱼,加葱花、生姜末、黄酒、精盐,煮烂后,用汤筛过滤去刺,倒入淘净的粳米和白菜丝,再加适量水,转小火慢慢煮至米粒开花,调入味精即成。

［功效］清补肠胃,利水消肿,止渴通乳。

韭菜籽粥

［原料］韭菜籽8克,粳米60克,精盐适量。

［做法］将韭菜籽研细末。将粳米淘洗干净,加适量水煮粥,待粥沸后,加入韭菜籽末及精盐,同煮为稀粥食用。

［功效］补益肝肾,壮阳固精。

焦三仙粥

［原料］焦山楂、焦麦芽、焦谷芽各30克,粳米50克。

［做法］将焦山楂、焦麦芽、焦谷芽与洗净的粳米同入锅中,加水煮成稠粥。

［功效］消食和胃。

塘虱鱼粥

［原料］粳米200克,塘虱鱼1条(重约300克),干贝20克,精盐、麻油、酱油、猪油、生姜丝、葱丝、味精各适量。

［做法］将粳米拣去杂质,淘洗干净,沥干水,放入精盐、酱油拌腌。干贝先用温水浸泡,再用水洗净。锅刷洗干净,加入适量水,上旺火煮沸,放入粳米、干贝同煮。塘虱鱼用温水浸泡5分钟,再用盐水反复刷洗干净,用刀片剔鱼肉,再切成薄片,放入大碗内,加入酱油、麻油拌匀。待粳米快煮

烂时，放入鱼片、味精、猪油，拌匀，煮至粥稠，食时加生姜丝、葱丝即成。

［功效］滋肾补血，调中兴阳。

萝卜米饺

［原料］粳米 450 克，萝卜 750 克，黄豆 50 克，蒜苗 50 克，生姜丝 25 克，精盐 6 克，辣椒粉 10 克，花椒粉 5 克，植物油 750 毫升（实耗约 50 毫升）。

［做法］将萝卜洗净，削去外皮和根部，切成细丝，加入精盐（3 克）拌匀，腌渍。蒜苗去老茎，洗净沥水，切成段。将腌好的萝卜丝放入盆内，加入蒜苗段、生姜丝、辣椒粉、花椒粉、精盐（3 克），拌和均匀，成为馅料。粳米用水淘洗干净。黄豆拣去杂质，洗净。粳米和黄豆一起放入盆内，加水浸泡 5 小时，捞出沥水，加水 350 毫升，带水磨成细浆，盛在盆内。锅上旺火，放植物油烧至八成热时，将柄长 15 厘米的半月形铁勺入油中炸热，取出，舀入米豆浆，盖着勺面，加入馅料扒匀，再舀入米豆浆覆盖萝卜丝上呈饺形，下锅中炸至萝卜饺呈金黄色，出锅即成。

［功效］行气宽胸，健胃消食，止咳化痰。

炸藕饺

［原料］粳米 2500 克，莲藕 2500 克，黄豆浆 15 毫升，葱花 250 克，鲜生姜末 50 克，精盐 15 克，胡椒粉 12 克，植物油 1500 毫升（实耗约 100 毫升），麻油 75 毫升，味精适量。

［做法］将莲藕去节，削去外皮，洗净，切成小丁。炒锅上旺火，放入麻油烧热，下入藕丁炒匀，加水煮熟，捞出放在砧板上剁细，放入盆内，加入麻油、精盐、黄豆浆、胡椒粉、味精、葱花、生姜末，搅拌均匀成馅料。粳米用温水淘洗干净，沥水，磨成细粉。炒锅上旺火，加水烧沸，将米粉徐徐倒入锅中，边倒边搅动，搅至米粉呈团状，全熟不粘手时起锅。将米粉团包上湿布，揉匀揉透成团，并将湿布盖在米粉团上醒面。然后稍揉几下，搓成长条，揪成 50 个剂子，逐个搓圆，用抹过油的刀面平拍成圆皮，均匀地包入馅料，捏成半圆形饺子生坯。炒锅上旺火，放油烧五成热，将饺子生坯一一下入油中，炸至饺坯向外吐水，发出"哧哧"声响并呈金黄色时起锅，捞出沥油即成。

［功效］清热消瘀,健胃益气,收敛止血。

炒年糕

［原料］粳米年糕4块,小菠菜300克,冬笋150克,猪瘦肉100克,植物油50克,黄酒3毫升,精盐3克,味精1克,植物油适量。

［做法］将年糕横向切成0.3厘米厚的片,菠菜洗净切成3厘米长的段,猪肉洗净切丝。冬笋去壳,切成3厘米长的细丝。炒锅上火,放植物油烧热,下肉丝煸炒,待变色时加入黄酒、精盐,炒熟盛出。炒锅上火,放油烧热,倒入笋丝煸炒几下,再加入菠菜、精盐,炒熟后出锅。炒锅上火,放油烧热,倒入年糕片翻炒,加少许水,将年糕炒软,再倒入炒好的猪肉丝、菠菜、笋丝,调入味精,炒匀后盛入盘中即成。

［功效］健脾益气,滋阴养颜。

食用禁忌

糖尿病患者忌多食。

忌与苍耳、马肉同食。《食疗本草》:"不可和苍耳食之,令人卒心痛;不可与马肉同食之,发痼疾。"

忌过食、偏食。

忌牛奶与米汤掺合喂养婴儿,否则可损失食物中的维生素A。婴儿长期摄取维生素A不足,可导致发音迟缓、体弱多病。

含铁质丰富的粳米忌与四环素类药物同服。紫色米("接骨糯")、黑米、绿米、血糯米所含铁质和其他矿物质较丰富,与四环素族类药物同食,则会与这些金属离子形成不溶性螯合物而影响药物吸收,降低疗效。

禁食变质发黄米,因其中寄生某种青毒菌,对人和动物有害。

干燥综合征、更年期综合征属阴虚火旺,痈肿疔疮热毒炽感盛者忌食爆米花,因爆米花易伤阴助火。清·王孟英:"炒米虽香,性燥助火,非中寒便泻者忌之。"《食疗本草》:"新熟者动气,常食干饭,令人热中,唇口干。"

禁用铝质锅煮饭,否则会使铝含量增加。铝摄入过多可影响智力。小儿尤忌。

禁放面碱煮食,因粳米所含维生素B_1、维生素C在碱性环境中不稳定,易被破坏。

忌做泡饭食。咀嚼、舌搅、唾液掺和是消化的首步,若做泡饭食,第一步消化未完全发挥作用,泡饭水又可冲淡胃液,使胃的消化功能减弱,食之过久可导致消化不良。

粟　米

粟米,又名小米、粟谷、秫米、黏米、黄米、硬粟等,为禾本科植物粟的种仁。由于粟米不需精制,所以它保存了许多维生素和无机盐,粟米中的无机盐含量高于大米,但其蛋白质中的赖氨酸含量较低。粟米熬粥营养丰富,有"代参汤"的美称。

[性味归经]性凉,味甘、咸。归脾、胃、肾经。

[食用方法]粟米除了作为粮食供人们食用外,还可以用来酿酒、制饴糖及其他糕点或方便食品。

[营养成分]每100克可食部分含蛋白质9.7克,脂肪3.5克,糖类72.8克,粗纤维1.6克,钙29毫克,磷240毫克,铁4.7毫克,胡萝卜素0.19毫克,维生素B_1 0.57毫克,维生素B_2 0.12毫克,维生素B_3(烟酸)1.6毫克。

[保健功效]粟米具有健脾和中,益肾气,补虚损,清虚热,利小便,治烦渴,清热解毒等功效。粟米煮的焦饭锅巴,别名"黄金粉",能补中益气,健脾消食,止泻。粟米是治疗脾胃虚热、反胃呕吐、精血受损、产后虚损、食欲不振、消渴泄泻等病的良好的营养食品,另外消化不良、病后体弱的成人及儿童宜经常食用。

食疗验方

阴虚不足,虚痨瘦弱,肺痨咳嗽,皮肤及毛发干燥　大羊脊骨1具,粟米100克,精盐适量。先将羊脊骨斩碎,煮沸后捞出羊骨,取汁。再将粟米洗净后,加入羊骨汁煮粥。待粥熟后加适量精盐即可服食。可于早晚佐餐服食。功能:益阴补髓,润肺泽肤。

慢性前列腺炎,尿路感染,腰腿痛,老年性关节炎,阳痿,早泄　鹌鹑3只,粟米30克,荸荠粉15克,葱白2根,精盐适量。将鹌鹑剖杀,去内脏、脚爪,洗净。葱白洗净,切葱花。荸荠粉用水润湿。粟米淘洗净,与鹌鹑肉、葱花一同放入锅内,加水适量,大火煮沸后,小火煲2小时,加入湿荸荠粉搅匀,煮沸后,加精盐调味食用。功能:补虚助阳,温肾强筋。

心烦失眠,心悸不宁,手足心热,心血不足,脾胃虚弱,烦躁失眠,眩晕　粟米50克,鸡蛋1个。粟米淘洗干净,鸡蛋液磕入碗内打散。锅上火,加水烧热,下入粟米煮粥,粥将成时倒入鸡蛋液,稍煮即成。功能:养心安神,补血养阴,清热解毒。

急性胃炎　粟米150克,绿豆50克。将粟米、绿豆分别去杂,淘洗干净。锅内加水适量,放入绿豆,煮至将熟,再放入粟米,继续用小火煮至绿豆酥烂破开,粟米烂透成稀粥,撇其粥油食用。功能:清热解毒,和胃驱寒。

糖尿病,慢性肾炎,营养不良性水肿,慢性肝炎,黄疸,功能性子宫出血,子宫复原不全,痔疮出血　粟米100克,大米、红豆各50克。将大米、粟米、红豆分别洗净。将红豆煮至八成熟,捞出,掺在大米、粟米中,置饭盒内,再加入水,盖上盖,用大火蒸熟即成。功能:健脾养血,消肿解毒。

食欲不振,消化不良,形体消瘦,乏力,消渴,失眠　莲子肉50克,粟米150克。将莲子肉泡发,粟米淘洗干净。锅上火,加入适量水,放入粟米、莲子,烧沸后,改用小火慢煮,煮成粥,出锅装碗即可食用。功能:滋养肾气,健脾胃,清虚热。

暑热症,慢性肠炎,尿路感染,糖尿病　陈粟米60克,薏米、绿豆各30克。将陈粟米、薏米、绿豆分别去杂,洗净后同放入砂锅中,加温开水浸泡片刻,待其浸涨后,用大火煮沸,改用小火煨煮1小时,煮至绿豆酥烂破开,粟米、薏米均酥烂成羹即成。每日早、晚两次食用。功能:清热解毒,润燥止渴,生津降糖。

养生食谱

粟米豆饭

[原料] 粟米 75 克,粳米 75 克,红豆 50 克。

[做法] 将粳米、粟米、红豆分别洗净。将红豆煮至八成熟,捞出,掺在粳米、粟米中,置饭盒内,再加入水(高出米面约 1 厘米),盖上盖,用旺火蒸熟即成。

[功效] 健脾养血。

蒸粟米饭

[原料] 粟米 200 克。

[做法] 将粟米置饭盒内,用水淘净,再换入水(水高出米面约 1 厘米),盖上盖,用蒸锅蒸熟(约 20 分钟)即成。

[功效] 滋养肾气,健脾止泻。

粟米粥

[原料] 粟米 200 克,白糖适量。

[做法] 将粟米淘洗干净,放入锅内,一次加足水,用旺火烧开,转小火熬至黏稠即成。食时调入白糖。

[功效] 益脾和胃,滋阴止泻。

粟米鸡内金粥

[原料] 粟米 50 克,红豆 50 克,鸡内金 15 克。

[做法] 将鸡内金研为细末。红豆、粟米洗净入锅,加水适量,如常法煮粥,粥熟时加入鸡内金末,调匀即成。

[功效] 健脾养血,和中开胃。

红枣粟米粥

[原料] 红枣 15 克,粟米 50 克,白糖 15 克。

[做法] 将红枣洗净去核,与淘洗干净的粟米一同入锅,加水 500 毫升,用旺火烧开,再转用小火熬煮成稀粥,加入白糖,搅匀即成。

[功效] 补脾和胃,益气生津,调和营卫。

鲫鱼粟米粥

[原料] 鲫鱼 1 条(重约 250 克),粟米 100 克,葱白 25 克,生姜末 5

克,精盐5克,黄酒5毫升,醋15毫升,味精2克,麻油15毫升。

[做法] 将粟米拣杂,用水浸泡发胀,再反复淘洗干净。鲫鱼去鳞、鳃及内脏,清洗干净。将锅刷洗净,放入鲫鱼,加水、黄酒、葱白、生姜末、醋、精盐,用旺火煮沸后转用小火将鱼肉煮烂,用汤筛过滤,去渣留汁,加入粟米煮成稀粥,点入味精、麻油即成。

[功效] 止下痢,治肠痈,消水肿,除消渴。

鸡蓉粟米羹

[原料] 鸡脯肉50克,听装粟米1/2听,鸡蛋1个,葱花10克,淀粉10克,鲜汤400毫升,黄酒、精盐、胡椒粉、味精、熟油各适量。

[做法] 将鸡脯肉洗净,切成细丁再剁成蓉,加入黄酒、精盐、鸡蛋、淀粉及100毫升水,用力搅拌成糊。粟米加鲜汤400毫升,用小火熬煮,边煮边搅拌,见起小泡,调入鸡蓉糊,加入精盐、味精,煮沸后淋上熟油,撒上葱花、胡椒粉即成。

[功效] 滋阴健脾,益气养血。

陈粟米健脾茶

[原料] 陈粟米500克,松子仁、冬瓜仁、枣肉各100克,芝麻、粳米、黄豆、红豆、绿豆、粗茶、核桃仁、红糖各250克,荞麦面1000克,炮姜、花椒、小茴香各适量。

[做法] 将陈粟米、粳米、黄豆、红豆、绿豆炒熟,与拣净的粗茶、芝麻混合均匀,共研为细粉。将荞麦面炒熟,加炮姜、花椒、小茴香共研为粉末,与上述细粉搅匀,入罐存放,备用。将松子仁、冬瓜仁、枣肉、核桃仁分别切碎,捣成泥糊状,与红糖一起拌匀。服食时,每次取3匙炒粉、1匙红糖果仁粉,同放入杯中,用沸水冲泡,加盖,闷15分钟,频频饮用。

[功效] 滋补肝肾,健脾和血,润燥降糖。

粟米面红豆糕

[原料] 粟米面500克,面粉50克,红豆100克,鲜酵母10克。

[做法] 将红豆淘洗干净,煮熟。面粉加鲜酵母和较多的温水和成稀面糊,静置发酵。待发酵后,加入粟米面,和成软面团,发好。将蒸锅内的水烧开,放好蒸盘,铺上屉布,把和好的面团先放入1/3,用手蘸水轻轻拍

平,将煮熟的红豆撒上1/2,铺平,再放入剩余面团的1/2拍平,将余下的熟红豆放上,铺平,最后将面团全部放入,用手拍平,盖严锅盖,用旺火蒸15分钟即成。

［功效］滋养肾气,健脾养胃。

豆面糕

［原料］粟米500克,豆沙馅750克,黄豆粉100克,白糖150克,芝麻25克,冰糖渣25克,青梅10克,糖桂花10克。

［做法］将粟米淘洗干净,用凉水浸泡4小时,沥干水,磨成面,过细箩,加凉水和成面团,使其自然发酵(不用发酵粉),待面团发起,马上放入蒸屉内蒸熟。蒸时在屉的1/10部分隔上一块木板留作气孔,使蒸汽流通均匀,避免生熟不均。将蒸熟的粟米面团取出放入盆中,浇入开水50毫升,搅拌均匀,使水和面和匀。将黄豆粉放入炒锅中,用小火炒至棕黄色时离火倒出。芝麻用小火炒成金黄色,擀成碎末。青梅切成碎末。将以上两种材料放入盆内,加入白糖、冰糖渣、糖桂花,拌匀成芝麻糖。将熟黄豆粉撒在案板上,将粟米面团放在上面揉匀,擀成1厘米厚的长方形片,上面放上豆沙馅,约0.5厘米厚,抹平,再由一端卷成长卷,切成3厘米长的段,撒上芝麻糖即可食用。

［功效］健脾养胃。

炸粟米锅巴

［原料］粟米500克,植物油350毫升,牛肉汤、精盐、味精、胡椒粉各适量。

［做法］将将粟米洗净,放入锅内,倒入适量牛肉汤煮成干饭,取锅底锅巴,晾干。炒锅上火,放油烧至五成热,放入粟米锅巴炸至香脆,捞出沥油,撒上精盐、味精、胡椒粉,拌匀即成。

［功效］滋养肾气,健脾养胃,清除虚热。

食用禁忌

粟米忌淘洗次数过多或用力搓洗。粟米外层的营养比内层多得多,淘洗或用力搓洗均可使外层的营养损失。

忌与杏仁同食。《日用本草》:"与杏仁同食,令人吐泻。"

胃寒者忌食。《饮食须知》:"胃冷者忌多食。"

忌食煮后弃汤的捞饭。粟米熬煮时很大一部分营养进入汤中,浓的米汤营养比米还高,煮后弃汤,会使营养成分大量丢失。

煮食时忌放面碱,否则可加速粟米中维生素 B_1、维生素 C 的破坏。

忌用冷自来水煮饭。冷自来水中含大量的氯气,氯气加热到一定程度可随水汽蒸发,若冷水与粟米同煮,则会破坏粟米中的维生素 B_1。

黑 米

黑米,又名贡米、长寿米、血糯米等。为禾本科植物菰的果实。黑米是稻米中的珍贵品种。用黑米熬制出来的米粥清香油亮、软糯适口,因其含有丰富的营养,具有很好的滋补作用,因此被人们称为"补血米"。

[性味归经] 性凉,味甘。归脾、胃经。

[食用方法] 黑米可煮粥、煮饭、蒸饭,也可炒米,磨成面制成糕点。

[营养成分] 每 100 克可食部分含蛋白质 9.4 克,脂肪 2.5 克,食物纤维 3.9 克,糖类 68.3 克,灰分 1.6 克,钙 12 毫克,维生素含量共 270 毫克。

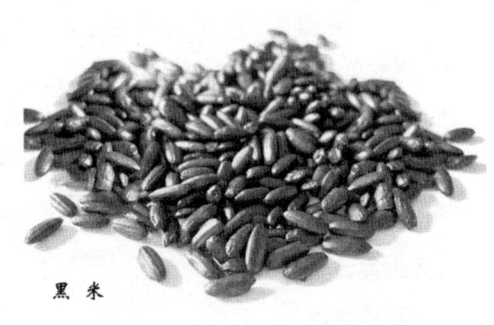

黑米

[保健功效] 黑米具有滋阴补肾、益气强身、健脾开胃、补肝明目、养精固涩之功效,适用于心脏病及水肿,是抗衰美容、防病强身的滋补佳品。经常食用黑米,对慢性病患者、康复期患者及幼儿有较好的滋补作用,能明显提高人体血红蛋白的含量,有利于心血管系统的保健。

食疗验方

贫血症　黑米100克,黑豆30克,红糖适量。将黑豆与黑米洗净后同煮成粥,加红糖调味即可。功能:益气补血。

久病体虚　黑米100克,核桃仁30克,芝麻30克,蜂蜜、玫瑰糖各适量。将黑米淘洗净,研磨成细粉,加适量水煮成粥,待粥熟后加入蜂蜜、玫瑰糖、芝麻,稍煮片刻即成。功能:益气补血,补脑健肾。

头发枯黄　黑米50克,黑豆25克,黑芝麻粉15克,红枣10枚,红糖适量。先将黑米、黑豆、红枣洗净,放入2000毫升水中同煮,熟烂为好,再加黑芝麻粉同煮1~2分钟即可。服时加红糖适量。秋、冬季节早晚餐服食最宜。功能:可促进毛发生长,使头发乌黑亮泽。

白癜风　黑米200克,红糖适量。将黑米淘洗干净,放入锅内,加入适量水,先用旺火烧开,再改用小火,煮至米烂粥稠时,加入红糖,出锅即成。功能:补益脾肾,滋阴养血。

月经不调、咳血、衄血、大便出血　黑米150克,阿胶30克,芝麻20克,红糖适量。先将黑米、芝麻煮粥,待粥将熟时,放入捣碎的阿胶,边煮边搅匀,稍煮2~3沸,加入红糖即可。每日分2次,3日为一疗程,间断服用。功能:滋阴补虚,养血止血,安胎,益肺。

须发早白、脱发、老年性高血脂、动脉硬化　何首乌30~60克,核桃仁15克,黑芝麻15~30克,黑米100克,冰糖适量。先将何首乌入砂锅煎取浓汁,去渣取汁,与黑米、黑芝麻、核桃仁同煮成粥。待粥将熟时,加入冰糖,再煮沸1~2次即成。服粥期间,忌吃葱、蒜、萝卜、羊肉。功能:益肝肾,抗衰老,乌须发。

养生食谱

黑米鸡丝饭

[原料]　黑米1000克,熟鸡丝500克,笋丝40克,香菇丝40克,精盐5克,鸡汤800毫升,麻油20毫升。

[做法]　将黑米洗净,放入锅内,加精盐、笋丝、香菇丝拌匀,先加鸡汤,最后放上鸡丝,焖煮至熟,开盖加麻油,与鸡丝搅拌均匀,盛入碗中即成。

［功效］气血双补。

黑米八宝饭

［原料］黑米1000克,青梅、瓜条、葡萄干、瓜子仁、青红丝、核桃仁、红枣各20克,熟莲子100克,豆沙馅120克,湿淀粉25毫升,桂花酱15克,猪油50克,白糖250克。

［做法］将黑米洗净,放入盘中,加水上笼蒸熟成米饭,然后加入白糖,拌匀。取碗将各种果脯及莲子拌上猪油,在碗底摆成各种图案,加一层黑米饭,在中间放15克豆沙馅,再盖上黑米饭,压实,共做8碗。上笼蒸20分钟。炒锅上旺火,加入水(400毫升)、白糖、桂花酱烧开,用湿淀粉勾芡,做成桂花糖汁。取出蒸好的八宝饭,扣于8个平盘中,浇上制好的桂花糖汁即成。

［功效］补肾养血,美容护肤。

梅花黑米墩

［原料］黑米饭800克,豆沙400克,玫瑰糖30克,白糖80克,白芝麻、红丝各100克,猪油100克,植物油适量。

［做法］将白芝麻在锅内炒香。豆沙放盆内,加玫瑰糖拌匀。梅花模子抹上猪油,装一些黑米饭压实,加一层玫瑰糖豆沙,上面再加一层黑米饭压实,然后脱模,依次做10个。将红丝切碎,拌上白糖、白芝麻。将平底锅上火,放油烧至五成热,下梅花黑米坯,煎熟装盘,上面撒上红丝、白糖、白芝麻即成。

［功效］益肾养血,补益脾胃。

黑米鸡

［原料］熟凉鸡1000克,黑米饭400克,熟肉丝、熟香菇丝、熟火腿丝各100克,鸡蛋清100毫升,香菜10克,樱桃20克,精盐8克,味精2克,胡椒粉5克,湿淀粉100毫升,鲜汤500毫升,麻油5毫升,植物油250毫升(实耗约150毫升)。

［做法］将鸡去骨,修整成圆形入盘。将黑米饭、肉丝、香菇丝、火腿丝、精盐、味精、胡椒粉、麻油拌匀成馅,铺在鸡肉上。把鸡蛋清打散成糊,倒在黑米上,摊平。糊上用香菜、樱桃拼成各种图案。平锅上火,放入植物

油,将鸡肉轻轻滑入,用小火煎熟入盘。炒锅上火,下鲜汤、精盐、味精,烧开后撇去浮沫,用湿淀粉勾成芡汁,浇在鸡肉上即成。

［功效］滋阴养血,强壮精神。

黑米锅巴海参

［原料］水发刺参250克,黑米饭500克,笋片20克,香菇片20克,熟鸡片25克,火腿片20克,油菜心20克,葱花、大蒜片各15克,味精2克,精盐5克,酱油15毫升,鲜汤400毫升,湿淀粉25毫升,植物油500毫升(实耗约100毫升)。

［做法］将刺参洗净,切成均匀的长条。将黑米饭压成薄饼,在火上烤干,研成不规则的小块。炒锅上旺火,放油烧热,下葱花、大蒜片煸香,下入海参、笋片、香菇片、鸡片、火腿片、油菜心、精盐、酱油、鲜汤翻炒,再加味精,用湿淀粉勾芡,盛于碗内。炒锅上火,放油烧至八成热,放入黑米锅巴炸至微黄,装入汤盘内,浇上25毫升热油再迅速将海参汤浇于锅巴上,发出响声即可食用。

［功效］滋阴补肾。

食用禁忌

盛热燥者不宜食用黑米。

黄 豆

黄豆,又名菽、大豆,为豆科植物大豆的黄色种子。黄豆的嫩荚上长有茸毛,又称毛豆。黄豆原产于我国,现全国各地均有栽培,以西南、华中、华东等地栽培最多。大豆食品种类繁多,如豆芽、豆浆、豆腐、豆腐干、素鸡、素鸭等。

［性味归经］性平,味甘。归脾、胃、大肠经。

[食用方法] 黄豆可煮食、炒食、油炸食等,经过加工后,可以制出很多食品,是我国人民喜爱的传统食品。但煮大豆的消化率只有65%以上,若加工成豆腐、豆浆等豆制品,易为人体吸收,消化率可达95%以上。此外,黄豆也是重要的油料之一。

[营养成分] 每100克可食部分含蛋白质35.1克,脂肪16克,食物纤维15.5克,糖类18.6克,灰分4.6克,胡萝卜素0.22毫克,维生素B_1 0.41毫克,维生素B_2 0.2毫克,维生素B_3(烟酸)2.1毫克,钙191毫克,磷465毫克,铁8.2毫克,锌3.34毫克。

[保健功效] 黄豆具有健脾益气、润燥消水等作用,可用于脾气虚弱、消化不良、疳积泻痢、腹胀羸瘦、妊娠中毒、疮痈肿毒、外伤出血等症。黄豆中所含的钙、磷对预防小儿佝偻病、老年人易患的骨质疏松症及神经衰弱和体虚者很有益处。黄豆中所含的铁,不仅量多,且容易被人体所吸收,对生长发育的小孩及缺铁性贫血患者很有益处。黄豆中所富含的高密度脂蛋白,有助于去掉人体内多余的胆固醇。因此,经常食用大豆可预防心脏病、冠状动脉硬化。黄豆中所含的异黄酮是抑制肿瘤生长的酶,能阻止肿瘤的生长、防治癌症,尤其是乳腺癌、前列腺癌、结肠癌。黄豆经加工可制作出多种豆制品,是高血压、动脉硬化、心脏病等心血管病患者的有益食品。黄豆还含有抗癌症物质,能抑制蛋白酶。此酶在肿瘤的发展中起重要作用,故黄豆能预防癌症或延缓其发展。用黄豆配甘草与化学药物同用,能减轻抗癌药的不良反应,所以黄豆可作为化疗放疗的辅助治疗食品。黄豆中所含的植物雌激素,可以调节更年期妇女体内的激素水平,防止骨骼中钙的流失,还可以缓解更年期综合征、骨质疏松症。黄豆对男性的明显益处是可以帮助克服前列腺疾病。

黄豆中含有的不饱和脂肪酸优于动物脂肪,其中有必需脂肪酸,能降低胆固醇,延缓动脉粥样硬化、预防冠心病和心肌梗死等疾病的发生。此外,大豆所含的磷脂对防治老年性痴呆和记忆力减退有特殊功效。

食疗验方

肠胃炎引起的胃脘寒痛　饴糖100克,豆浆一大碗。将豆浆放入铝锅内,加入饴糖煮化。烧沸后,待豆浆熟透,即可出锅饮用。功能:补虚健脾,润肺止咳,滋养强壮。

肝炎 泥鳅500克,豆腐250克,精盐、葱段、姜片、黄酒各适量。将泥鳅去肠杂,洗净;豆腐切成小块。锅上火,放入泥鳅、豆腐块,加水适量,放入适量精盐、葱段、姜片,倒入黄酒,用旺火烧开后,改用小火煨炖至熟食用。功能:养肝护肝,健脾理气。

大便秘结或习惯性便秘 黄豆120克。将黄豆碾碎取皮,煎水取汁饮用。功能:健脾宽中,润燥通便。

慢性肠炎所致的腹泻历久不愈 豆腐150克,花生油、精盐各适量,米醋60毫升。将豆腐切为3块,用花生油煎至金黄色时,下精盐和米醋,煨煮片刻即成。功能:健脾养血。

胃肠失和导致的痢疾 豆腐锅巴60克,豆腐皮1张,鸡蛋1个,白糖适量。先用砂锅加水炖煮豆腐锅巴及豆腐皮,水开后将鸡蛋打入锅内,蛋熟加白糖而食。每日1次,以10~15天为一个疗程。功能:宽中益气,和胃理血。

便秘 豆腐1块,毛豆米100克,虾皮10克,精盐、味精、料酒、麻油、鲜汤各适量。将毛豆米下入沸水锅内,焯至将熟,捞出去掉皮膜;豆腐切成菱形片;虾皮用温水泡一下。炒锅上火,加水烧沸,下入豆腐片焯一下捞出。锅上火,放入鲜汤,加入豆腐片、毛豆米、虾皮、料酒、精盐、味精,调好口味,烧沸后撇去浮沫,起锅盛入大碗内,淋入麻油即成。

贫血,月经不调,更年期综合征,慢性盆腔炎,宫颈癌,大肠癌 干豆腐皮2张,火腿丝25克,熟鸡肉丝50克,菠菜500克,精盐、味精、白糖、醋、葱花、生姜末、麻油各适量。将干豆腐皮用开水泡软,取出挤去水分,切成丝,放入碗中。菠菜去杂,洗净,用沸水烫一下,挤去水分,切成段,与干豆腐皮丝拌匀装盘。将火腿丝、熟鸡肉丝、精盐、白糖、醋、葱花、生姜末、味精、麻油一起调匀,浇盖在干豆腐皮丝上即成。功能:健脾养血,补虚抗癌。

产后乳汁不畅,前列腺炎,尿道炎,慢性气管炎 干豆腐皮150克,莴苣丝250克,精盐、味精、白糖、酱油、葱花、生姜末、醋、麻油、辣椒油各适量。将干豆腐皮切成细丝,下沸水锅焯一下,捞起沥干。莴苣丝用精盐拌一下,挤去水分。将干豆腐皮丝、莴苣丝放入盆中,加葱花、生姜末、白糖、醋、酱油、味精、辣椒油、麻油拌匀,装盘即成。功能:清热利尿,健脾通乳。

慢性胃炎,慢性气管炎,高血压,动脉硬化,高脂血症,习惯性便秘　黄豆芽200克,水芹菜500克,精盐、味精、麻油各适量。将水芹菜剔除烂根、老叶,洗净后入沸水中焯熟,沥水,切成4厘米长的段备用。黄豆芽去根须,洗净,入沸水中煮熟,沥水,与熟芹菜拌匀装碗,加适量精盐、味精,淋上麻油即成。功能:滋阴润燥,降压降脂。

关节炎,肥胖症,冠心病,动脉硬化,高血压　豆芽菜200克,酱油、植物油、醋、精盐各适量。将豆芽菜拣杂洗净,将锅中油烧热,放入豆芽菜,用大火快炒,将熟时加入酱油、醋、精盐,再急炒几下即成。功能:清热利湿,消肿除痹。

单纯性肥胖症,高脂血症,脂肪肝,糖尿病　油豆腐300克,青菜250克,葱段、生姜片、黄酒、精盐、植物油各适量。将油豆腐用开水浸泡,使之变软,沿对角一切为二。将青菜洗净,切丝。炒锅上火,放油烧热,放入葱段、生姜片、青菜,炒一下,再将油豆腐放入,加入黄酒、精盐,炒一会儿即成。功能:清热解毒,益气散瘀。

抑郁症,疳积腹胀,发育不良,营养不良性水肿,高脂血症　黄豆100克,干笋200克,精盐、白糖、鲜姜汁各适量。将干笋用水泡发后切成丝。将黄豆、笋丝同入锅,加水用大火煮沸;继续煮至豆皮起皱,加姜汁、精盐、白糖至姜汁收尽即成。功能:补脾健胃,顺气解郁。

慢性前列腺炎,尿道炎,性欲减退,糖尿病,阳痿,早泄　豆腐200克,鲜虾仁100克,香菜末30克,麻油、芝麻酱、精盐、味精各适量。将豆腐放入开水锅内焯一下,切成条。虾仁蒸熟,切碎。将豆腐条码在盘内,上面放虾仁,加入精盐、味精、芝麻酱、麻油,撒上香菜末,拌匀即成。功能:清热解毒,益气壮阳。

高血压,营养不良性水肿,慢性肠炎,细菌性痢疾　香干250克,葱白200克,麻油、辣酱油、白糖、味精各适量。将葱白洗净,切成3厘米长的段,再切成细丝。将香干放在开水锅内烫一下,捞出沥干水分,切成细丝,放在盘内,撒上葱丝,加入白糖、味精、辣酱油和麻油,拌匀即成。功能:解毒消肿。

食欲不振,慢性胃炎,自汗盗汗,神经衰弱　黄豆汁150毫升,香菜25克,柠檬汁15毫升,蜂蜜20毫升。黄豆汁入锅,大火煮沸。香菜洗净,入沸水锅中焯一下,取出后切碎,用纱布包起来,绞取汁液。将黄豆汁和香菜汁调入蜂蜜、柠檬汁,调匀即成。功能:补肾开胃,健脑益智。

贫血,月经不调,消化性溃疡,溃疡性结肠炎,习惯性便秘　干豆腐皮3张,水发黑木耳100克,湿淀粉、植物油、酱油、精盐、味精、葱花、生姜丝、蒜、鲜汤各适量。将干豆腐皮洗净切片。将水发黑木耳洗净,撕成片。炒锅上火放油,烧至六成热时,放葱花、生姜丝、蒜炝锅,煸出香味后,放干豆腐皮、水发黑木耳煸炒几下,加鲜汤烧开,放入酱油、味精、精盐,再用湿淀粉勾芡,淋上明油,出锅装盘即成。功能:健脾开胃,凉血止血。

慢性气管炎,支气管哮喘,动脉硬化,高血压,消化性溃疡,痔疮出血　腐竹100克,青菜心、笋片各50克,水发黑木耳15克,黄酒、味精、酱油、白糖、湿淀粉、鲜汤、植物油各适量。将青菜心洗净,切成段,下沸水锅焯透,捞出沥水。将水发黑木耳去杂,洗净。腐竹泡发好,洗净,切成菱形。炒锅上火,放油烧热,倒入腐竹、青菜心、笋片、木耳煸炒,烹入黄酒,加入酱油、白糖、味精调味,兑入一勺鲜汤,烧沸后用湿淀粉勾芡,起锅装盘即成。功能:清肺化痰,润肠止血。

眩晕症,记忆力减退,老年痴呆症,动脉硬化　黄豆40克,黑芝麻粉15克,白糖30克。将黄豆淘洗净,用500毫升水浸泡一夜,然后研磨成浆,用双层纱布过滤,去豆渣,把豆浆烧至沸腾后,改用小火再煮3～5分钟,加入白糖、黑芝麻粉,搅匀后即可饮服。每日早、晚两次分饮。功能:补肾填精,健脾益智。

口腔炎,咽喉炎,慢性气管炎,胃肠神经官能症,尿路感染,痘疮　黄豆粉200克,面粉300克,植物油适量。将黄豆粉、面粉混合后用小火不断地翻炒,为防止煳锅底,可加适量植物油,炒至微黄有香味即成。用沸水冲调成羹糊食用。功能:清热解毒,除烦利尿。

记忆力减退,疲劳综合征,糖尿病,高脂血症　黄豆50克,粟米100克。先将黄豆去杂洗净,放入水中浸泡过夜,次日淘洗干净,备用。将粟米淘洗干净,与黄豆同入砂锅,加足量水,大火煮沸后,用小火煨煮至黄豆酥烂、粟米熟烂即成。每日早、晚两次食用。功能:益气健脾,活血通脉,降脂降糖。

养生食谱

黄豆粉鸡蛋饼

[原料] 黄豆粉 100 克,面粉 100 克,玉米粉 200 克,鸡蛋 4 个,红糖 150 克,牛奶 150 毫升。

[做法] 将黄豆粉、面粉、玉米粉混合均匀,加入打匀的鸡蛋液、牛奶和适量水,和成面团,再做成油煎薄饼。红糖入锅,加水少量,熬成糖液,抹在煎饼上,卷起即成。

[功效] 健脾宽中,滋阴养血。

黄豆鸭饺

[原料] 面粉 150 克,熟黄豆 80 克,熟鸭肉 120 克,精盐 4 克,味精 2 克,葱花 35 克,生姜末 6 克,白糖 2 克,猪油 50 克,鸭汤 150 毫升,五香粉、熟青豆各适量。

[做法] 将熟黄豆去皮膜,剁成碎末。熟鸭肉剁成米粒状小丁。炒锅上火,放猪油烧至七成热,加入葱花、生姜末煸香,再加入黄豆碎末、鸭肉丁煸炒,加精盐、白糖、五香粉和鸭汤稍煮,煮至汤汁将干时加味精,出锅凉凉成为馅料。面粉加热水拌匀,和成面团,放在案板上摊开凉凉,揉匀揉透,醒面片刻,搓成长条,揪成小面剂,压扁,再擀成中间稍厚的圆形面皮,包入馅料,捏成 4 个角,然后将相邻的两个角的前端捏拢,成一个小孔,再将另两个角推捏成褶,最后在小孔内放上一粒熟青豆作为装饰,即成蒸饺生坯。把饺子生坯放入小笼里,摆成美观的图案,旺火蒸熟,垫盘原笼上桌。

[功效] 滋阴补气,健脾和中。

黄豆烧肉

[原料] 黄豆 100 克,猪肉 500 克,葱结、生姜片、黄酒、酱油、精盐、白糖各适量。

[做法] 将黄豆浸泡好(需提前浸泡)。猪肉洗净,切成约 0.9 厘米见方的块。砂锅中加水,放入肉块、葱结、生姜片、黄酒,加火烧滚。待肉变色

后,加酱油,再加热片刻,把黄豆及浸泡黄豆的水加入,盖上锅盖,焖 2 小时左右,待肉、豆熟烂时调入精盐、白糖即成。

［功效］益气养血,强壮精神。

黄豆姜米粉

［原料］黄豆 500 克,生姜 10 克,陈皮 30 克,糯米 1000 克。

［做法］将黄豆去杂,用淘米水浸泡 4 小时后再用水洗净,沥干。取粗沙 500 克倒入铁锅中,炒热,再下入黄豆不断拌炒,至黄豆发出炸裂声时迅速离火,此时黄豆皮呈老黄色,继续翻炒散热,防止炒焦,乘热筛出黄豆,盛起粗沙下次再用。糯米洗净,沥干,倒入干净铁锅中,中火炒至微黄时盛起,防止炒焦。陈皮、生姜洗净切成丝,再切成碎粒,烘干。将炒熟的黄豆磨成粗粉,再掺入陈皮和生姜粒,一同磨成细粉。炒好的糯米磨成细粉,与黄豆粉拌匀后再磨一次,装瓶备用。食用时用开水调服。

［功效］补中益气,健脾暖胃,宽中下气,开胃行滞,化痰燥湿。

黄豆粥

［原料］黄豆 75 克,粳米 200 克,白糖适量。

［做法］将黄豆淘洗干净,放入碗内,加入冷水浸泡 4 小时。将粳米淘洗干净,放入锅内,加入适量水,用旺火烧开,放入泡涨的黄豆,转小火熬至米、豆黏稠即可。食用时,可加入白糖。

［功效］健脾益气。

黄豆山楂粥

［原料］黄豆 75 克,粳米 150 克,山楂 75 克,白糖 30 克。

［做法］将黄豆用水浸泡 10 小时。山楂洗净去核。将粳米洗净,与泡好的黄豆、山楂一同放入锅内,加入适量水,用旺火烧开,转小火熬煮至米黏豆烂,加入白糖,搅匀即成。

［功效］开脾胃,助消化。

笋脯黄豆

［原料］黄豆 500 克,水发笋干 150 克,酱油 50 毫升,精盐 5 克,白糖 50 克,味精 1 克。

［做法］将黄豆洗净,笋干切成细丝。黄豆与笋干一起入锅,加水至淹

没原料,用旺火烧开后,再用小火焖烧2小时,加入白糖、酱油、精盐,再焖烧1小时,至汤浓豆酥,转用旺火收汁,加入味精,不断翻炒至卤汁浓稠即成。

［功效］益气减肥。

豆腐脑

［原料］黄豆500克,瘦嫩羊肉150克,口蘑25克,酱油100毫升,蒜50克,辣椒油5毫升,麻油10毫升,味精1克,花椒1克,熟石膏粉22.5克,干淀粉300克,精盐5克。

［做法］将黄豆用水泡涨,并以保持颜色不变为宜(一般夏季泡1小时,冬季泡5～6小时),洗净后加入水1500毫升,磨成稀糊状,磨得越细越好,磨完再加入水1500毫升搅匀,用细筛过滤,将滤过的豆渣放在桶里,兑入适量水搅拌,再过滤。如此反复几次,直到豆渣不粘手为止。把浆汁倒入锅中,用旺火烧开后,再倒在瓷桶里,撇去浮沫。将石膏粉放在另一盆内,加温水50毫升调匀,倒在浆汁里,边倒边搅动,使浆汁与石膏汁融合一起,然后放置5分钟,把浮在上面的泡沫撇去,下面凝结起来的就是豆腐脑。将羊肉切成1.5厘米长、0.3厘米厚的片。口蘑用温水泡5小时后洗净,拌入1克精盐,切成小丁;泡口蘑和洗口蘑的水,用旺火烧开,沉淀后,撇去浮在上面的杂物。蒜去皮,洗净后加入精盐(1克),砸成蒜蓉。干淀粉加水(20毫升)调成芡汁。锅内放入水3000毫升,用旺火烧开,放入羊肉片,待水将开时,倒入酱油、蒜蓉、口蘑汤、精盐(3克)、味精,再烧开时,将芡汁慢慢倒进锅内,随倒随搅动,再烧开即成卤。将打好的卤倒在保温的瓷桶内,放入豆腐脑,上面撒上口蘑块,可根据口味浇入辣椒油。炒锅上火,放麻油烧至八成热,放入花椒,炸焦后趁热浇在口蘑上,与卤拌匀即成。

［功效］补益气血,滋阴养颜。

羊肉杂面

［原料］黄豆粉200克,羊肉1000克,绿豆粉800克,酱油150毫升,精盐10克,葱段10克,生姜块5克,花椒、大料各3克,香菜末50克,酸菜丝50克。

［做法］将绿豆粉和黄豆粉掺匀,加水和成硬面团,制成细面条。羊肉

洗净,切成小块,放开水锅中焯至半熟,将肉捞出,去掉锅中原汤杂物。将酱油、精盐、葱段、生姜块、花椒、大料及焯过的羊肉块放入锅内,加适量水,用小火炖至肉烂为止。锅上火,放水烧开,下入面条,煮熟后捞出装碗,浇上羊肉汤,放入炖好的羊肉、香菜末、酸菜丝即可。

［功效］温肾助阳,健脾开胃。

黄豆粉麦糊

［原料］黄豆粉200克,面粉300克,植物油适量。

［做法］将黄豆粉、面粉混合后用小火不断地翻炒,为防止粘锅底,可加适量植物油,炒至粉微黄有香味即成。

［功效］补益气血。

食用禁忌

忌过量食用。黄豆较难消化,食时宜高温煮烂,过多可妨碍消化,导致腹胀。煮食整粒黄豆时很难消化,常有"完谷不化"的现象。

禁食未经煮熟的黄豆。生黄豆含胰蛋白酶抑制素皂角素,刺激胃肠道后可诱发恶心、呕吐、腹泻,还能抑制胰蛋白酶的消化作用,使黄豆中蛋白质难于消化分解成人体可吸收的各种氨基酸,只有长时间加热才可被破坏。另有一种红细胞凝集素,也需长时间加热才能破坏。

忌多食炒熟的黄豆。《本草求真》:"黄豆,用补则须假以炒熟,然必少食则宜,若使多服不节,则必见生痰壅气动嗽之敝矣。"《本草纲目》:"炒豆多食壅气,生痰,动嗽,令人身重,发面黄疮疥。"吃整粒的黄豆,特别是炒食的黄豆,其蛋白质消化率只有60%,因黄豆蛋白被包在厚厚的植物细胞壁里,牙齿咀嚼不能充分粉碎细胞壁,肠消化液难以完全接触蛋白质去消化它。因此炒食消化更难,且易致腹泻。

血尿酸过高而致痛风者忌多吃豆类食品。

对黄豆过敏者忌食。黄豆富含蛋白质,异性蛋白进入人体易诱发或加重过敏者的过敏反应。

服铁制剂时忌食。服铁制剂时忌食含钙、磷多的食物(黄豆含钙、磷量高),因这些成分能影响铁制剂的吸收。黄豆蛋白质摄入过多,能抑制铁吸收而出现缺铁性贫血,出现不同程度的头晕、疲倦、面色苍白、唇甲色淡等症状。

服红霉素、灭滴灵、甲氰咪胍时忌食。黄豆中的钙离子能延缓或减少该类药物的吸收,降低药物疗效。

服四环素类药物时忌食。因黄豆中的钙(黄豆含钙量大)能与药物结合成一种牢固的络合物,破坏食物中的营养,降低药物的杀菌作用。

服左旋多巴时忌食。黄豆等高蛋白食品能影响左旋多巴(防治肝昏迷,促中枢神经递质形成药)的吸收。

胃脘胀痛、腹胀者忌食。

绿 豆

绿豆,又名青小豆、宫绿、交豆、植豆等,为豆科一年生植物绿豆的种子。绿豆蛋白质的含量几乎是粳米的3倍,维生素、钙、磷、铁等的含量都比粳米多。因此,它不但具有良好的食用价值,还具有非常好的药用价值,有"济世之良谷"之誉。

[性味归经] 性寒,味甘。归心、胃、肝经。

[食用方法] 绿豆可以掺米煮饭做主食,也可直接煮汤,或与谷类配合煮粥食用。其加工制品品种多,如绿豆磨粉可制成绿豆糕、粉丝、凉粉等。

[营养成分] 绿豆含磷脂、胡萝卜素、维生素 B_1、维生素 B_2、烟酸、维生素 C、蛋白质、糖类、钙、铁、磷等营养成分。每100克可食部分含蛋白质22.1克,脂肪0.8克,糖类59克,钙49毫克,磷268毫克,铁3.2毫克,胡萝卜素1.8毫克,还含有维生素 B_1、维生素 B_2、烟酸、磷脂等成分。

[保健功效] 绿豆有滋补强身、降压明目、滋润皮肤、补益元气、调和五脏、清热解毒、生津解暑、利水消肿等功效,对葡萄球菌有抑制作用。适用于暑热烦渴、水肿丹毒、痈肿、酒毒、热毒、食物中毒等。对妇人产后脾肾衰

弱及小儿先天不足等有良好的调养作用。《食疗本草》介绍绿豆时说:"补益元气,和调五脏,行十二经脉,去浮风,润皮肤,止消渴,利肿胀,解诸毒。"《随息居饮食谱》说绿豆:"煮食清胆养胃、解暑止渴、润皮肤、消水肿、利小便、止泻痢。"此外,绿豆还有抗炎作用,皮肤感染者煮食绿豆,有美容和治愈皮肤感染的作用。有热证、体质属"热体"者,常吃绿豆,丰肌泽肤作用更显著。有粉刺或脸部感染者,可取绿豆粉适量,用温水调成糊状,晚上睡觉前洗净面部,涂上绿豆糊,第二天晨起用水洗净,同时煮食绿豆。

食疗验方

高脂血症,冠心病,心绞痛,动脉硬化　绿豆粉100克,牛奶200毫升,蒲黄10克,湿淀粉适量。将绿豆粉用水调成稀糊状,放入锅中,中火煨煮,边煮边调,成绿豆羹糊状时,兑入牛奶并加蒲黄,改用小火煨煮成稀糊状,用湿淀粉勾兑成羹即成。每日早、晚两次食用。功能:补虚通脉,散瘀降脂。

慢性肝炎,贫血,月经不调,更年期综合征,麻疹透发不畅,疖疔疮肿,营养不良性水肿　樱桃30个,绿豆100克,红豆、黑豆各30克。将樱桃洗净入锅,加水煮约1小时后去核,并加入洗净的绿豆、红豆、黑豆,同煮至豆烂成羹为好。当点心食用,量随意。功能:补益肝肾,解毒透疹。

高血压,暑热症,营养不良性水肿　绿豆50克,豌豆50克,蜂蜜30毫升,湿淀粉适量。将绿豆、豌豆分别去杂后洗净,同入砂锅,加水适量,大火煮沸后,改用中火煮至熟烂,再以湿淀粉勾芡成糊,停止加热,兑入蜂蜜,拌和均匀即成。每日早、晚两次食用。功能:益气除烦,利湿降压。

暑热症,牙龈炎,口腔炎,咽喉炎,高脂血症,动脉硬化,高血压,习惯性便秘　大米120克,绿豆100克,西瓜瓤50克。将绿豆洗净,用水浸泡4小时。西瓜瓤切成小丁。将大米淘洗干净,与泡好的绿豆一同放入锅内,加入适量水,大火烧沸后转用小火熬至粥烂黏稠,拌入西瓜瓤,再煮沸即成。每日早、晚两次食用。功能:清热利尿,消暑止渴,祛瘀降压。

流行性感冒,咽喉肿痛　绿豆50粒,青茶叶1~3克,冰糖15克。先将绿豆洗净,用木器捣碎,带皮与青茶叶、冰糖掺和于一起,用沸水冲泡,盖严闷20分钟即可。功能:清热解毒,疏风解表。

小儿肾炎急性期 桑白皮30克,白菊花9克,绿豆60克。将以上3味原料同煎。每日分两次饮服。功能:清肺利尿,消肿。

湿疹 绿豆30克,海带20克,鱼腥草15克,白糖适量。先将绿豆洗净、海带泡发好,再把绿豆、海带、鱼腥草共放入锅内,加适量水置火上煮至豆烂、海带软时,即可加糖出锅。

皮肤瘙痒,皮炎,痱子及小疖肿 绿豆100克,干荷叶15克,薄荷叶、甘草各少许,白糖适量。将薄荷叶、甘草同放砂锅中,加水煎汁去渣;荷叶装入布袋中,扎紧口;绿豆洗净。锅上火加水,烧热后,先放入绿豆烧开,再加入荷叶袋用小火与绿豆同煮,煮至绿豆烂熟时,去荷叶袋,兑入薄荷甘草汁,加白糖即成。功能:清热解暑,祛湿。

痤疮 海带15克,绿豆15克,甜杏仁9克,玫瑰花6克,红糖适量。先将海带泡软,切丝。再将绿豆去杂洗净,玫瑰花用纱布包好。锅内放入适量水,下入海带丝、绿豆、杏仁、玫瑰花包,同煮1小时左右,取出玫瑰花包,加入红糖,烧沸离火,凉凉即成。功能:清热解毒。

腮腺炎 绿豆160克,黄豆80克,红糖120克。先将绿豆、黄豆去杂,洗净,放入锅中加水煮粥,烧沸后,用小火慢煮,煮至烂熟时,加入红糖。功能:清热,解毒,利尿。

湿热型急性胃炎 鲜马齿苋菜120克,绿豆60克。锅上火,加适量水,放入马齿苋、绿豆,用小火煎汤服用。功能:清热解毒,利水消肿。

暑热症,萎缩性胃炎,贫血,胃肠神经官能症,慢性咽喉炎,慢性肝炎,白细胞减少症 绿豆500克,红枣250克,白糖100克。将绿豆、红枣洗净后放入锅中,加水适量,煮约2小时,至豆烂水干后取出,放入盆内捣烂,拣出枣核,加入白糖,拌匀后取出,放在案板上,用木板压扁,四周用木框压紧,凉凉后成糕,切成长块即成。功能:清热解暑,益气养血。

尿路感染,小便赤热,尿频 鲜绿豆芽500克,白糖适量。将绿豆芽洗净,加入压榨器中,榨出汁液,加入白糖饮用。功能:清热消炎。

下焦湿热型泌尿系统结石 车前子30克,绿豆50克。将车前子用纱布包好,和绿豆同下入锅中,加入适量水,用中火烧开,再用小火煎煮1小时,绿豆熟烂时即成。功能:清热止痛,利尿排石。

慢性胃炎,中暑,疰夏,厌食症,消化性溃疡,疲劳综合征,肠炎,腹泻 绿豆100克,大米150克。将大米洗净,置饭盒中,加入煮至八成熟的绿豆搅匀,再加入水,盖上盖,入蒸锅蒸约40分钟即成。功能:清热消暑,健脾利湿。

养生食谱
绿豆米饭
[原料] 绿豆50克,粳米150克。

[做法] 将粳米洗净,置饭盒中,加入煮至八成熟的绿豆搅匀,再加入水(水需高出米约1厘米),盖上盖,入蒸锅蒸约40分钟即成。

[功效] 滋养五脏,清暑解毒。

绿豆煎饼
[原料] 绿豆粉250克,鸡蛋15个,油条15根,面酱20克,葱花100克,麻油20毫升。

[做法] 将绿豆粉放入盆中,加水调成糊状。平底铁锅上火,刷层麻油,舀一勺绿豆糊倒在锅上,用刮板向四周摊成薄片,再打入一个鸡蛋液,铺匀,然后用铁刮板将饼的四周揭起,翻个面儿,上面抹一层面酱,撒些葱花,放上一根油条,将煎饼卷起来,再在锅上刷点儿油,稍煎一下,见饼呈焦黄色即熟。

[功效] 补脾和胃。

绿豆红枣糕
[原料] 绿豆500克,红枣250克,白糖150克。

[做法] 将绿豆、红枣洗净后放入锅中,加水750毫升,煮约2小时,至豆烂水干后取出放入盆内,捣烂压泥,拣出枣核,加入白糖,拌匀后放在案板上,用木板压扁,四周用木框压紧,凉凉后成糕,切成长块即成。

[功效] 清热解暑,补脾和胃,益气生津。

樱桃三豆羹
[原料] 绿豆30克,樱桃30个,红豆30克,黑豆30克。

［做法］将樱桃洗净入锅,加水先煎约 1 小时,去核,再加入洗净的绿豆、红豆、黑豆,同煮至豆烂即成。

［功效］解毒透疹,发汗解表。

绿豆海带糖水

［原料］绿豆 50 克,海带 30 克,红糖适量。

［做法］将海带洗净,切成丝状。绿豆洗净,放入高压锅内,加少许水煮开,待水干后,再加水煮开,如此反复 3 次,至绿豆熟烂,放入海带丝,再加适量水,盖上锅盖,用高压锅煮 30 分钟即可。自然冷却,加入红糖搅匀后食用。

［功效］清热利尿,消暑解毒。

绿豆煮猪肘

［原料］绿豆 100 克,去骨猪肘子 500 克,精盐、葱段、生姜、花椒油、酱油、蒜蓉各适量。

［做法］将猪肘子刮洗干净,绿豆淘洗干净。砂锅上火,加水烧开,放入绿豆和猪肘子,用小火慢煮,待肘子煮到八成熟时(筷子一扎即透)取出。把煮过的肘子皮朝下放入碗内,加入葱段、生姜(拍松)和精盐,淋入原汤,用油纸封住碗口,上屉把肘子蒸至极烂,拣出葱段、生姜,滗出原汤,撇出汤中浮油,再将原汤滤入盛肘子的碗里,放在通风处凉凉。待肘子凉透放进冰箱,凝结成肉冻,取出切成薄片,摆入盘中即成。可用花椒油、酱油、蒜蓉等调料佐食。

［功效］滋阴生津,补气养血。

绿豆芝麻糊

［原料］绿豆 500 克,黑芝麻 500 克。

［做法］将绿豆、黑芝麻洗净,一同下锅炒熟,研粉,临用时用开水调成糊状即成。

［功效］清热降压。

葛根绿豆粥

［原料］绿豆 50 克,葛根粉 50 克,粳米 50 克。

［做法］将淘洗干净的粳米、绿豆一同入锅,加水 1000 毫升,用旺火烧

开后转用小火熬煮,待粥半熟时,将葛根粉用冷水调成糊状,加入粥中,再稍煮至米熟粥成即可。

[功效]清热解毒,消暑利水,生津止渴。

绿豆银耳粥

[原料]绿豆100克,粳米200克,银耳30克,白糖、山楂糕各适量。

[做法]将绿豆用水泡4小时。银耳用水泡1.5小时,择去硬蒂,掰成小瓣。山楂糕切成小丁。将粳米淘洗干净,放入锅内,加入适量水,倒入绿豆、银耳,用旺火煮沸后,转小火煮至豆、米熟烂,汤水黏稠。食用时,加入白糖、山楂糕丁即成。

[功效]滋阴生津,养胃清暑。

绿豆红枣粥

[原料]绿豆50克,红枣10枚,粳米100克,红糖适量。

[做法]将绿豆、红枣洗净,红枣去核,与淘洗净的粳米一起入锅煮粥。粥将熟时,加入红糖,再煮沸1~2次即可。

[功效]补血清暑。

海带绿豆粥

[原料]绿豆50克,海带60克,粳米100克,陈皮3克,白糖适量。

[做法]将海带浸透,洗净,切丝。绿豆、粳米、陈皮分别浸软洗净。把全部用料放入开水锅内,旺火煮沸后,转小火熬成粥,食用时加白糖即可。

[功效]清热化痰,软坚散结,益胃生津,降脂降压。

葛根红枣绿豆汤

[原料]绿豆50克,葛根30克,红枣20克。

[做法]将红枣用温水浸泡30分钟并洗净,与洗净的葛根一同放入砂锅中,加水1500毫升,先用旺火烧开,再转用小火煎30分钟,去渣取汁。绿豆去杂洗净,与药汁一同用小火慢煮1小时,至绿豆软烂,离火即成。

[功效]补养脾胃,清热消暑,生津止渴。

银杏叶红枣绿豆汤

[原料]绿豆50克,鲜银杏叶30克(干品10克),红枣20克,白糖适量。

［做法］将鲜银杏叶洗净切碎。红枣用温水浸泡片刻,洗净。绿豆去杂洗净沥干。将银杏叶倒入砂锅中,加水 100 毫升,用小火烧开 20 分钟后去渣取汁。再将红枣和绿豆一起倒入砂锅内,加入适量白糖,继续煮约 1 小时,直至绿豆软烂,离火即成。

［功效］补气养血,降压降脂,消暑解毒。

蒲公英地丁绿豆汤

［原料］绿豆 60 克,蒲公英 30 克,紫花地丁 30 克。

［做法］将蒲公英、紫花地丁洗净切碎,放入锅中,加水煎煮,去渣取汁。原汁加洗净的绿豆,煮至豆烂即成。吃豆饮汤。

［功效］清热解毒,消炎利尿。

绿豆百合荷叶汤

［原料］绿豆 100 克,百合 50 克,鲜荷叶 200 克,冰糖适量。

［做法］将鲜荷叶洗净切碎,加水适量煎煮,去渣取汁,加入洗净的绿豆与百合,一同炖烂,加入冰糖调味即成。

［功效］清暑益气。

食用禁忌

脾胃虚寒滑泄、阴虚者慎服。《日用本草》:"熟者胶黏,难得克化,脾胃虚弱与病后勿食。"《本草经疏》:"脾胃虚寒滑泄者忌之。"

药用忌去皮。绿豆清热之力在皮,解毒之功在肉,但用于解毒时最好不要去皮。《食疗本草》:"今人食(绿豆)皆挞去皮,即有少壅气,若愈病须和皮,故不可去。"《食鉴本草》:"清热解毒,不可去皮,去皮壅气。"《日华子本草》:"解金石砒霜草木一切诸毒,宜连皮生研、水服。"

老人、病后体虚者忌多食。绿豆甘寒,养阴清热。热病后气阴两伤,适量食有益于康复;多食则伤阳伐气,反影响健康。

服铁制剂时忌食。食物中的磷(绿豆含丰富的磷)能与铁制剂结合形成不溶性的高合体,降低铁制剂的吸收。

忌与榧子壳、鲤鱼同食。《本草求真》:"与榧子相反,同食则杀人。"

服温热药物时忌食。绿豆寒凉清热,食后可降低温热类药物的疗效。

服甲氰咪胍、灭滴灵、红霉素时忌食。服甲氰咪胍时忌食含钙、镁离子多(绿豆含钙离子较多)的食物,否则会延缓或减少药物的吸收。

煮食时忌加面碱,否则可破坏绿豆所含的维生素等物质,降低营养价值。

服四环素类药物时忌食。服该类药物时禁食含钙多的食物绿豆,因钙能与四环素类药物形成不溶性络合物,既影响药物灭菌作用,又会破坏食物的营养。

若要加强其防暑作用,则宜将绿豆加水煮沸后,以汤仍呈碧绿者疗效更好,煮太久则失其寒凉之性。

红 豆

红豆,又名赤豆、赤小豆、红小豆、朱小豆、米赤豆、红饭豆等,为豆科植物红豆的果实。红豆富含淀粉,因此又被人们称为"饭豆"。它具有律津液、利小便、消胀、除肿、止吐的功能,被李时珍称为"心之谷"。

[性味归经] 性平,味甘、酸。归心、脾、大肠、小肠经。

[食用方法] 红豆经泡涨后可单味煮汤饮用,也可掺米煮饭,或配合谷类煮粥食用,还可用来制作甜菜,亦可煮烂去皮后加工成红豆泥或红豆沙,作为糕点及甜馅的主要原料。红豆还可磨成粉,与面粉掺和后制成各式糕点。

[营养成分] 每100克可食部分含蛋白质20.7克,脂肪0.5克,糖类58克,粗纤维4.9克,灰分3.3克,钙67毫克,磷3.5毫克,铁5.2毫克,维生素B_1 0.31毫克,维生素B_2 0.11毫克,烟酸2.7毫克。

[保健功效] 红豆有滋补强身、健脾养胃、解毒排脓、利尿、抗菌消炎等作用,适用于水肿胀满、脚气水肿、黄疸尿赤、风湿热痹、痈肿疮毒、肠痈腹痛等症。红豆能增进食欲,促进胃肠消化吸收。民间用红豆与红枣、桂圆

同煮来补血。红豆对肾脏病、心脏病所导致的水肿有很好的疗效。红豆因含B族维生素,可用作治疗脚气病,但宜少放糖。

食疗验方

慢性气管炎,支气管哮喘,营养不良性水肿,贫血　红豆沙馅150克,荸荠250克,熟牛肉丝10克,鸡蛋清50克,白糖、干淀粉、面包屑、植物油各适量。将荸荠去皮洗净,蒸熟,取出压成泥状,加白糖、干淀粉拌匀。将荸荠泥包上红豆沙馅,蘸匀干淀粉,裹一层鸡蛋清液,然后滚匀面包屑,插上牛肉丝,然后放入六成热的油锅中,待炸成金黄色时捞起,装盘即成。功能:清热化痰,消积止渴。

暑热症,疰夏,厌食症,醉酒,腹胀,腹泻　红豆50克,桂花2克,白糖少许。将红豆煮烂,加桂花稍煮,再放入白糖即可。每日早、晚两次食用。功能:清热解暑,清心止渴。

黄疸型肝炎,肝硬化,流行性腮腺炎,闭经,慢性盆腔炎,尿路感染　红豆沙馅1000克,面粉500克,鸡蛋3个,白糖100克,植物油、小苏打各适量。将面粉、白糖、植物油、鸡蛋、小苏打和少许水均匀地混合在一起,擀成0.3厘米厚的面片,把红豆沙馅铺在一边,将另一半折起压在馅上,刷上蛋液,装在烤盘内入烤炉烤熟,出炉后切成小块即可。功能:清热解毒,利湿退黄。

慢性肝炎,肝硬化,胃炎,慢性肾炎,贫血　红豆150克,陈皮5克,花生米、薏米各50克,枸杞子、银耳各10克,红枣5枚,桂圆肉5克,白糖适量。将红豆、陈皮、花生米、薏米、枸杞子、红枣、桂圆肉、银耳分别洗净,同放入锅内,加水共煮,等豆烂时加白糖即可食用。每日早、晚两次食用。功能:健脾益气,养血除湿。

暑热症,厌食症,单纯性消瘦症,贫血,慢性肠炎　红豆150克,鸡内金15克,荷叶1张。将鸡内金研末。荷叶洗净,切碎,备用。红

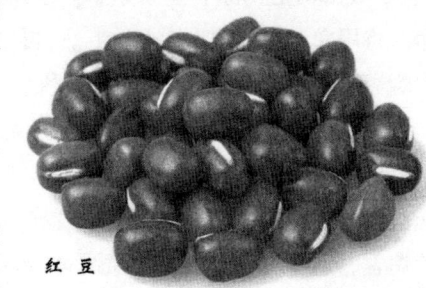

红豆

豆放入锅中,加适量水煮粥,待熟时放入鸡内金末和荷叶,煮至熟烂离火。每日早、晚两次食用。功能:健脾养血,清暑开胃。

肾炎水肿,小便不利,尿路感染　红豆30克,冬瓜皮、西瓜皮、玉米须各15克。将红豆、冬瓜皮、西瓜皮分别洗净,捣碎或切成段,同放入砂锅中,加水煎煮两次,每次30分钟,合并两次滤液,冲兑到300毫升即成。功能:清热解毒,利水消肿。

肾炎水肿　红豆60克,玉米须45克,西瓜皮50克。将玉米须、西瓜皮、红豆分别洗净,同放入砂锅中,加水适量,煎煮取汁饮用。功能:利尿,消肿。

慢性肝炎,黄疸,营养不良性水肿,慢性肾炎,小便不利,尿路感染,孕妇妊娠期下肢水肿,胎动不安　红豆50克,鲤鱼500克,鲜白茅根30克,调料适量。将鲤鱼去鳞及肠杂后洗净,切块。红豆和鲜白茅根加水适量,煎至红豆烂熟,去白茅根渣,放入鲤鱼煮熟后加调料即可。功能:清热利湿,利水消肿。

单纯性肥胖症,脂肪肝,高脂血症　大米150克,红豆60克。将大米淘洗干净,放入饭盒中,加入煮至七成熟的红豆,搅匀,盖上盖,用大火蒸约40分钟即成。功能:祛瘀消胀,健脾利湿。

营养不良性水肿,子宫功能性出血,血小板减少性紫癜,痢疾,腹泻,习惯性便秘　红豆100克,大枣15枚,花生100克。3种原料同煮烂食用。每日早、晚两次食用。功能:补益心脾,利水消肿。

颈淋巴结结核,肺结核,肠结核,子宫脱垂,脱肛　红豆60克,甲鱼500克,冬瓜500克。将甲鱼宰杀,取肉切块。冬瓜洗净,切块。红豆淘洗干净。将甲鱼肉入锅,加水煮至半熟,再加入冬瓜和红豆,小火炖1小时,至肉烂、豆熟即成。功能:滋阴清热,利水祛瘀。

慢性肾炎,营养不良性水肿,糖尿病,痔疮出血　红豆60克,连皮冬瓜300克,乌龟250克,黄酒、生姜、葱花、味精、植物油各适量。将冬瓜洗净,切块备用。将乌龟宰杀,去肠杂,洗净,切块。炒锅上火,放油烧热,下生姜片煸香,放入乌龟略煎,烹上黄酒,加水适量,倒入红豆,同煮30分钟,再放入冬瓜煮10分钟,撒上葱花、味精即成。功能:滋阴清热,利水消肿。

慢性胃炎,慢性结肠炎,营养不良性水肿　红豆500克,糯米粉800克,白糖300克。将红豆洗净,煮熟。糯米粉加水拌潮。把熟红豆、糯米粉加白糖一同拌匀后,蒸半小时,出锅后放在案板上,拍成6厘米厚,切成50克重的小块,即可食用。每日2次,每次2块。功能:健脾理气,利湿消肿。

肝硬化,肝腹水　鲤鱼500克,陈皮6克,红豆120克,白糖适量。将鲤鱼去鳞,去内脏,洗净。红豆淘洗干净,陈皮切成小片。将鲤鱼放入锅内,加适量水,放入红豆、陈皮,用大火烧开,用小火烧煮,煮至豆烂鱼熟,出锅前加适量白糖即成。功能:利水消肿,健脾和胃。

肾炎性水肿,泌尿系统感染,结石　鲜白茅根200克,红豆200克,粳米250克。将白茅根洗净,泡软,切成碎段。红豆、粳米分别淘洗干净。锅上火,加水适量,烧热,先下红豆,煮至半熟,再下入粳米和白茅根,烧沸,用小火煮粥,煮至豆熟米烂时,拣去白茅根即可出锅食用。功能:利水祛湿。

尿路感染,慢性前列腺炎,肾炎水肿　苦葫芦1个,红豆60克,红枣15枚,冰糖、蜂蜜各适量。将苦葫芦洗净,去瓤,加水煮成浓汁备用。红豆和红枣煮熟,去掉豆皮及枣核,捣成泥,兑入葫芦浓汁,继续煮成羹,加冰糖和蜂蜜调味即成。每日早、晚两次食用。功能:清热解毒,利水消肿。

养生食谱

红豆米饭

[原料]　粳米150克,红豆50克。

[做法]　将粳米淘洗干净,放入饭盒中,加入煮至七成烂的红豆,搅匀,再添清水(水高出粳米、红豆1厘米),盖上盖,用旺火蒸约40分钟即成。

[功效]　健脾利湿,消胀除肿,止呕降逆,除寒热痛,排脓散寒。

五色豆沙包

[原料]　面粉500克,3个鸡蛋黄,豆沙馅250克,山楂糕、青梅各50克,白糖100克,猪油20克,面肥50克,面碱适量。

[做法]　将350克面粉放入盆内,加入面肥及水适量和成面团,待面团发起,加面碱揉匀,把面团分成7份,其中4份掺入猪油揉匀,另外3份分成2块备用。蛋黄放入碗内打散,加入面粉75克、白糖50克及上述备用的一

块面团,揉匀成黄色面团稍醒。山楂糕用刀面压碎,加入白糖50克、干面粉75克及剩余的另一块面团,揉光揉匀成红色面团,稍醒。将白面团放案板上,揉成条,擀成长方形面片,黄面团也擀成同样大的面片盖在白面片上,红面团也擀成同样大的面片铺在黄面片上,然后从一端卷起成长卷,揪成20个剂子,逐个按扁,包入豆沙馅成圆球形。再用小刀片在圆球的周边斜着转划5~6刀,呈斜平行裂道。用手指在圆球中心按成凹形,将青梅切成20个小薄片,分别放入凹处,码入屉内,上笼屉蒸15分钟即成。

[功效] 养心安神,止惊安胎,消食开胃。

细沙饺子

[原料] 面粉500克,红豆250克,糖油丁100克,植物油100克,白糖200克,糖桂花10克。

[做法] 将红豆淘洗干净,放入锅内,加水用旺火烧沸,再用小火煮烂,凉凉后倒入筛内,用手搓揉,边搓边冲入水,洗出豆沙,去掉豆皮。将豆沙装入布袋,用重物压干水分。炒锅上火,放入植物油、白糖,溶化后倒入豆沙,烧沸,改用小火煮熬,并不停地翻炒至水分将干,加入糖桂花,盛出冷却,成为馅料。面粉加入80℃的热水拌匀,和成热水面团,揉匀,放在案板上摊开凉凉,揉匀揉透,盖上湿布,醒面片刻,再稍揉几下,搓成长条,揪成小面剂,压扁,再擀成中间稍厚的圆形面皮。将馅料打入面皮里,加一粒糖油丁,包捏成月牙形饺子生坯。笼中铺好湿笼布,将饺子生坯摆在笼布上,旺火沸水蒸7~8分钟即熟。

[功效] 补气养血,健脾和胃。

佛手蒸饺

[原料] 面粉100克,红豆100克,白糖80克,糖玫瑰15克,植物油30克。

[做法] 将红豆淘洗干净,用水浸泡半天后倒入锅内,加水煮至熟烂,捞出,用铜丝筛去豆皮,即成豆沙。炒锅上火,加植物油烧热,先放入白糖炒化,再加入豆沙,用小火翻炒,直至水分炒干,再加糖玫瑰,炒透,盛出凉凉,即为馅料。面粉加热水拌匀,和成面团,揉匀,放在案板上摊开凉凉,再揉匀揉透,醒面片刻,再稍揉几下,搓成长条,揪成小面剂,再擀成中间稍厚

的圆形面皮。将馅料包入面皮里,把口捏紧,放在案板上,将捏口处压扁,用刀在上面切上4刀,捏成5个手指状,再将中间3个"指头"向内拳握,即成佛手状饺子生坯,包好后摆入小笼里,呈环状,中间放1只,旺火蒸熟,原笼垫盘,直接上桌。

[功效] 健脾养血。

粟米红豆粥

[原料] 粟米200克,红豆沙200克,红糖适量。

[做法] 将粟米淘洗干净,放入锅内,加入适量水,用小火煮至半熟时,加入红豆沙、红糖,继续熬至粟米软烂黏稠时即成。

[功效] 健脾除湿,清热解毒。

赤豆薏米粥

[原料] 红豆50克,薏米30克。

[做法] 将红豆、薏米洗净,拣去杂质,放入砂锅内,加水适量,如常法煮粥,煮至豆烂粥稠即可。每日1~2次,温热服食。

[功效] 健脾养血。

百合杏仁红豆粥

[原料] 百合10克,杏仁6克,红豆60克,粳米100克,白糖适量。

[做法] 将以上原料淘洗干净,一同入锅,加水适量,用旺火烧开后转用小火熬煮成稀粥,调入白糖搅匀。日服1剂,温热食用。

[功效] 清热利湿,滋阴润肺。

红豆内金荷叶粥

[原料] 红豆50克,鸡内金10克,荷叶1张。

[做法] 将鸡内金研末,荷叶洗净切碎。红豆入锅中,加适量水煮粥,待熟时放入鸡内金末和荷叶,炖至熟烂离火。

[功效] 健脾养血,清暑开胃。

桂花红豆粥

[原料] 糯米200克,红豆50克,白糖、桂花各适量。

[做法] 将红豆淘洗干净,用水浸泡4小时。将糯米淘洗干净,放入锅内,加入红豆和适量水,用旺火烧开,转小火熬至粥稠,盛入碗内,加入白

糖、桂花,搅匀即成。

[功效] 健脾养血,利湿开胃。

红豆补脾粥

[原料] 红豆60克,山药50克,芡实25克,薏米25克,莲子25克,红枣10枚,糯米60克,白糖适量。

[做法] 将红豆、山药、芡实、薏米、莲子、红枣、糯米淘洗干净,一同放入锅中,加入适量水,先用旺火煮沸,再转小火煮至烂熟,调入白糖,稍炖即成。

[功效] 健脾利湿。

二豆红枣饮

[原料] 红豆30克,红豇豆30克,红枣30克。

[做法] 将红豆、红豇豆、红枣分别洗净,一同放入锅中,加入适量水,用旺火煮沸后,转用小火煮至豆烂即成。

[功效] 健脾利湿,养血宁心,清热解毒。

红豆葫芦羹

[原料] 苦葫芦1个,红豆50克,红枣20克,冰糖、蜂蜜各适量。

[做法] 将苦葫芦洗净,去瓜瓤,加水煎成浓汁,再加红豆和红枣煮成羹,加冰糖和蜂蜜调味即成。

[功效] 清热解毒,利水消肿。

红豆西米羹

[原料] 红豆100克,西米100克,白糖适量。

[做法] 煮锅上火,加水1000毫升,煮沸后投入西米,再次煮沸,改用小火焖煮15分钟,取出倒入淘箩,水沥干后,再将西米浸入冷水中。红豆洗净入锅,加入1000毫升水煮沸,改用小火焖煮至酥烂,投入煮过的西米,搅匀煮沸,再加入白糖,煮溶起锅。

[功效] 养血健脾。

荸香雪梨果

[原料] 豆沙馅300克,荸荠500克,熟牛肉丝10根,鸡蛋清100克,白糖50克,干淀粉100克,面包屑100克,植物油1000毫升(实耗100毫升)。

[做法] 将荸荠蒸熟,取出压成泥,加白糖、干淀粉(50克)拌匀。将荸荠泥包上豆沙馅做成梨形,蘸匀干淀粉,涂一层鸡蛋清液,然后滚匀面包屑,插上牛肉丝做梨蒂,共做 10 个。炒锅上火,放油烧至六成热,将做好的雪梨逐个下锅,待炸成金黄色时捞起装盘即成。

[功效] 清热化痰,消积止渴,除湿解毒,利水消肿。

雪绵豆沙

[原料] 红豆沙 200 克,鸡蛋清 150 克,面粉 25 克,淀粉 5 克,植物油、白糖、青丝、红丝各适量。

[做法] 将红豆沙搓成玻璃球大小的丸状,滚上一层面粉。鸡蛋清搅打成泡沫状,加淀粉、面粉,搅拌成蛋泡糊。炒锅上火,放油烧至四成热,将红豆沙蘸蛋泡糊下油锅炸透,捞出,摆在盘中,撒上白糖和青丝、红丝即成。

[功效] 补气养血。

红豆焖鲤鱼

[原料] 红豆 150 克,鲤鱼 1 条(重约 500 克),陈皮 10 克,生姜片 5 片,葱 50 克,酱油、精盐、白糖、麻油、胡椒粉、湿淀粉、植物油各适量。

[做法] 将鲤鱼剖杀,去鳞、鳃及内脏,用精盐擦洗内外,冲净,涂上调好的酱油、白糖、精盐、麻油腌渍片刻。炒锅上火,放油烧热,下鲤鱼,煎至两面呈金黄色,在两旁放入生姜片。将红豆用水淘洗片刻,用热水浸 2 小时,倒出冲洗。锅中放 5 杯水烧沸,放入红豆,用小火煲 30 分钟,熄火。陈皮浸软,切丝。葱洗净,切段。把红豆再烧沸(如水分不足需略加水),放入煎好的鲤鱼,下胡椒粉、精盐、陈皮、部分葱段和适量水,用小火焖煮 15 分钟,加入余下的葱段,用湿淀粉勾芡即成。

[功效] 健脾利水,益气除湿。

红豆乌鸡汤

[原料] 红豆 150 克,乌骨鸡 1 只(重约 1500 克),黄酒 15 毫升,精盐适量。

[做法] 将乌骨鸡活杀,去毛及肠杂,洗净。将红豆洗净后塞满鸡腹,淋上黄酒,以线缝合,置瓷盆中,撒上精盐,上锅隔水蒸熟,离火即成。

[功效] 利水消肿。

红豆甲鱼汤

[原料] 红豆 60 克,甲鱼 1 只(重约 300 克),冬瓜(连皮)500 克。

[做法] 将甲鱼宰杀,取肉切块。冬瓜洗净切块。红豆淘洗干净。将甲鱼肉入锅,加水煮至半熟,再加入冬瓜和红豆,小火炖 1 小时,至肉烂豆熟即成。

[功效] 清热解毒,利水消肿。

食用禁忌

蛇伤者忌食。《随息居饮食谱》:"赤小豆,蛇咬者百日内忌之。"

形瘦体虚、久病者忌食。红豆渗利损阴伤阳,补益之力不足,形瘦体虚及久病者食则使正气更为耗伤,体质更虚。

忌加面碱煮食。煮食时加面碱虽能使红豆变软,但其中的钙、磷易与铁制剂结合形成不溶性高合体,降低铁制剂的吸收。

阴虚津伤,内热火旺,津血枯燥消瘦,尿多者忌食。红豆性善下行,通利水道,过剂可渗利伤津。陶弘景:"性逐津液,久食令人枯瘦。"《本草新编》:"赤小豆,可暂用以利水,而不可久用以渗湿。湿证多属气虚,气虚利水,转利转虚而湿愈不能去矣,况赤小豆专利下身之水而不能利上身之湿。盖下身之湿真湿也,用之而有效;上身之湿,虚湿也,用之而益甚,不可不辨。"《本草纲目》:"赤小豆,其性下行,久服则降令行禁太过,津液渗泄,所以令肌瘦身重也。"

服硫酸亚铁时忌食,因红豆中的钙、磷易与铁制剂结合形成不溶性高合体,降低铁制剂的吸收。

服四环素类药物、红霉素、灭滴灵、甲氰咪胍时忌食,因红豆的含钙量较高。

扁 豆

扁豆,又名眉豆、茶豆、树豆、南豆、南扁豆、沿篱豆、蛾眉豆、羊眼豆、膨皮豆、小刀豆等,为豆科植物扁豆的种子。扁豆原产于印度和印度尼西亚,现在,除了高寒地区外,我国各地均有栽培。扁豆的肥厚嫩荚和种子可供食用。市场上常见的扁豆有白、紫、青三色,其形状为长荚,荚内有种子3～6粒。

[性味归经] 性平,味甘、淡。归脾、胃经。

[食用方法] 立冬后收获成熟的扁豆,去荚取种仁,可以煮食或煮汤,或制成豆泥、豆沙,还能煮粥做糕。嫩扁豆荚可做蔬菜,多用于制作家常菜,以烧、煮为多,可切段单烧,也可配以芋头、土豆等。配荤料时多用猪肉。偶有蒸食,或切丝焯水后拌食,或炒食。亦可制作泡菜或腌、干制品。

[营养成分] 每100克可食部分含蛋白质19克,脂肪0.1克,食物纤维13.4克,糖类42.2克,维生素B_1 0.33毫克,维生素B_2 0.11毫克,烟酸12毫克,钙68毫克,磷340毫克,铁4毫克,锌1.93毫克,钾1.07克,钠1毫克。

[保健功效] 扁豆具有健脾和中,抗菌抗病毒,增强细胞免疫功能,降低血糖、胆固醇,防治肿瘤等功效。适用于暑湿吐泻、脾虚、呕逆、食少久泻、水停消渴、赤白带下、小儿疳积等症。

食疗验方

糖尿病,营养不良性水肿,慢性肾炎,慢性肝炎,皮炎,疖疔疮肿 扁豆粒30克,粟米100克。先将扁豆粒去杂,洗净后,研成粗末,备用。将粟米淘洗干净,放入砂锅中,加适量水,大火煮沸,调入扁豆粗末,改用小火煨煮1小时,待粟米酥烂、粥稠黏即成。每日早、晚两次食用。功能:清热解毒,利湿止渴。

暑热症,厌食症,慢性胃炎,胃窦炎,营养不良性水肿,高血压　扁豆粒50克,红枣15枚,粟米150克,红糖适量。将扁豆粒、红枣、粟米分别洗净,一同入锅,加水适量,用大火烧开后转用小火熬煮成稀粥,加入红糖稍煮即成。每日早、晚两次食用。功能:健脾养血,清暑利湿。

食欲不振,慢性腹泻,呕吐,妇女白带增多,中暑　扁豆粒250克,白糖100克,葡萄干、山楂糕各15克,糖桂花少许。将扁豆粒用米泔水浸发后搓去皮,加水煮至酥软,加入白糖,撒上山楂糕、葡萄干、糖桂花即成。每日早、晚两次食用。功能:健脾化湿,消暑和中。

营养不良性水肿,慢性肾炎,尿道炎,尿路结石,糖尿病　熟扁豆粒25克,玉米粉50克,红枣10枚。将熟扁豆粒、玉米粉、熟红枣一起放入锅中,放入适量水,用小火熬煮至熟透为度。每日早、晚两次食用。功能:健脾利水。

慢性胃炎,慢性肠炎,暑热症,大便次数增多,吸收不良综合征　炒扁豆粒100克,炒薏米50克。将炒扁豆粒与炒薏米同研为细粉,瓶装备用。每日2次,每次15克,温开水送服。功能:益气健脾,祛湿止泻。

糖尿病,暑热症,营养不良性水肿,高血压,动脉硬化,冠心病　扁豆粒30克,葛根粉60克,豆浆200毫升。先将扁豆、葛根粉同入砂锅,加水煎煮两次,每次30分钟,过滤去渣,合并两次滤汁与豆浆充分混合均匀,再倒入砂锅,小火煨煮10分钟即成。每日早、晚两次食用。功能:清暑化湿,生津润燥,止渴降糖。

暑热症,慢性胃肠炎,营养不良性水肿,糖尿病　扁豆粒50克,大米150克,生姜适量。将扁豆粒、大米、生姜洗净入锅,加水适量,同煮2小时即成。每日早、晚两次食用。功能:补虚健脾,益气养阴。

慢性肝炎,脂肪肝,胃肠神经官能症,贫血,月经不调,产后乳汁不足　扁豆粒50克,红枣15枚,白芍10克,陈皮适量。将扁豆粒、红枣洗净,与白芍、陈皮一同放入砂锅中,加水适量,浓煎两次,每次30分钟,用纱布过滤,合并两次滤汁,混匀即成。每日早、晚两次分饮。功能:健脾和胃,养血护肝。

糖尿病,营养不良性水肿,慢性肾炎,慢性肠炎,疳积,暑热症　扁豆30克,天花粉、黄芪各适量。将天花粉、黄芪分别洗净,晒干或烘干。将扁豆放入锅中,微火炒至焦黄,与天花粉、黄芪共研成细末,一分为二,装入茶袋中,挂线封口,冲茶饮,每次1袋,放入杯中,用沸水冲泡,加盖闷15分钟后,即可饮用。一般每袋可连续冲泡3～5次。功能:健脾和胃,消暑化湿,降血糖。

暑热症,疰夏,厌食症,小儿疳积,慢性胃肠炎,胃肠神经官能症　扁豆粒15克,山药15克,红豆、薏米各30克,鲜荷叶半张,灯芯草少许。将扁豆粒、山药、红豆、薏米、鲜荷叶、灯芯草分别清洗,同放入砂锅,加入适量水,用小火慢煮,以豆熟烂为度。每日1次,空腹食用。功能:健脾和胃,消暑化湿。

暑热症,痘疹透发不畅,腮腺炎,消化性溃疡,高血压,慢性前列腺炎,关节炎　荷叶15克,扁豆粒、黄豆各50克,绿豆10克。将荷叶、扁豆粒、黄豆、绿豆洗净,加水煎煮至熟烂后,取浓汁饮用。每日早、晚两次分饮。功能:解毒消暑,健脾益气。

养生食谱

扁豆炒面

［原料］面条500克,扁豆500克,猪肉200克,葱花20克,生姜末3克,大料2瓣,精盐10克,味精2克,酱油15毫升,植物油50毫升,麻油适量。

［做法］将猪肉洗净,切薄片。扁豆撕去老筋,切成段,洗净。炒锅上火,放油烧热,下入大料、葱花、生姜末煸香,放肉片炒至断生,加精盐、酱油、扁豆炒片刻,加适量水,烧开,将面条均匀地放在扁豆上,盖严盖,用中火烧至汤汁尽,调入麻油、味精即成。

［功效］健脾和胃,清暑化湿。

扁豆水饺

［原料］面粉500克,扁豆400克,猪肉150克,精盐、味精、葱花、生姜末、酱油、麻油各适量。

［做法］将扁豆掐去筋络,洗净,放入沸水锅中烫透,捞出凉凉,剁成碎

末,挤去水分。猪肉剔去筋膜,洗净,剁成蓉,放入盆内,加入葱花、生姜末、酱油、精盐、味精和适量水,拌匀,再加入扁豆末和麻油,搅拌均匀,即成馅料。面粉加水拌匀,和成面团,揉匀揉透,盖上湿布醒片刻,放在案板上稍揉几下,搓成长条,揪成小面剂,擀成中间稍厚的圆形面皮,包馅捏成饺子生坯。锅置旺火上,加水,烧沸后下入饺子生坯,用漏勺沿着锅底轻轻推动,至饺坯上浮至水面。水沸后点两次凉水,再煮沸时即可捞出。

[功效] 益气健脾。

扁豆粥

[原料] 扁豆 25 克,粳米 100 克,生姜适量。

[做法] 将扁豆、粳米、生姜洗净,加水适量,同煮 2 小时即成。

[功效] 健脾和胃,消暑止露。

扁豆红枣粥

[原料] 扁豆 16 克,红枣 10 枚,粳米 30 克,冰糖适量。

[做法] 将原料分别洗净,一同入锅,加水适量,用旺火烧开后转用小火熬煮成稀粥,加入冰糖稍煮即成。

[功效] 健脾化湿,养血安神,益气生津。

山药枣豆糕

[原料] 山药 200 克,扁豆 50 克,陈皮丝 3 克,红枣 500 克。

[做法] 将山药去皮切成薄片。红枣去核,切碎。扁豆去筋,洗净切碎。三味混合,加陈皮丝拌匀后蒸成糕,当早餐食用。

[功效] 和胃调中,健脾止泻。

扁豆香薷银花汤

[原料] 扁豆 30 克,香薷、金银花各 15 克,白糖适量。

[做法] 将前 3 味原料同放入锅内,加水煎煮,去渣取汁,调入白糖即成。

[功效] 清热解毒,健脾祛湿。

扁豆红枣白芍汤

[原料] 白扁豆 30 克,红枣 20 克,白芍、陈皮各 5 克。

[做法] 将白扁豆、红枣洗净,与白芍、陈皮一同放入砂锅中,加水 1000 毫升,煎煮至 800 毫升,饮汤温服。

［功效］益气健中,运脾化湿。

食用禁忌

寒热病者勿食。陶弘景:"患寒热病者不可食。"《食疗本草》:"患冷气人勿食。"《随息居饮食谱》:"患疟者忌之。"

食积者忌食。食积者应健胃消食,忌补脾,而白扁豆性温热,补脾,能加重食积胀满之症。

脾虚有滞者禁食。扁豆健脾而有壅滞之弊,湿郁中焦兼有气机郁滞者忌单独使用,应适当配伍理气之品,或以扁豆花代之。

忌多食,否则会壅气伤脾。《本草从新》:"多食能壅气。"

忌切碎食。扁豆角较脆,宜用手拉断食,若以刀切食则刀中铁元素会破坏食物中的维生素 C。

禁生食、半生半熟食。未煮熟的扁豆含抗胰蛋白酶因子、植物血细胞凝集素、溶血性皂素等。抗胰蛋白酶因子能影响人体对蛋白质的消化吸收;植物血凝素有凝血的作用;溶血性皂素对消化道黏膜有着强烈的刺激作用,不但会诱发局部充血、肿胀及出血性炎症,还可破坏血液中的细胞,诱发溶血性疾病。生食或炒不透食后 3~4 小时可导致头痛、头昏、恶心、呕吐、腹泻、腹痛等中毒反应,所以必须食熟透的扁豆。

忌食油炸扁豆。经油炸,扁豆所含的维生素等营养成分会被破坏。

服潴钾排钠类利尿药(安体舒通等)时禁食,因该类药物与含钾量高的食物相克,影响疗效。

蚕 豆

蚕豆,又名胡豆、罗汉豆、佛豆、倭豆、寒豆、川豆、竖豆、仙豆、海豆等,为豆科植物蚕豆的种子。蚕豆中含有大量蛋白质,在日常食用的豆类中仅次于大豆,并且氨基酸种类较为齐全,特别是赖氨酸含量丰富。原产于黑海南部,在我国已有2000余年的栽培历史。

[性味归经] 性平,味甘、微辛。归脾、胃经。

[食用方法] 蚕豆是一种食用佳品,爱食者颇多。蚕豆亦粮亦蔬,干蚕豆可以作为主食,或炒或煮或炸,并可以制成许多副食品,如粉丝、豆瓣酱等,也可以制作成糕饼和糖果。还可用作多种风味小吃的原料。例如,用蚕豆制作的五香豆、油炸兰花豆及怪味豆等。干蚕豆也可以发芽做菜,味道鲜美。嫩蚕豆可作为新鲜蔬菜食用,既可做主料,又可做辅料,咸甜皆宜,不论拌、炝,还是炒、烩,都能做出适口的佳肴。

[营养成分] 每100克干品的可食部分中含有蛋白质24.6克,脂肪1.1克,糖类49克,膳食纤维10.9克,钙49毫克,磷339毫克,铁219毫克。此外,它还含有维生素A 50微克,维生素B_1 0.13毫克,维生素B_2 0.23毫克,烟酸2.2毫克,维生素C 12毫克,以及多种磷脂、胆碱和微量元素等。

[保健功效] 蚕豆有利尿、止血、补中益气、健脾利湿、涩精实肠、暖胃和腑、补肾的作用,适用于心脏病、肾炎水肿病、水肿,并有止血降压的作用。常食蚕豆,其丰富的植物蛋白可以延缓动脉硬化;富含的粗纤维可以降低血液中的胆固醇,对动脉硬化、抗衰防病有较好的保健作用。蚕豆中所含的磷脂是神经组织及其他膜性组织的组成成分;胆碱是神经细胞传递信息不可缺少的化学物质,常食蚕豆对营养神经组织、增强记忆力有较好的保健作用。蚕豆含有丰富的钙,有利于骨骼对钙的吸收,能促进人体骨骼的生长发育。

食疗验方

高血压,动脉硬化,冠心病,肥胖症,糖尿病　蚕豆250克,冬瓜皮100克。将蚕豆、冬瓜皮洗净后一同放入锅中,加水煮熟即成。每日早、晚两次食用。功能:健脾消肿,清热祛风。

糖尿病,肥胖症,高脂血症,脂肪肝,卒中后遗症　冬瓜250克,蚕豆100克,绿豆60克,扁豆30克。将冬瓜洗净,去皮切块,同蚕豆、绿豆、扁豆一同放入砂锅中,加水适量煨煮1小时,取汤即成。每日早、晚两次分饮。

功能:健脾利湿,清暑消肿。

贫血,单纯性消瘦症,疲劳综合征,慢性前列腺炎,尿路感染　牛肉250克,鲜蚕豆400克,麻油、精盐、味精各适量。将牛肉洗净,切块,同鲜蚕豆一同放入锅中,加水适量,煨炖熟烂,加精盐、味精、麻油调味即成。功能:清热利湿,益气强筋。

大便溏薄　蚕豆、红豆各30克,粳米100克。先将蚕豆、红豆用冷水浸泡半日后,同粳米一起煮粥。早餐、晚餐时温热服食。功能:利水消肿,健脾益胃。

须发早白,枯燥　蚕豆、黑豆、红豆各100克,糯米500克,蜂蜜、糖桂花、青梅丝、果脯料各适量。将蚕豆、黑豆、红豆加水适量,用小火煮烂后碾成泥,加蜂蜜调成泥。糯米上笼蒸熟,将糯米饭和泥馅分层摊放在纱布上,压平后,切成小块即可。也可在米糕中间和上面加入糖桂花、青梅丝、果脯料等。功能:健脾补肾,清热解毒,乌发润发。

单纯性肥胖症,脂肪肝,高脂血症,肾炎水肿,前列腺炎　蚕豆壳15克,红茶3克。将蚕豆壳、红茶放入茶杯中,用沸水冲泡即成。功能:清热利湿,减肥祛脂。

慢性胃炎,消化性溃疡,肾炎水肿,高脂血症,高血压,肥胖症　蚕豆60克,大米100克。将蚕豆、大米分别淘洗干净,下入锅中,加水适量,熬煮成粥。每日早、晚两次食用。功能:补益脾胃,清热利湿。

慢性肝炎,吸收不良综合征,贫血,营养不良性水肿,关节炎,尿路感染,慢性前列腺炎　干品蚕豆、黑豆、红豆各100克,糯米150克,蜂蜜适量。将三种豆用冷水泡发,蚕豆剥去皮,一起放在砂锅内,加水适量,用小火煮烂,碾成泥,加入蜂蜜,调成馅备用。糯米淘洗干净,放在搪瓷盆中,加水适量,蒸熟后再将熟糯米饭和豆馅分层摊放在纱布上,抹平,切成小块即成。功能:补益肝肾,清热利湿。

吸收不良综合征,营养不良性水肿,肥胖症,高脂血症,脂肪肝,动脉硬化,高血压　蚕豆250克,红糖150克。将蚕豆用水泡发,剥去外皮后放入锅中,加水适量,煮烂后加入红糖,搅拌均匀,绞压成泥状,待冷,以干净的塑料瓶盖或啤酒瓶盖为模子,将糕料填压成饼状,摆在盘内即成。功能:利湿消肿,祛瘀降脂。

养生食谱

蚕豆粥

[原料] 蚕豆 60 克,粳米 100 克。

[做法] 将蚕豆、粳米分别淘洗干净,下入锅中,加水适量,熬煮成粥。供早、晚餐服食。

[功效] 健脾开胃,利水消肿。

蚕豆冬瓜茶

[原料] 蚕豆壳 20 克,冬瓜皮 50 克,红茶 6 克。

[做法] 将以上原料一起入锅,加水 600 毫升,煎至 200 毫升时去渣取汁,代茶饮,不拘时。

[功效] 健脾开胃,利湿消肿。

蚕豆壳茶

[原料] 蚕豆壳 15 克,红茶 3 克。

[做法] 将蚕豆壳、红茶放入茶杯中,用沸水冲泡,代茶饮。

[功效] 健脾利湿。

牛肉蚕豆汤

[原料] 牛肉 250 克,鲜蚕豆 150 克,麻油、精盐、味精各适量。

[做法] 将牛肉洗净切块,同鲜蚕豆一同放入锅中,加水适量,煨炖熟烂,加精盐、味精、麻油调味即成。

[功效] 健脾补气,和胃消肿。

冬瓜三豆汤

[原料] 冬瓜 250 克,蚕豆 60 克,绿豆 60 克,扁豆 15 克。

[做法] 将冬瓜洗净,去皮切块,同蚕豆、绿豆、扁豆一同放入砂锅中,加水适量,煮汤食用。

[功效] 健脾利水。

二豆牛肉汤

[原料] 蚕豆 250 克,红豆 125 克,瘦牛肉 500 克,精盐、味精、麻油各

适量。

[做法] 将牛肉洗净切薄片,同蚕豆、红豆一同放入锅中,加水煮至烂熟,加精盐、味精、麻油调味即成。

[功效] 健脾利湿,消肿清热。

食用禁忌

有蚕豆病家族史和溶血病家族史者忌食。有些先天生化缺陷的人(体内缺乏 6-磷酸葡萄糖)即有蚕豆病者,食蚕豆特别是食生蚕豆或吸入蚕豆花粉后会发生急性溶血性贫血——蚕豆黄病,可突然出现发热、胃寒、面色苍白、软弱乏力、头昏头痛、全身酸痛(特别是腰痛)、胃肠道功能紊乱、呕吐、恶心、厌食等症状,数小时内出现黄疸、贫血,尿色深黄或酱红色(血红蛋白尿),甚至出现休克,心、肾功能衰竭而危及生命,故蚕豆须煮熟后再食。一旦发生蚕豆病应及时送医院救治。

脾胃虚寒者忌食。蚕豆性壅滞,服过量易致食积腹胀。《本经逢原》:"性滞,中气虚者食之,令人腹胀。"老蚕豆多食易腹胀,需煮烂食。

儿童慎食。蚕豆含 0.5% 的巢菜碱苷,摄入过量可抑制机体的自然生长。

服优降宁、痢利灵时忌食,否则可能会诱发血压升高,甚至导致高血压危象、脑出血。

黑 豆

黑豆,又名菽、大豆、马料豆、乌豆、冬豆子等,为豆科植物大豆的黑色种子。

[性味归经] 性平,味甘。归脾、肾经。

[营养成分] 每 100 克可食部分含蛋白质 49.8 克,脂肪 12.1 克,糖类

18.9克,粗纤维6.8克,钙250毫克,磷450毫克,铁10.5毫克,维生素B_1 0.51毫克,维生素B_2 0.19毫克,烟酸2.5毫克,并含异黄酮类、皂苷、胆碱、叶酸、亚叶酸、生物素等成分。

[食用方法]黑豆的营养价值很高,食用方法多种多样。可制成豆粉、豆腐、豆浆、腐竹、豆芽、臭豆腐、豆腐干等,还可加工成豆卷、豆豉、黑豆衣等。

[保健功效]可活血利水,滋养强身,祛风解毒。适用于水肿胀满、风毒脚气、黄疸水肿、风痹筋挛、产后痛风、口禁、痈肿疮毒、药毒、体虚、眩晕、自汗、盗汗等症。黑豆中含有大量的尿激酶,能溶解血管中的血栓,因此,吃豆豉能有效地预防脑血栓的形成,从而起到防治老年性痴呆的作用。

食疗验方

白发早生,发枯,脱发 糯米200克,大米150克,黑芝麻75克,黑豆5克,核桃仁75克,绿豆35克,白糖250克,植物油350克。将糯米、大米、黑豆、绿豆用温水泡发,炒熟,碾成细粉。黑芝麻炒熟碾细。核桃仁入油锅内炸脆,压碎,三合粉用开水冲调拌匀。炒锅置火上,加入植物油,再下三合泥糊,不断翻炒至干,加白糖炒酥起锅,装盘后撒上酥核桃仁末、黑芝麻粉即可。功能:滋养肝肾,补益脾肺,乌发生发。

高脂血症,脂肪肝,单纯性肥胖,慢性肠炎 黑豆50克,山楂、枸杞子各30克,红糖20克。先将山楂、枸杞子去杂,洗净,山楂切碎,去核,两者与洗净的黑豆同入砂锅,加足量水,浸泡1小时。待黑豆泡透,用大火煮沸,改用小火煨煮1小时,待黑豆酥烂时,加红糖拌匀即成。每日早、晚两次分别食豆,饮汤。功能:养心益肾,补虚健脾,化瘀降脂。

头晕目眩,目暗耳鸣,发白枯落,面色早枯,腰酸腿软,神经衰弱,肠燥便秘 天冬、黑豆、黑芝麻各30克,糯米60克,冰糖适量。将天冬、黑豆、黑芝麻及糯米洗干净,放入砂锅,加水适量,同煮成粥。待粥将熟时,加入冰糖,再煮沸1~2次即可。每日2次,温热食用,5~7日为一个疗程。功能:益肝补肾,滋阴养血,固齿乌发,延年益寿。

青年白发,脱发 何首乌500克,黑芝麻500克,墨旱莲500克,黑豆

1500克。将以上原料用水浸泡6小时,再以小火煎至豆熟,不煳为度,将豆子拣出。每日早、晚空腹时各服20～30粒,1～2剂即愈。功能:滋阴补血。

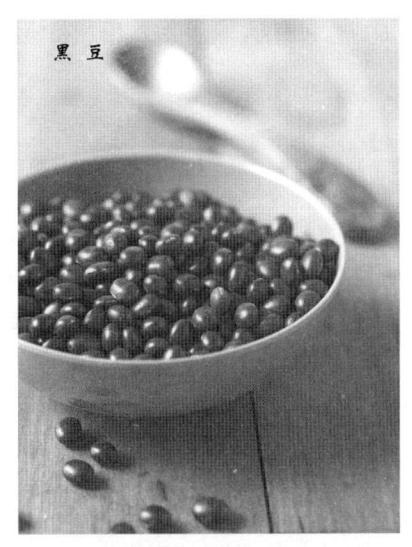
黑豆

贫血　黑豆30克,黑糯米50克,红糖适量。将黑豆与黑糯米洗净后同煮成粥,加红糖调味。每日两次,温热服。功能:益气补血。

血虚气滞型闭经　黑豆50克,红花5克,红糖适量。将黑豆、红花放入锅内,加水适量,置火上煎汤,至黑豆熟烂时,放入红糖,继续烧至红糖熔化即成。功能:滋补脾肾,活血行经。

气血虚弱型痛经　黑豆60克,鸡蛋2个,米酒120毫升。先将黑豆、鸡蛋洗净,放入锅内加水适量,用小火烧煮,煮至鸡蛋熟后,取出鸡蛋,用凉水浸一下,剥去蛋壳,再放入锅内,煮一会儿即成,服用时加米酒。功能:调中,下气,止痛。

单纯性消瘦症,慢性胃炎,吸收不良综合征,贫血,慢性肝炎,自汗,盗汗,肺结核　黑豆90克,红枣15枚,红糖10克。将红枣用温水浸泡片刻,洗净备用。黑豆去杂洗净,放入锅中,加水适量,先用小火煮煨30分钟,加入红枣、红糖,再煮30分钟,直至黑豆酥烂时离火,出锅即成。每日早、晚两次食用。功能:健脾益胃,活血利水。

神经衰弱,失眠症,老年性痴呆,遗忘综合征,贫血,习惯性便秘　黑豆50克,桂圆肉30克,红枣15枚。将黑豆、桂圆肉、红枣洗净,一同放入锅中,加水适量,煮至黑豆熟烂,拌匀即成。每日早、晚两次分服。功能:补气益脾,宁心安神,生津润燥。

尿路感染,慢性前列腺炎,盆腔炎,月经不调,性欲低下,遗精,阳痿　黑豆60克,桂圆肉10克,红枣15枚,芡实30克。将黑豆用水浸泡半日后捞出,同洗净的桂圆肉、芡实、红枣一同放入锅中,加水适量,中火煮至烂熟即成。每日早、晚两次食用。功能:益肾固精,健脾利尿。

养生食谱

黑豆红枣

[原料] 黑豆 30 克,红枣 20 克,白糖 10 克。

[做法] 将红枣用温水浸泡片刻,洗净。黑豆去杂洗净,放入锅中,加水适量,先用小火烧开 30 分钟,加入红枣、白糖,再煮 30 分钟,直至黑豆酥烂时离火,出锅即成。饮汤吃豆、枣。

[功效] 补肾养心,健脾益气,生津止汗。

黑豆焖肉

[原料] 黑豆 500 克,猪肉 100 克,精盐 3 克,味精 2 克,鲜汤 750 毫升,湿淀粉 15 毫升,植物油 50 毫升。

[做法] 将黑豆用水泡软去皮,沥干水分。猪肉切成黄豆大小的粒。炒锅上火,放油烧至五成热,先下肉粒煸炒,至水分煸干,再下黑豆煸炒,加入鲜汤、精盐调味,在中火上炖约 20 分钟(以黑豆熟烂为度),再放味精,用湿淀粉勾芡,盛入碗中即可。

[功效] 补中益气,温肾壮阳。

黑豆炖甲鱼

[原料] 甲鱼 1 只(重约 500 克),黑豆 30 克,精盐适量。

[做法] 将甲鱼宰杀,除去内脏后洗净,入锅用热水焯过,刮去黑膜,剁成块,与洗净的黑豆一起投入加有 2000 毫升水的锅中,炖至软烂,端锅离火,调入精盐,即可食用。

[功效] 益气调中,补虚壮阳。

煮黑豆

[原料] 黑豆 100 克,精盐 4 克。

[做法] 将黑豆淘洗干净,入锅加水,用旺火烧开,待黑豆熟烂后,加精盐调味(盐要后加,否则黑豆不宜煮烂),即可盛入碗中食用。宜早、晚适量温服。

[功效] 滋阴补肾。

猪肝黑豆

[原料] 猪肝250克,黑豆60克,当归30克,红枣30克,精盐、味精、五香粉、麻油各适量。

[做法] 将猪肝洗净,切片,与黑豆、当归、红枣同入锅,加水共煮汤。煮至猪肝、黑豆熟烂后,去当归,加入精盐、味精、五香粉、麻油调味,即可食用。

[功效] 补血健脾,养阴滋肾。

黑豆莲藕鸡汤

[原料] 黑豆150克,莲藕500克,老母鸡1只,红枣4枚,生姜5克,精盐适量。

[做法] 将黑豆放入铁锅中干炒至豆衣裂开,再用水洗净去皮,晾干。老母鸡宰杀后去毛、内脏及肥油,洗净。莲藕、红枣、生姜分别洗净,莲藕切成块,红枣去核,生姜刮皮切片。汤锅上火,加水适量,用旺火烧沸,下入黑豆、莲藕、老母鸡、红枣和生姜,改用中火炖约3小时,调入精盐,佐餐食用。

[功效] 养肝补血,乌须黑发。

黑豆红枣狗肉汤

[原料] 黑豆60克,红枣10枚,狗肉250克,生姜丝、花椒各适量。

[做法] 将狗肉洗净切小块,黑豆淘洗干净,同红枣一同放入锅中,加水煮沸,撇去浮沫,放入生姜丝和花椒,再慢煨2小时,至肉烂豆熟离火。每日1剂,分2~3次服食,连服7日为一个疗程。

[功效] 补肾壮阳。

豆麦黑枣汤

[原料] 黑豆30克,浮小麦30克,莲子7个,黑枣7枚,冰糖适量。

[做法] 将黑豆、浮小麦加水煮烂,去渣取汁,用汁煮莲子、黑枣至熟烂,加冰糖调味,不拘时食用。

[功效] 补益心肾,固涩敛汗。

黑豆红枣塘虱汤

[原料] 黑豆60克,塘虱鱼1条(重约500克),红枣10枚,陈皮10克,猪瘦肉400克,生姜片3片,精盐、植物油各适量。

[做法] 炒锅上火烧热,放入洗净的黑豆,用中火炒至黑豆的外衣破裂。将红枣洗净、去核。猪瘦肉洗净切片。陈皮浸软。将塘虱鱼剖杀,去内脏,用精盐擦去鱼身黏液,冲洗净,抹干。炒锅上火,放油烧热,将塘虱鱼煎至微黄,铲出,用水略冲。锅洗净,加适量水,烧沸,下黑豆、陈皮、猪肉片、生姜片,先用中火煲1小时,再添适量开水,放入红枣和鱼,用小火煲2小时,加精盐调味即成。

[功效] 祛风除热,调中下气,活血解毒,滋补脾肾。

黑豆桂圆柏子仁汤

[原料] 黑豆50克,桂圆肉15克,柏子仁50克。

[做法] 将黑豆、桂圆肉、柏子仁洗净,一同放入锅中,加水200毫升,煮至黑豆熟烂即成。

[功效] 健脾补肾,补心气,养阴血。

黑豆鹌鹑汤

[原料] 黑豆150克,鹌鹑3只,陈皮1块,红枣4枚,精盐适量。

[做法] 将黑豆放入铁锅中干炒至豆衣裂开,再用水洗净,晾干。鹌鹑宰杀后去毛及内脏,洗净。红枣(去核)、陈皮分别洗净。汤锅上火,加水适量,旺火烧沸,下入黑豆、鹌鹑、红枣和陈皮,改用中火继续炖约3小时,加入精盐调味即成。

[功效] 补益气血,强身健体。

八宝山药黑豆泥

[原料] 山药300克,熟黑豆粉30克,黑芝麻30克,油炸花生米30克,橘红粒20克,蜜冬瓜条15克,油炸核桃仁30克,蜜枣30克,猪油100克,白糖200克,植物油适量。

[做法] 将山药去皮,洗净蒸熟压成泥。蜜枣切成粒。炒锅上中火,放油滑锅,掺入少许开水,下山药泥搅散,加入猪油50克,炒片刻后加白糖、猪油,炒至出油,加入熟黑豆粉、黑芝麻、炸花生米、橘红粒、蜜冬瓜条、炸核桃仁、蜜枣,翻炒均匀后起锅,随意食用。

[功效] 健脾益胃,滋补肝肾,养颜美发。

二豆车前汤

[原料] 黑豆50克,绿豆50克,车前子15克,蜂蜜1匙。

[做法] 将车前子浸洗一遍,用纱布袋装好,同黑豆、绿豆一同放入锅中,加适量水,煎煮至豆烂熟,离火稍凉,调入蜂蜜即成。弃布袋,吃豆喝汤。

[功效] 清热利尿,渗湿止痛,利水消肿。

黑豆圆肉芡枣汤

[原料] 黑豆50克,桂圆肉10克,红枣10枚,芡实15克。

[做法] 将黑豆用水浸泡半日,捞出,同桂圆肉、芡实、红枣一同放入锅中,加水适量,煮至烂熟即成。

[功效] 补肾固精,健脾利尿。

食用禁忌

患有脾虚腹胀、肠滑泄泻、消化不良、慢性胃肠炎者慎食。

生黑豆中含血球凝素,可使血液异常凝固,严重者可引起血管的阻塞,加热可破坏血球凝素,因此,黑豆及其制品需经充分加热煮熟后食用。

黑豆中含有大量的嘌呤碱,嘌呤碱能加重肝、肾的中间代谢负担,因此肝、肾器官有疾患时,宜少食或不食黑豆。

豌　豆

豌豆,又名麦豆、脾豆、寒豆、雪豆、淮豆、兰豆、蜜豆、草豆、青小豆、荷兰豆等,为豆科植物豌豆的种子,豌豆有青、老之分,青者多用于做菜,老者为杂粮。全国各地均有栽培。

[性味归经] 性平,味甘。归脾、胃经。

[食用方法] 青豌豆粒多做配料,可用于炒、煎、熘、蒸、烩等多种烹调

方法。此外，青豌豆粒还可以冰冻、腌渍、制罐头。豌豆的新鲜嫩梢豌豆苗、豌豆荚、青豆均是淡季蔬菜市场上的时令佳品，可作为蔬菜食用，味道鲜美。干豆粒可以粮菜兼用，或煮食或熬汤，或煮烂做馅、油炸做成豌豆黄，或加工成酱。干豌豆磨成粉白而细腻，可制糕饼、粉丝、凉粉等。干豌豆还可以用于酿酒和制酱油等。药用时可以煮熟淡食，或配合其他食物和药物服用。豌豆的嫩梢、嫩荚、籽粒均可食用，色翠质嫩，清香可口。豌豆荚有菜用和粮用两种，以前者做菜为佳。一般每荚结籽6~7粒，粒大肉厚，味道鲜美，营养丰富。豌豆嫩荚的食用方法多样，可单独煮食做小菜，味宜清淡，既可爆炒，亦可煮食，还可用开水滚汤数分钟，做汤或拌菜。无论烹制荤素菜，都只需将青荚洗净，撕去两头和两边的老筋，无需将豆粒剥出来，食用方便。豌豆苗荤做素炒皆适宜。

［营养成分］每100克干品的可食部分中含蛋白质20.3克，脂肪1.1克，膳食纤维10.4克，糖类55.4克，钙97毫克，磷259毫克，铁4.9毫克，维生素A 0.25毫克，维生素B_1 0.49毫克，维生素B_2 0.14毫克，维生素B_3（烟酸）2.4毫克。

每100克鲜品的可食部分中含蛋白质7.4克，脂肪0.3克，膳食纤维3克，糖类18.2克，钙21毫克，磷127毫克，铁1.8毫克，维生素A 0.22毫克，维生素B_1 0.43毫克，维生素B_2 0.09毫克，维生素B_3（烟酸）2.3毫克。

［保健功效］豌豆可生津止渴、清热利尿、催乳消胀、通利大肠、增强机体免疫力，可治疗痈肿、脚气病、糖尿病、产后乳少、霍乱吐痢等病症。豌豆富含的维生素C、胡萝卜素及钾可帮助预防心脏病及多种癌症。豌豆富含的维生素A可预防结肠癌和直肠癌，并降低胆固醇。新鲜豌豆中还含有分解亚硝酸胺的酶，有防癌、抗癌的作用。新鲜豌豆苗富含胡萝卜素、维生素C，能使皮肤柔腻润泽，并能抑制黑素的形成，有美容功效。

食疗验方

高血压病，产后乳汁不畅，小便不利，习惯性便秘　新鲜嫩豌豆荚250克。将豌豆荚洗净，剪去两端，放入砂锅中，加水适量，中火煮沸改小火，将豌豆荚煮熟后即成。每日早、晚两次分食。功能：和中下气，利湿降压。

暑热症,单纯性肥胖症,脂肪肝,慢性前列腺炎,尿道炎　面条200克,肉丁50克,豌豆100克,植物油、精盐、酱油、味精、葱花、生姜末、鲜汤、湿淀粉各适量。将面条放入开水锅中煮熟,捞入碗中。炒锅上火,放油烧热,下入葱花、生姜末、肉丁煸炒变色,加酱油,炒几下,放入豌豆、鲜汤,烧开后用小火煮熟,加精盐,用湿淀粉勾芡,放味精拌匀成卤汁,倒入面碗中,拌匀即成。功能:健脾和胃,清暑利湿。

暑热症,产后乳汁不畅,慢性胃肠炎,习惯性便秘,痔疮出血　豌豆250克,面粉500克,面肥50克,面碱5克,白糖、猪油、青梅、桂花各适量。将豌豆洗净,放入凉水锅中煮烂,凉凉去皮,倒在纱布袋里,压去水分,即成豌豆粉。炒锅烧热,放入猪油和白糖同炒,待白糖熔化后将豌豆粉放入,用小火炒至黏稠时取出凉凉,再加入桂花和切成丁的青梅,搅拌均匀,即成豌豆沙馅。将面粉倒入盆内,加入面肥与水,和成面团,发酵,待面团发起,加面碱揉匀,搓成条,揪成15克一个的剂子,用手按扁,包入馅,做成包子形状,稍醒5分钟,再上笼屉蒸熟即成。功能:健脾益气,清暑祛瘀。

慢性胃炎,消化性溃疡,单纯性肥胖症,脂肪肝,高脂血症　干豌豆500克,白糖100克,桂花10克,山楂糕50克。将干豌豆淘洗干净,放锅中加足量水,在大火上烧开,改小火煮烂成稀糊状,离火凉凉,再过筛去豆皮。山楂糕切成碎末。将滤出的豌豆泥放入砂锅内,加白糖,用小火煮30分钟左右,煮至豌豆泥黏稠即成。将山楂糕末和桂花撒在煮好的豌豆泥上,拌匀出锅,倒入干净的方瓷盘中凉凉,吃时切成小块,装入盘中即成。功能:健脾开胃,消食祛瘀。

高脂血症,脂肪肝,慢性肝炎,贫血,单纯性肥胖症　嫩豌豆粒200克,素火腿、水发香菇、熟笋肉各25克,精盐、味精、黄酒、鲜汤、湿淀粉、麻油、植物油各适量。将嫩豌豆粒用沸水焯一下,过凉。素火腿、水发香菇、熟笋肉均切丁。炒锅上中火,放油烧热,放入嫩豌豆略炒,加入香菇丁、笋丁,再加黄酒、精盐、鲜汤,待汤汁收至2/3时,放入素火腿丁,加味精,用湿淀粉勾芡,淋入麻油,装盘即成。佐餐食,量随意。功能:补益气血,祛脂减肥。

高血压,高脂血症,肥胖症,营养不良性水肿　绿豆粉、豌豆粉各1000克,山药、核桃仁、枣泥各100克,蜂蜜100毫升,桂花20克,红糖、白糖各

50克。先将山药、核桃仁分别洗净,晒干或烘干,研成粗末,放入碗中备用。锅置火上,加水适量,煮沸后加入红糖、白糖,溶化后加入桂花,拌和均匀,缓慢调入绿豆粉、豌豆粉,边调入边搅拌,并调入山药、核桃仁粉,和入枣泥,视搅拌程度可适量加水,并调入蜂蜜,搅拌呈硬膏状,装入木格内,上笼屉蒸30分钟即成。凉凉后,贮入冰箱备用。每日2次,每次50克,温开水送食。功能:滋阴补虚,利湿降压。

体虚,气短,消渴 青豌豆150克,豆腐2块,蛋清2个,味精、精盐、淀粉、香油、素油各适量。将豌豆放入沸水锅中,焯透捞出,控净水分,加入精盐、味精腌一下备用。豆腐用刀压成泥,加入精盐、味精、淀粉、蛋清调拌均匀,取出一半摊在平盘中,然后放上豌豆,再将另一半豆腐泥盖在豌豆上,摊至厚薄适当。炒锅放植物油,烧至五成热时,将盘中的豆腐泥、豌豆,轻轻推入锅中,炸透后捞出,切成条,码在盘中,加入香油即可食用。功能:补益气血。

高脂血症,脂肪肝,动脉硬化,消化性溃疡,产后母乳不足 嫩豌豆250克,豆腐500克,熟瘦火腿50克,精盐、味精、湿淀粉、鲜汤、麻油、熟植物油各适量。将嫩豌豆洗净,沥干。熟瘦火腿切成小方丁。豆腐切成约2厘米见方的丁,放沸水锅内烫去黄浆水,用漏勺捞出沥去水。炒锅上火,放熟油烧热,放入鲜汤,倒入豌豆、豆腐丁及火腿丁,烧沸15分钟,加精盐、味精,用湿淀粉勾芡,淋上麻油,起锅装在汤碗内即成。功能:健脾益气,活血化瘀。

疲劳综合征,神经衰弱,慢性前列腺炎,性欲低下,阳痿,早泄 鲜嫩豌豆250克,虾仁150克,鸡蛋清20毫升,葱白、精盐、味精、黄酒、鲜汤、干淀粉、湿淀粉、植物油各适量。将鲜嫩豌豆洗净,沥干,待用。葱白切成马蹄片。虾仁用水洗净,沥干,放容器内,用精盐、味精、黄酒、调散的鸡蛋清及干淀粉搅拌均匀,腌渍上浆。炒锅上火,放油烧至五成热,放入虾仁滑油,见虾仁呈现白色,倒入豌豆滑油,用漏勺盛出沥油。炒锅上火,放油烧热,下葱白炝锅,倒入鲜汤,加精盐、味精、黄酒烧沸,倒入豌豆、虾仁,用湿淀粉勾芡,颠翻均匀,起锅装盘即成。功能:益精助阳,健脾和胃。

高血压,病后体虚,食欲不振,慢性肠炎,腹泻 豌豆60克,红枣15

枚,糯米 100 克。将豌豆、红枣去杂,洗净后放入温开水中浸泡 30 分钟,与淘干净的糯米同入砂锅,加水适量,小火煨煮 1 小时,待豌豆、糯米熟烂,呈开花状即成。每日早、晚两次食用。功能:生津补虚,利湿降压。

产后乳汁不下,肥胖症,尿路感染,高脂血症,高血压 青豌豆 250 克,核桃仁 15 克,生粉 25 克,白糖 100 克,植物油 25 毫升。将青豌豆放入锅内煮一下后捞出,除去壳,擦成蓉,盛入碗内。豌豆蓉加白糖、水和匀,再下锅烧沸,加少许生粉,用中火勾芡,起锅盛入容器内,冷透后放进冰箱冷冻室即成。食用时,将核桃仁放入油锅炸脆,捣细,撒在冻豆蓉上。功能:催乳补虚,降压。

单纯性肥胖症,脂肪肝,高脂血症,慢性前列腺炎,习惯性便秘 嫩豌豆 250 克,牛奶 50 毫升,白糖 30 克,湿淀粉适量。将嫩豌豆洗净,沥干,煮烂,制成豆泥。汤锅上火,舀入水,烧沸,倒入豆泥及白糖,搅匀,再加牛奶拌匀,最后用湿淀粉勾芡,装盘即成。功能:补虚益气,祛瘀解毒。

单纯性肥胖症,脂肪肝,高脂血症,胃下垂,更年期综合征 豌豆粒 500 克,泡红辣椒、葱花、蒜蓉各 5 克,精盐、白糖、醋、麻油、植物油各适量。将豌豆粒放水中泡发 2 小时后洗净,放在筛子内,右手执刀,在每个豌豆粒上切一刀,刀刃粘上豆粒即可,左手持一根筷子,将豆粒拨在碗内。将葱花、蒜蓉放入碗中,加入麻油、开水拌匀,以免变色。泡红辣椒剁成碎末。炒锅上火,放油烧至六成热,放入豌豆炸酥,捞出沥油,放大盘内。将葱花、蒜蓉、辣椒末、精盐、白糖、醋兑成汁,浇在豌豆上面,拌匀即成。功能:健脾开胃,祛瘀解毒。

慢性气管炎,慢性肝炎,脂肪肝,糖尿病,习惯性便秘 嫩豌豆 250 克,茭白 300 克,精盐、味精、黄酒、鸡汤、湿淀粉、植物油各适量。将嫩豌豆洗净,沥干。茭白去皮壳,削去老根及豆衣,洗净,切成指甲状滚刀块。炒锅上火,放油烧至五成热,放豌豆、茭白块滑油,当豌豆熟时倒入漏勺沥油。锅上火,放油烧热,加入鸡汤,倒入豌豆、茭白块,加精盐、黄酒、味精烧沸,用湿淀粉勾芡,起锅装入盘内。功能:清热解毒,除烦消渴。

慢性胃炎,单纯性肥胖症,脂肪肝,高脂血症,高血压 豌豆 250 克,熟春笋尖 50 克,精盐、味精、鲜汤、湿淀粉、麻油、植物油各适量。将豌豆用沸水焯熟,入冷水中过凉,沥干。熟春笋尖切丁。炒锅上中火,放油烧热,放入豌豆和熟笋丁略炒,加鲜汤烧沸,然后加入精盐、味精,用湿淀粉勾芡,淋上麻油,出锅装盘即成。功能:清热解毒,祛瘀降脂。

暑热症,消化性溃疡,溃疡性结肠炎,习惯性便秘,痔疮出血 豌豆200克,白糖30克,糖桂花5克,藕粉30克,面碱适量。将豌豆洗净放锅内,加水和少量的面碱,煮开,转小火煨烂,离火凉凉,过筛成豌豆泥。汤锅上火,倒入豌豆泥,放水烧开,加白糖、糖桂花,用冷开水调匀的藕粉勾芡,倒入汤碗即成。每日早、晚两次食用。功能:健脾益气,清暑解毒。

养生食谱

肉丁豌豆饭

[原料] 粳米250克,嫩豌豆150克,咸肉丁50克,植物油25毫升,精盐适量。

[做法] 将粳米淘洗干净,沥水3小时左右。嫩豌豆冲洗干净。炒锅上旺火,放油烧热,下咸肉丁翻炒几下,倒入豌豆煸炒1分钟,加精盐和水,加盖煮开后,倒入淘好的粳米(水以漫过粳米二指为度),用锅铲沿锅边轻轻搅动。此时锅中的水被粳米吸收而逐渐减少,搅动的速度要随之加快,同时加热要适当减小,待米与水融合时将饭摊平,用粗竹筷在饭中扎几个孔,便于蒸汽上升,防止米饭夹生,再盖上锅盖,焖煮至锅中蒸汽急速外冒时,转用小火继续焖15分钟左右即成。

[功效] 补中益气,健脾和胃,生津止渴。

茄汁豌豆炒饭

[原料] 粳米饭500克,猪瘦肉150克,猪油50克,鲜豌豆200克,番茄酱10克,紫菜1克,精盐10克,黄酒5毫升,生姜、葱各5克,味精2克。

[做法] 将葱洗净切小段,生姜洗净切片,豌豆剥去皮洗净。番茄酱放碗内,加少量水调稀。猪瘦肉洗净放在开水锅内,加葱段、生姜片、黄酒煮熟,捞出切小丁。炒锅再上火,放猪油烧热,加入豌豆及少许精盐炒熟出锅。炒锅再上火,放猪油烧热,倒入粳米饭和肉丁,加适量精盐炒透,再倒入豌豆和番茄汁,炒匀,加入紫菜和味精,与炒饭一同食用。

[功效] 益气健脾，下气宽中。

豌豆蓉包

[原料] 豌豆 500 克，面粉 1000 克，面肥 100 克，面碱 10 克，白糖 500 克，猪油 100 克，青梅 50 克，桂花 25 克。

[做法] 将豌豆洗净，放入凉水锅中煮烂，凉凉去皮，倒入纱布袋里，压去水分，即成豌豆粉。炒锅烧热，放入猪油和白糖同炒，待白糖溶化后，放入豌豆粉，用小火炒至浓稠时取出凉凉，再加入桂花和切成丁的青梅，搅拌均匀，即成豌豆蓉馅。将面粉倒入盆内，加入面肥与水（500 毫升），和成面团发酵，待面团发起，加面碱揉匀。将揉好的面团搓成条，揪成 25 克一个的剂子，用手按扁，包入豌豆蓉馅，将口捏严，做成包子形状，稍醒 5 分钟，再上笼屉蒸熟即成。

[功效] 和中下气，利尿通乳。

豌豆肉丁面

[原料] 面条 500 克，肉丁 100 克，豌豆 200 克，植物油 30 毫升，精盐 15 克，酱油 15 毫升，味精 2 克，葱花 20 克，生姜末 3 克，鲜汤 100 毫升，湿淀粉 10 毫升。

[做法] 将面条放入开水锅中煮熟，捞入碗中。炒锅上火，放油烧热，下入葱花、生姜末、肉丁煸炒变色，加酱油，炒几下，放入豌豆、鲜汤，烧开后，加精盐，用湿淀粉勾芡，放味精拌匀成卤汁，倒入面碗中，拌匀即成。

[功效] 和胃下气，补益气血。

豌豆绿豆粥

[原料] 豌豆 50 克，绿豆 50 克，糯米 200 克，白糖适量。

[做法] 将豌豆、绿豆放入碗内，用水浸泡 4 小时。糯米淘洗干净。将豌豆、绿豆、糯米放入锅内，加入水 2000 毫升，用旺火烧沸后，转小火熬至黏稠，加入白糖即成。

[功效] 和胃下气，清热解暑。

核桃仁豌豆泥

[原料] 鲜豌豆粒 750 克，核桃仁 60 克，藕粉 60 克，白糖 150 克。

[做法] 将鲜豌豆粒用开水煮烂，捞出，捣成细泥状，去皮渣。再将藕

粉放入冷水中调成稀糊状。核桃仁用开水稍泡片刻,剥去皮,用温油炸透捞出,稍冷,剁成细末。锅内放水烧开,加入白糖、豌豆泥搅匀,待煮开后将调好的藕粉缓缓倒入,勾成稀糊状,撒上核桃仁末即成。

［功效］润燥滑肠,补肾固精。

豌豆糕

［原料］豌豆250克,白糖150克,熟面粉100克,植物油150毫升,玫瑰花少许,面碱适量。

［做法］将豌豆洗净,放锅内,加水和少量面碱煮沸,用小火煨烂,离火凉凉后过筛,去皮取沙,沥净水。豌豆泥中加熟面粉、植物油、白糖拌和,放在撒上玫瑰花的小模具里,压制成形即成。

［功效］补气和胃,下气宽中。

双色泥

［原料］豌豆300克,山药400克,白糖150克,糖桂花6克,植物油250毫升。

［做法］将豌豆洗净煮烂,制成豆泥。山药洗净,用旺火沸水蒸熟,取出撕去外皮,同样制成泥。炒锅上旺火,放油150毫升,将山药泥倒入锅内,翻炒,放白糖100克,再翻炒,炒至山药泥水分收干起酥,倒入圆盘的半边。炒锅再上火,放油100毫升,倒入豌豆泥,不断翻炒,放白糖50克,再翻炒,炒至豆泥水分收干,倒在圆盘的另半边,撒上糖桂花即成。

［功效］益气健脾,止渴和胃。

豌豆黄

［原料］干豌豆1000克,白糖300克,桂花10克,山楂糕100克。

［做法］将豌豆淘洗干净,放锅中,加水约3000毫升,在旺火上烧开,改温火煮烂成稀糊状,离火凉凉,再过箩筛去豆皮。山楂糕切成碎末。将滤出的豌豆泥放入砂锅内,加白糖,用小火煮30分钟左右,至豌豆泥黏稠,能堆起来时即成。将山楂糕末和桂花撒在炒好的豌豆泥上,拌匀出锅,倒入干净的方瓷盘中凉凉,吃时切成小块、装入盘中即成。

［功效］健脾和胃。

桂花豌豆羹

[原料] 豌豆200克,白糖150克,糖桂花5克,藕粉10克,面碱少许。

[做法] 将豌豆洗净放锅内,加水和少量的食碱,煮开,转小火煨烂,离火凉凉,过筛成豌豆泥。汤锅上火,倒入豌豆泥,放水400毫升,烧开,放白糖、糖桂花,用藕粉勾芡,煮熟搅匀后倒入汤碗即成。

[功效] 和胃下气,止血开胃。

豌豆茭白

[原料] 嫩豌豆250克,茭白300克,精盐6克,味精2克,黄酒5毫升,鸡汤100毫升,湿淀粉15毫升,植物油500毫升(实耗35毫升)。

[做法] 将豌豆洗净,沥干。茭白去皮壳,削去老根,洗净,切指甲状滚刀块。炒锅上旺火,放油烧至五成热,放豌豆、茭白滑油,当豌豆熟时,倒入漏勺沥油。炒锅上火,放油烧热,加入鸡汤,倒入豌豆、茭白,加精盐、黄酒、味精烧沸,用湿淀粉勾芡,起锅装入盘内。

[功效] 清热化痰,除烦解渴,利气宽胸。

肉焖豌豆

[原料] 豌豆500克,猪肉100克,精盐4克,味精1克,白糖25克,鲜汤500毫升,湿淀粉15毫升,植物油30毫升。

[做法] 将猪肉切成豌豆大小的肉粒,把从豆荚中剥出的新鲜豌豆用水淘过,沥干水。炒锅上旺火,放油烧热,倒入猪肉粒炒散。当炒干水汽现油时,即倒入豌豆,与肉粒同炒,然后加鲜汤和精盐,用小火焖至豌豆熟透酥烂时,加白糖、味精拌和,用湿淀粉勾芡,盛入盘中即成。

[功效] 健脾益气,强身健体。

食用禁忌

多食会腹胀,脾胃弱者应慎用。

豇 豆

豇豆,又名羊角、羊豆、浆豆、江豆、带豆、白豆、眉豆、腰豆、豆角、角豆、长豆、饭豆、饭豇豆、豇豆角等,为豆科植物豇豆的种子。属豆科一年生草本植物,是夏秋之际的常见蔬菜。目前全国有 80 多个品种,供做菜用的主要为长豇豆,现在栽培的豇豆主要有两种:一是地豇豆,又名饭豇豆,其荚短,不用搭架栽培,种子白色,可用于煮粥;另一种是架豆,荚长,紫色或淡绿色,种子紫色或黑色,搭架栽培,常以嫩荚做蔬菜食用。

[性味归经] 性平,味甘、咸。归脾、肾、胃经。

[食用方法] 豇豆的食用方法很多,作为粮食原料可制作豆汤、豆饭等多种粥饭类食品,还可以煮熟捣烂做馅,磨粉可做粉丝和糕点等。嫩豇豆荚可以做蔬菜炒食或凉拌,也可烧、烩,味道鲜美。还可以采用酱、腌、泡或风干等方法保存起来。此外,豇豆的嫩叶也可做汤,清香解暑。

[营养成分] 干品每 100 克可食部分含蛋白质 19.3 克,脂肪 1.2 克,食物纤维 7.2 克,糖类 58.5 克,维生素 B_1 0.16 毫克,维生素 B_2 0.08 毫克,维生素 B_3(烟酸)1.9 毫克,钙 40 毫克,磷 344 毫克,铁 7.1 毫克,锌 3.04 毫克,钾 737 毫克,钠 6.8 毫克。

[保健功效] 理中益气,补肾健胃,和五脏,生精髓,助消化,补充营养成分,增强免疫力。适用于脾胃虚弱、泻痢、吐逆、消渴、遗精、白带、白浊、小便频数等症。

食疗验方

头晕目眩,目暗耳鸣,发白枯落,面色早枯,腰酸腿软,神经衰弱,肠燥便秘 豇豆 50 克,天冬 30 克,糯米 60 克,黑芝麻 20 克,冰糖适量。将豇豆、黑芝麻、冰糖、天冬及糯米洗干净,放入砂锅中,加水适量,同煮成粥。

功能:益肝补肾,滋阴养血,固齿乌发,延年益寿。

肺燥咳嗽,皮肤干燥,肝肾阴虚,老年便秘　豇豆150克,白糖适量。将豇豆炒香捣碎后,装入瓦罐内备用。每次2汤匙,放入碗中,再加白糖适量,用开水冲服。功能:补阴血,养肝肾,填精髓。

肝胃气滞型溃疡　豇豆25克,粳米60克,白糖适量。将豇豆放入锅内,加入粳米、水同煮粥,服用时加白糖调食。功能:理气和中。

慢性肝炎,营养不良性水肿,贫血,慢性前列腺炎,阳痿,早泄　红豆、红豇豆各30克,红枣20枚。将红豆、红豇豆、红枣分别洗净,一同放入锅中,加入适量水,用大火煮沸后转用小火煮至豆烂即成。每日早、晚两次分食。功能:健脾利湿,补肾生精。

肾虚,健忘　豇豆200克,红茶适量,精盐少许。将红茶放入杯中,用开水冲泡备用。将豇豆炒熟,磨成细末,加精盐及红茶水适量,搅打至稀稠适度即可服用。功能:滋补肝肾,养心健脑。

高血压,冠心病,动脉硬化　黄豆粉3份,绿豆粉2份,豇豆粉2份,面粉3份。将三种豆粉与面粉和好,用擀面杖擀成薄片,切成均匀的细面条,放入开水锅内煮熟。食时配以炸酱、麻酱、浇卤或炒食均可。功能:滋补强身,延年益寿。

养生食谱

豇豆年糕

[原料]　糯米粉1000克,豇豆200克,白糖适量。

[做法]　将豇豆去杂洗净,与糯米粉、白糖掺匀,加少量水拌湿,放入蒸笼内蒸熟,出锅即成。

[功效]　补中益气,健脾和胃。

豆沙包

[原料]　豇豆500克,面粉500克,白糖适量。

[做法]　将豇豆去杂洗净,放入锅内,加适量水,煮至豇豆熟烂,凉凉后压碎,除去豆皮,用纱布盛豆沙沥水,拌入白糖做成豆沙馅。面粉加水和匀揉好,揪成面剂,压成面皮,包入豆沙馅做成包子坯,放入蒸笼内蒸熟,出锅

即成。

[功效] 补心养肝。

豇豆粥

[原料] 豇豆 100 克,粳米 150 克,精盐、味精、麻油各适量。

[做法] 将豇豆洗净,用水泡发。粳米淘洗干净,放入锅内,加入适量水,用旺火烧沸后转用小火熬煮,待豇豆、粳米熟烂时,加入精盐、味精、麻油调味即成。

[功效] 补益脾胃。

豇豆绿豆粥

[原料] 豇豆 50 克,绿豆 30 克,粳米 100 克,白糖适量。

[做法] 将豇豆、绿豆、粳米分别去杂,用水淘洗干净,放入锅内,加适量水,用旺火烧沸后转用小火烧至豇豆熟烂,加入白糖调味即成。

[功效] 健脾补肾,清热利水。

豇豆麦仁粥

[原料] 大麦仁 300 克,豇豆 100 克,面粉 100 克,白糖适量。

[做法] 将大麦仁、豇豆分别去杂,用水淘洗干净,放入锅内,加适量水,用旺火烧沸后转用小火烧至大麦仁、豇豆熟烂,下入用面粉调成的稀糊,烧开,调入白糖即成。

[功效] 健脾补胃,补肾利水。

豇豆排骨汤

[原料] 猪排骨 500 克,豇豆 30 克,莲子 30 克,栗子 100 克,红枣 5 枚。

[做法] 将排骨洗净,切去肥肉,斩成小块。栗子去壳,放入沸水锅内煮 5 分钟,去衣。莲子、豇豆、红枣(去核)洗净,与排骨、栗子一同放入锅内,加水适量,煮沸后,小火煲 3 小时即成。

[功效] 补益气血,增加钙质,健脾补虚,祛湿消肿。

豇豆猪皮汤

[原料] 猪皮 200 克,豇豆 150 克,精盐、味精各适量。

[做法] 将猪皮洗净,去毛,用开水焯过,切短条。豇豆洗净后用水浸泡 1 小时,放入锅内,加适量水,煮沸后,小火煲至豇豆将烂,放入猪皮再煲

半小时,用精盐、味精调味即成。

［功效］滋阴润燥,清热利咽,补肾健脾,润肤减皱。

食用禁忌

忌油炸或加面碱煮食。油炸可造成营养成分散失,加面碱煮食可破坏维生素及其他营养成分。

气滞、腹胀、便结者忌过食。豇豆性平益气,多食则性滞而腹胀。《得配本草》:"气滞便结者禁用。"

忌食霉烂变质者。霉烂变质者含细菌或毒素,可致中毒。

忌生食。《本草求真》:"白豆,必假以炒熟,则服始见益,若使仅以生投,保无呕吐泄泻伤中之候乎?"

忌切得过碎。鲜豇豆富含汁液,汁液中含维生素、矿物质等,切菜时易使汁液损失,切得越碎则营养成分损失越多。

花　生

花生,又名地果、番果、地豆、落地松、落花参、土露子、落花生,为豆科植物落花生的种子。它含有多种营养成分,正由于其营养丰富、全面,因而在民间被誉为"长生果"。

［性味归经］性平,味甘。归脾、胃、肺经。

［食用方法］花生的食用方法多种多样,可生食,亦可炸、煮、拌食,此外花生还可用来炼油。

［营养成分］花生含有蛋白质、脂肪、维生素 B_1、烟酸、维生素 E、泛酸、维生素 B_2、生物素、卵磷脂及矿物质等成分。据研究,包括花生的薄皮在内,所含成分中特别丰富的是亚油酸、卵磷脂、脂酶、维生素 E。100 克可食部分中含蛋白质 27.6 克,脂肪 41.2 克,粗纤维 2.7 毫克,钙 71 毫克,磷 399

毫克,铁 2 毫克,维生素 B_1 0.21 毫克,维生素 B_2 0.14 毫克,维生素 B_3(烟酸)13.1 毫克。

[保健功效]降低血脂,补充营养,延年益寿,养血补脾,润肺化痰,止血增乳,润肠通便。可用于脾虚、水肿、反胃、脚气、乳妇奶少、妇女白带增多、贫血、各种出血症及肺燥咳嗽、干咳久咳等症。花生中所含油脂多为不饱和脂肪酸。亚油酸除可防治胆固醇沉淀、预防动脉硬化外,还具有扩张血管、降低血压的作用。卵磷脂可延缓脑功能衰退,防止血栓形成,对于预防动脉硬化、帮助肌肉收缩都有效果,因此花生是防止老化不可缺少的物质。花生含有丰富的脂肪和人体生命活动所需的各种氨基酸,并且极易被人体消化吸收,常食有滋养强壮、延年益寿的功效。花生所含的维生素 E 可抗衰老,维生素 B_1 能营养神经纤维。花生纤维组织中可溶性纤维被人体消化吸收时,会像海绵一样吸收液体和其他物质,然后膨胀成胶带体,随粪便排出体外,其经肠道可吸走某些毒素,从而降低有害物质在体内的积存和所产生的毒性作用,降低肠癌的发生率。

食疗验方

贫血,牙龈出血,口腔炎,口腔溃疡,鼻出血,血小板减少性紫癜,痔疮出血　花生仁 30 克,红枣 15 枚,阿胶 10 克。将连衣花生去杂,洗净,与洗干净的红枣同入砂锅,加水适量,大火煮沸,改用小火煨煮 1 小时。阿胶洗净,入另一锅中,加水煮沸,待阿胶完全烊化,调入煨煮连衣花生的砂锅中,拌匀,煨煮至花生熟烂即成。每日早、晚两次食用。功能:补虚健脾,养血止血。

高脂血症,动脉硬化,高血压,神经衰弱,记忆力减退,慢性前列腺炎　花生仁 50 克,山楂、核桃仁、黑芝麻各 30 克,红糖适量。将花生仁洗净,晒干,入锅,小火翻炒至熟,备用。将黑芝麻洗净,入铁锅,微火炒香,待用。再将核桃仁洗净,晒干或烘干。最后将山楂洗净,切片,去核后晒干或烘干,与炒花生仁、炒黑芝麻、核桃仁等拌和均匀,共研为细末,拌入红糖即成。每日早、晚两次食用,食用时将其放入搪瓷碗中,用温开水调匀,隔水蒸至糊状,即可食用。功能:滋补肝肾,活血化瘀,利湿降脂。

神疲乏力,记忆力减退　花生仁60克,红枣15克。将花生仁、红枣放入锅内,加适量水,小火煮至花生仁、红枣熟烂即可。吃花生仁、红枣,喝汤。功能:健脾补血,养心健脑。

慢性胃炎,消化性溃疡,贫血,溃疡性结肠炎,糖尿病,习惯性便秘　花生仁100克,菠菜250克,粟米150克,精盐、味精各适量。将菠菜洗净,切碎备用。将花生仁用温水泡约1小时备用。将粟米淘洗净,与花生仁同放入锅内,置大火上煮沸后,改小火继续煮至粟米和花生仁熟透时,调入菠菜末,拌匀,继续用小火煮沸,放入精盐、味精调味即成。每日早、晚两次食用。功能:养血止血,润肠通便。

高脂血症,动脉硬化,冠心病,心绞痛,高血压　花生叶、银杏叶各10克。将花生叶、银杏叶去杂,晒干或烘干,共研成粗末,分为四份,分装在绵纸袋中,封口挂线,备用。每次取1袋,放入杯中,用沸水冲泡,加盖闷15分钟即可饮用。一般每袋可连续冲泡3～5次。功能:润肺和胃,益肾滋阴,解毒降脂。

产妇缺乳,贫血,月经不调,早衰,更年期综合征,结缔组织萎缩　花生仁200克,猪爪2只,精盐、葱、姜、黄酒各适量。将猪爪去甲和毛杂,洗净,用刀划口,放入锅内,加花生仁、精盐、葱、姜、黄酒和适量水,用大火烧沸后,改用小火炖至熟烂。功能:养血益阴,通乳补虚。

慢性气管炎,慢性胃炎,消化性溃疡,肺结核,习惯性便秘,痔疮出血　水发银耳200克,花生仁150克,小黄瓜2条,葱花、白糖、精盐、味精、姜丝、麻油、胡椒粉、植物油各适量。将银耳、黄瓜洗净后切成细条。炒锅上火,加植物油烧热,依次下入葱花、姜丝、花生仁、银耳、黄瓜,再调入精盐、白糖、味精、麻油、胡椒粉,不停地拌炒至花生仁熟透,起锅装盘即成。功能:润肺止咳,滋阴生津。

营养不良性水肿,慢性肾炎,贫血　花生仁125克,生蚕豆250克。将生蚕豆去壳,与花生仁一起洗净后放入砂锅内,加入沸水,用小火煮至蚕豆皮破裂、水呈棕色混浊时停火。功能:补脾益气,利水消肿。

血小板减少性紫癜,贫血,失眠症,各种出血　花生仁25克,桂圆肉10克,红枣15枚。将花生仁、桂圆肉、红枣分别洗净,同放入砂锅中,加水适量,用小火煮烂即成。每日早、晚两次食用。功能:健脾养心,补气益血。

胃炎,胃溃疡 乌贼骨、生花生仁、炒花生仁各150克。将以上3种配料共碾成细粉,搅匀装入容器中备用。每日服3次,每次1~2匙。以7~10天为一疗程。功能:消炎止痛,养胃补脾。

食用禁忌

服用花生油治病时,若服后有呕吐现象,则应停止。

寒湿停滞及腹泻者忌服,炒制多食则动火,发霉者勿食。

红 薯

红薯,又名山薯、金薯、土瓜、红山药、香薯蓣、甘薯、番薯、山芋、地瓜等。红薯味道甜美,营养丰富,又易于消化,可提供大量热能。有些地区以红薯为主食。

[性味归经] 性平,味甘。归脾、胃、大肠、肾经。

[食用方法] 红薯的家常吃法以蒸、煮、熬粥为多。老人吃红薯以熬粥为宜。

[营养成分] 红薯富含糖类、蛋白质、粗纤维、磷、钙、铁、胡萝卜素等,特别是红皮黄心薯所含胡萝卜素较多,可治疗夜盲症。

[保健功效] 和血补中,补充营养,增强免疫力,宽肠利便,防治肿瘤,退黄疸,抗衰老,防止动脉硬化。主治便秘、腹泻、大便带血等症。红薯含有丰富的胡萝卜素,可降低癌症、心脏病、卒中的发病率。红薯富含钾,可帮助维持细胞内液体和电解质的平衡,保持心脏功能和血压的正常。《本草求原》中有记载,认为红薯"凉血活血,宽肠胃,通便秘,去宿瘀脏毒"。

食疗验方

维生素A缺乏症,体弱无力 鲜红薯200克,胡萝卜、大米各100克,白糖适量。鲜红薯、胡萝卜、大米加水同煮粥,粥成时加白糖调味即可。功能:健脾胃,益气力,增强体质,补充维生素 A。

便秘,消化不良 红薯100克,粳米150克,红糖适量。将红薯刮去皮,用水洗净,切成小滚刀块。粳米去杂,淘洗干净。锅上火,加入适量水,放入粳米,烧开。再放入红薯块,烧开。改用中小火煮至米烂成粥,加入红糖调味,出锅即可食用。功能:养胃通便。

慢性便秘 鲜红薯叶250克,植物油、精盐各适量。红薯叶加油、精盐炒菜吃。一次吃完,早、晚空腹各吃1次。功能:通便解燥。

目疒 鲜红薯叶120克。将鲜红薯叶用水煮,取其汤饮用。功能:健脾养血。

夜盲症 红薯叶150～200克,羊肝200克。红薯叶洗净,切碎。羊肝切片,加水同煮。食肝饮汤,每日1次,连服3日。功能:补肝养血,清热明目。

便秘,食欲不振,肥胖 红薯50克,粟米30克。将红薯洗净,切成小块。粟米去杂,淘洗干净。锅上火,放入水适量,将粟米和红薯块同放锅中,用旺火烧开,用小火烧煮成粥即可。功能:通便减肥。

习惯性便秘 红薯50克,粟米50克。红薯洗净去皮,切成3厘米长、1.5厘米厚的小块。将淘净的粟米与红薯放入锅内,加水适量,用大火烧沸后,转用小火煮至米烂成粥。每日2次,早、晚餐服用。功能:养胃通便。

脾胃虚弱,夜盲症 新鲜红薯250克,粳米100～150克,白糖适量。将红薯洗净,连皮切成小块,加水与粳米同煮为粥,待粥将熟时,加入适量白糖,再煮沸2～3次即可。功能:健脾养胃,明目亮眼,益气通便。

神倦食少,口渴便秘,湿热黄疸 红薯粉500克,熟猪油80克,白萝卜500克,猪肉150克,鱼肉150克,葱花50克,姜末15克,精盐、酱油、味精、料酒、水淀粉、植物油、辣椒粉各适量。将铝锅坐火上,放160毫升水,放入熟猪油煮沸,放入红薯粉,烫匀,揉成面团。萝卜去皮,洗净,剁成碎末,放

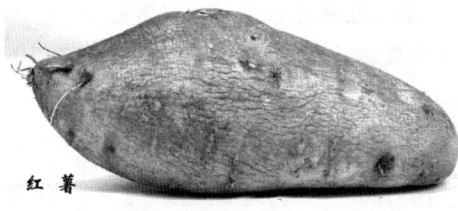

红 薯

入炒锅中,加少许油、酱油、精盐、味精、葱花炒入味,放水淀粉勾芡出锅。鱼肉、猪肉分别切成薄片,拌入料酒、姜末、酱油、精盐、味精,稍加腌渍。将红薯面团搓成长条,分成 8 克重的若干小剂,用刀拍压成皮,放上萝卜馅,一片猪肉和鱼片,包成饺子,放在铺好湿屉布的蒸笼中,用旺火蒸 15 分钟,出笼装盘。将辣椒粉拌入酱油,小碟分盛,随薯面萝卜饺一块上桌,蘸着食用。功能:补中和血,益气生津,宽肠胃,通便秘。

养生食谱

西式糖红薯

[原料] 红薯 1000 克,红糖 50 克,白糖 50 克,麦芽糖 25 克,植物油 25 毫升。

[做法] 将红薯去皮洗净,切成长条,沥干水分。将红糖、白糖、麦芽糖、植物油、适量水倒入锅内,用小火煮溶后,放入红薯条,煮至呈透明玻璃色,即可装盆,趁热食用。

[功效] 补肺润肠。

西式烤红薯

[原料] 红薯 1000 克,黄油 50 克,牛奶 30 毫升,鸡蛋 3 个,精盐、黑胡椒粉各适量。

[做法] 将红薯洗净放入锅内,加水,煮至熟烂,捞出去皮,放在碗内,捣烂成泥。将烤箱温度调至 100℃,烤盘上加入黄油,稍微加热,使其溶化,在盘底铺匀。将打散的鸡蛋、牛奶、黄油、精盐和少许黑胡椒粉加入红薯泥内和匀,然后均匀地铺在烤盘上。将烤盘放入烤箱内烘烤 30 分钟,待表面焦黄时取出。将红薯饼切成小块,趁热食用。

[功效] 益气补肺。

橄榄红薯

[原料] 红心红薯 1500 克,熟芝麻 10 克,猪油 100 克,糖桂花 5 克,冰糖 100 克。

[做法] 将红薯去皮,先切成约 2 厘米见方的条,再斜切成 4 厘米长的段,用刀削去边角,修成橄榄形。将锅洗净,放入竹算子,将红薯放在上面,

加入清水,盖上猪油,用旺火烧开后转用小火烧半小时,然后加入冰糖,继续用小火烧,直至红薯酥烂软糯时离火,拣去猪油渣滓,捞出红薯,排列在圆盘内。将糖汁配上糖桂花熬浓,浇在红薯上,撒上熟芝麻即成。

［功效］ 滋阴健脾。

红薯粥

［原料］ 鲜红薯400克,粳米200克,白糖适量。

［做法］ 将红薯洗净、去皮,切成小块。锅中加水烧开,把红薯与淘净的粳米下锅同煮,用旺火烧开,转用小火煮至薯烂粥稠,盛入碗内,加入白糖,调匀即成。

［功效］ 益气生津,和血通便。

金银饭

［原料］ 红薯100克,粟米75克,粳米125克。

［做法］ 将粟米、粳米淘洗干净。红薯去皮洗净,切成方块。将粟米、粳米放入锅内,倒入适量水,用旺火煮沸,改用小火焖至八成干,加入红薯块,焖至香熟即成。

［功效］ 健脾通便。

红薯薄饼

［原料］ 红薯粉500克,香葱20克,植物油25毫升,精盐、味精各适量。

［做法］ 将红薯粉放入盆内,加入精盐、味精、适量水,调匀成稀糊状。香葱洗净,切成细末。将平底锅烧热,滴上数滴植物油,再倒入红薯糊,立即晃锅,使面糊粘满锅底,撒上葱花,用小火慢慢烙至两面香脆后,铲起装盘即成。

［功效］ 健脾开胃。

油炸薯粑

［原料］ 鲜红薯750克,糯米粉350克,白糖60克,熟芝麻末、红糖浆、植物油各适量。

［做法］ 将红薯洗净蒸熟后,去皮压成泥,加入糯米粉、白糖拌匀,和成面团,切成小块,捏成月饼大小的扁圆饼。将平底锅烧热,放油烧至五成

热,放入圆饼,炸至两面焦黄,取出刷上红糖浆,撒上芝麻末即成。

［功效］益气补肺。

红薯乌贼羹

［原料］红薯 100 克,乌贼鱼肉 50 克,鲜汤、葱花、生姜末、精盐、味精、植物油各适量。

［做法］红薯洗净去皮,切块,浸入淡盐水中 10 分钟,然后捞出洗净。乌贼鱼肉洗净切片。炒锅上火,放油烧热,下葱花、生姜末煸香,下红薯和乌贼鱼肉片,炒一下,加入鲜汤同煮至熟,加入精盐、味精即成。

［功效］补虚益气,养血滋阴。

糖汁芋枣

［原料］红薯 1000 克,白糖 150 克,糖桂花 5 克。

［做法］将红薯洗净去皮,用小刀削成橄榄核状,长约 3 厘米、粗约 1.5 厘米,立即放在水中浸泡。取大碗一只,放入红薯,上面加白糖,上笼蒸至红薯刚烂,取出。炒锅上火,滗出蒸红薯的糖水,在锅中熬浓,到气泡由大转密时,放入糖桂花和红薯,轻轻翻炒几下,即可装盘。

［功效］补气健脾。

香酥红薯条

［原料］鲜红薯 500 克,植物油 500 毫升(实耗 50 毫升),花椒盐适量。

［做法］将红薯去皮洗净,切成细条,放入水中浸泡 10 分钟,洗去碎屑和淀粉,沥干水分后,摊于帘上晒干。炒锅上火,放油烧至五成热,放入红薯条,炸至金黄色并起泡时捞出沥油。食用时,撒上花椒盐即成。

［功效］补虚乏,益气力,健脾胃,强肾阴。

炸芝麻薯球

［原料］鲜红薯 400 克,糯米粉 500 克,芝麻 50 克,白糖 150 克,植物油 500 毫升。

［做法］将红薯去皮洗净,切成中等大小的滚刀块,蒸熟后压成泥,加入糯米粉、白糖、适量热水,搅拌成面团,切成小段,制成小圆球,滚上芝麻。炒锅上火,放油烧至五成热,放入芝麻薯球,用中火炸至焦黄香熟,捞出沥油,趁热食用。

[功效] 益气和中。

补脑红薯乌鱼汤

[原料] 红薯 100 克,乌鱼 1 条(重约 750 克),植物油 20 毫升,生姜末、葱花、白糖、黄酒各适量。

[做法] 红薯洗净去皮,切块,放入淡盐水中浸 10 分钟,然后洗净。乌鱼宰杀后去内脏,洗净,切成大块。炒锅上火,加油烧热,放入乌鱼块煸炒,加生姜末、葱花、白糖、黄酒煮汤,烧开后放入红薯块,继续煨煮至汤稠味浓。喜咸者可再加酱油、精盐调味。

[功效] 益肾健脾,强阳养阴,退风祛湿,健脑益智。

食用禁忌

忌食黑斑红薯。有黑斑的红薯其黑斑病毒不易被高温破坏与杀灭,易中毒,可出现发热、恶心、呕吐、腹泻等症状,严重者会危及生命。

湿阻中焦、气滞食积满闷者忌多食,因红薯易导致人体出现滞气、胃灼热、吐酸水、腹胀、排气等症状。《本草纲目拾遗》:"中满者忌多食,能壅气。"《随息居饮食谱》:"性惟大补,凡时疫、疟疾、肿胀等证,忌食之。"

煮熟的红薯忌冷食。煮熟的红薯宜趁热服,否则易诱发泛吐酸水。

糖尿病患者忌食,因甘薯所含的糖分主要是麦芽糖和葡萄糖。

忌与柿子同食。红薯的主要成分是淀粉,进食后会产生大量果酸。若与柿子同食,则果酸可与柿子中的单宁、果胶起凝聚作用,从而形成胃结石。

马铃薯

马铃薯,又名土豆、阳芋、地蛋、山药蛋、洋番薯、洋芋头等。在法国,土豆被称作"地下苹果"。土豆营养成分齐全,而且易为人体消化吸收,在欧美素有"第二面包"之称。

[性味归经]性平,味甘。归脾、胃、大肠经。

[食用方法]马铃薯吃法多样,适用于炒、烧、炖、煎、炸、煮、烩、蒸、焖等烹调方法,可加工成片、丝、丁、块、泥等形状,既可做主料,又可做配料,能烹制出各种荤素菜肴,还可做馅或制作糕点,亦能加工成薯条、薯丝、薯片、薯泥、果脯等方便食品。

[营养成分]马铃薯的主要营养成分有蛋白质、脂肪、糖类、钙、磷、钾、铁、镁及维生素 B_1、维生素 B_2、烟酸、维生素 C 等。

[保健功效]补充营养,和中养胃,健脾利湿,降血糖,降血脂,美容养颜,抗衰老,宽肠通便,利水消肿,解水痘毒。可用于神疲乏力、胃肠溃疡、筋骨损伤、烧烫伤、腮腺炎、慢性胃痛、胃寒、习惯性便秘、皮肤湿疹等症。马铃薯中维生素 C 及钾含量丰富,可预防癌症和心血管疾病。马铃薯中维生素 B_6 含量丰富,可增强免疫系统功能。

食疗验方

体弱多病 当归25克,牛肉500克,洋葱3个,胡萝卜3个,豌豆200克,咖喱粉25克,面粉50克,奶油100毫升,精盐3克,味精1克,胡椒粉1克,马铃薯80克,酱油15毫升,青菜叶50克。当归切片,用小火煎取药汁120毫升。牛肉洗净,切成薄片。洋葱、胡萝卜、豌豆、青菜叶洗净。中火下入奶油25克烧至五成热,加入面粉炒成淡茶色,加入咖喱粉翻炒,溢出香味时掺水,使面粉及咖喱粉搅和溶化,放入马铃薯、胡萝卜、豌豆加盖焖熟。另起锅放奶油75克,置旺火上,放入牛肉片炒至变色,加洋葱炒熟起锅。待汤锅马铃薯煮软,下牛肉、洋葱、当归药汁,再用精盐、酱油、味精、胡椒粉等调味即成。功能:补血养血,健美容颜。

胃脘隐痛 新鲜马铃薯250克,蜂蜜适量。将马铃薯切碎,用水煮至马铃薯成粥状即可。服用时加蜂蜜。每日清晨空腹食用,连服半月。功能:缓解疼痛。

脾虚湿盛型湿疹 马铃薯100克,籼米50克,桂花、白糖各适量。将马铃薯去皮,洗净,切成小块。籼米淘洗干净。锅上火,放入水烧热,下入籼米烧开,再用小火熬粥,水开时加马铃薯块,将熟时放入桂花和白糖,煮片刻,即成。功能:消炎解毒,祛湿健脾。

冠心病,心绞痛 马铃薯150克,蛤蜊肉200克,川芎10克,料酒、精盐各适量。将川芎加水适量煎取约50毫升的药汁,过滤去渣后备用。把马铃薯切片放入锅中,倒入川芎药汁和适量的水,煮至马铃薯将熟时,把用盐水洗过的蛤蜊肉放入,煮开后点入料酒即可。功能:强精活血,补血安神。

血虚体弱,贫血,面色发白,月经稀少 大米适量,猪肉200克,当归15克,洋葱片、马铃薯丝、胡萝卜片、调味品各适量。将大米做成米饭。将当归加水煎取药汁约50毫升,连渣保留备用。将猪肉炒熟,放入洋葱片、马铃薯丝、胡萝卜片及调味品,翻炒数下后倒入当归汁及渣,放入调味品调味,煮熟后即可与米饭一同食用。功能:促进血液循环,帮助新陈代谢。

马铃薯芽中毒 马铃薯秧15克。将马铃薯秧洗净,切碎,用水煎服。功能:催吐解毒。

湿疹 马铃薯120克,桂花、籼米、白糖各100克。将马铃薯削皮,洗净,切小块。籼米洗净,入锅加水适量,烧沸后加入马铃薯块,煮粥,煮熟后加入桂花、白糖调匀。功能:除湿消炎。

便秘 马铃薯250克。取马铃薯,洗净去皮,捣烂绞汁。每日晨起空腹饮服15毫升。功能:消食排毒。

大便秘结 马铃薯150克,黑芝麻120克。先将适量马铃薯洗净,捣烂绞取汁浆。再取黑芝麻数勺,用马铃薯汁冲服。每日清晨空腹服半杯。功能:养胃利肠。

养生食谱

马铃薯炖肉

[原料] 马铃薯500克,猪肉500克、黄酒、精盐、味精、酱油、葱段、生姜片、白糖各适量。

[做法] 将马铃薯洗净去皮,切成小块。猪肉洗净切成片。炒锅上火,烧热后放入肉片煸炒至水干,加入酱油煸炒,再放入精盐、味精、葱段、生姜片、白糖和少量水,煸炒至肉熟,加入黄酒,投入马铃薯块,加适量水,炖至

马铃薯熟烂入味,调入味精,推匀出锅即成。

［功效］健脾和胃,补中益气。

烩三元

［原料］马铃薯150克,胡萝卜150克,冬瓜150克,精盐2克,味精1克,花椒油10毫升,鲜汤200毫升,湿淀粉15毫升,麻油适量。

［做法］将胡萝卜、冬瓜、马铃薯分别洗净,用工具刀挖成或切成圆球形,放入沸水锅中焯一下。锅置火上,放花椒油烧热,烹入鲜汤,加入胡萝卜球、马铃薯球和精盐,烧几分钟后加入冬瓜球,烧至熟烂,用湿淀粉勾芡,调入味精,淋上麻油,离火。将冬瓜球摆在盘中间,外圈摆胡萝卜球,最外圈摆马铃薯球,浇上余汁即成。

［功效］清热解暑,利水消肿,滋润肌肤。

茄汁马铃薯

［原料］马铃薯200克,嫩黄瓜2条,番茄汁15毫升,精盐、熟火腿末各适量。

［做法］将马铃薯洗净去皮,切成薄片,再切成细丝,放入沸水中焯过,捞出凉凉后放入碗中,撒上少许精盐,拌匀。将黄瓜洗净切成细丝,放在马铃薯丝上,浇上番茄汁,拌匀后扣入盘中。将火腿末均匀地撒在盘内即成。

［功效］健胃消食。

拨鱼面

［原料］面粉1000克,马铃薯500克。

［做法］将马铃薯洗净,入锅蒸熟去皮,捣成泥与面粉一起放盆内,加水250毫升,揉匀,再加水150毫升,揉成软面团,盖上湿屉布,醒30分钟,然后取出一部分放入碗内,并使之凸出碗口。站在开水锅前,左手把碗向锅边倾斜,右手拿一根竹筷,把流到碗边的软面往锅内拨,拨成中间粗、两头尖的小鱼形。操作时,拨下一条面,筷子蘸一下面汤,以免面粘竹筷。待面条煮熟时,捞出盛入碗内,浇上炸酱、麻酱、卤汁均可,拌匀即成。

［功效］清热除烦,养心安神。

猪肉马铃薯锅贴

［原料］马铃薯500克,面粉500克,猪肉200克,葱花、生姜末、酱油、

味精、精盐、麻油、植物油各适量。

[做法] 将马铃薯洗净,削去外皮,切成丝,放入沸水锅中,焯至五成熟时捞出,用凉水过凉,沥水,剁碎,再挤去水分。猪肉洗净,剁成肉蓉,放入盆内,加葱花、生姜末、酱油、精盐、味精和少许水,搅至黏稠状,再加马铃薯末、麻油,拌匀成馅料。面粉加温水拌匀,和成面团,揉匀,在案板上凉凉,揉匀揉透,盖上湿布醒10分钟,再稍揉几下,搓成长条,揪成小面剂,再擀成圆形薄面皮。将馅料打入面皮里,包捏成半月形锅贴生坯。平底锅上火,抹上油,码上锅贴生坯,烧至四五成热时,加入水,盖上锅盖,旺火焖至水刚干时,再浇上少许油,煎焖片刻即熟,铲出,底朝上码入盘中。

[功效] 气血双补,健脾和胃。

油炸马铃薯片

[原料] 马铃薯500克,植物油、精盐各适量。

[做法] 将马铃薯去皮,洗净后切成薄片,入水洗净,放入水中,加少许精盐,浸泡30分钟,捞出沥水。炒锅上中火,放油烧至七成热,下马铃薯片炸至浮起、色呈金黄时捞出沥油,装盘即成。

[功效] 健脾益气。

蜜汁马铃薯

[原料] 马铃薯500克,蜂蜜30毫升,白糖、桂花、植物油各适量。

[做法] 将马铃薯洗净去皮,切成小方丁。炒锅上火,放油烧热,倒入马铃薯丁,用中火氽至焦黄色时捞出沥油,装入盘中。锅内留余油,加入适量水和白糖,熬至糖汁浓稠时加入蜂蜜和桂花,离火拌匀,浇在炸酥的马铃薯丁上即成。

[功效] 健脾和胃,补中益气。

奶油烙马铃薯

[原料] 马铃薯250克,黄油15克,鸡蛋黄1个,植物油50毫升,大蒜粉1克,醋3滴,精盐、胡椒粉各适量。

[做法] 将马铃薯去皮,切成圆形厚片,用温油煎至淡黄色时捞起。蛋黄中加精盐、醋,用打蛋器顺向搅打,慢慢滴入植物油,至黏厚、奶油状,即为蛋黄酱。在烤盘底涂一层黄油,排列上马铃薯片,并在马铃薯片面上撒

精盐、胡椒粉、大蒜粉及切成小粒的黄油。烤盘入电烤箱,用180℃炉温烘烤10分钟左右,趁热装盘,并附上一碟蛋黄酱。

[功效] 益气健脾,和中调胃。

马铃薯炒莴苣

[原料] 莴苣250克,马铃薯500克,精盐、味精、生姜丝、蒜蓉、酱油、植物油各适量。

[做法] 将莴苣、马铃薯分别洗净,去皮切成丁。炒锅上火,放油烧热,放入生姜丝、蒜蓉煸香,再放入马铃薯丁煸炒,然后加入莴苣丁一同煸炒,加精盐、酱油,炒至熟而入味,加味精炒匀,出锅装盘即成。

[功效] 健脾和胃,清热化痰。

食用禁忌

服安体舒通时忌食马铃薯。安体舒通为潴钾排钠类利尿药,而马铃薯含钾量高,易致钾中毒。

禁食发芽、腐烂、霉烂的马铃薯。未发芽的马铃薯里龙葵碱(主要分布在皮部、芽中,红皮者含龙葵碱比黄皮者多,光照使皮变绿、变紫时龙葵碱含量增多)含量甚少,发芽后却迅速增高。食用发芽马铃薯超过一定量时即可诱发中毒,出现红细胞被破坏、脑充血水肿、胃肠黏膜和眼结膜发炎、咽喉灼痛、舌头发麻、恶心呕吐、腹痛腹泻,甚至发热头痛、呼吸困难、抽搐、瞳孔散大、精神错乱、昏迷等症状,严重者还会危及生命(深挖及削去发芽马铃薯的芽及附近的皮层,再水浸,长时间煮,则可以破坏龙葵碱)。

忌与肾上腺素β-受体阻断剂同用。马铃薯所含龙葵碱与肾上腺素β受体有拮抗作用。

脾胃虚寒易腹泻、糖尿病患者忌食。

忌食加面碱及油炸的马铃薯。制作时若加面碱或油炸,可破坏马铃薯内维生素等营养素,或者会增强马铃薯的毒性反应。

忌食久存马铃薯,否则会导致龙葵碱中毒。

芝 麻

芝麻,有白芝麻、黑芝麻之分,为胡麻科植物芝麻的种子。芝麻含有大量的脂肪和蛋白质,还有糖类、维生素、矿物质。古代养生学家陶弘景对它的评价是"八谷之中,惟此为良"。

[性味归经] 性平,味甘。归肝、肾、肺、脾经。

[食用方法] 芝麻既是重要的油料,也是优良的食用杂粮。用芝麻加工成的芝麻油,俗称小磨油,其色泽金黄、可口清雅、诱人食欲,是一种高级的营养佳品,也是各种炒、蒸、炖、凉拌菜肴最理想的调味品。

[营养成分] 每100克可食部分含蛋白质21.9克,脂肪61.7克,糖类4.3克,粗纤维6.2克,钙564毫克,磷368毫克,铁50毫克。芝麻所榨之油称香油,又称麻油,主要为油酸和亚油酸的甘油酯,生熟可食,除大便滑泻者外诸病无忌,是调味品中香气浓郁的一种。

[保健功效] 具有补肝肾、润五脏的作用,可用于治疗咳嗽气喘、关节炎、神经衰弱、贫血萎黄、老年体衰眩晕、肝肾精血不足的眩晕、须发早白、腰膝酸软、步履艰难、肠燥便秘、脱发、五脏虚损、高血压以及产妇奶水不足等症。芝麻中含有的铁和维生素E,是预防贫血、活化脑细胞、清除血管堆积物的重要成分。芝麻所含的脂肪中,大多为不饱和脂肪酸,有益寿延年的作用。素食者应多吃芝麻,脑力工作者也应多吃芝麻。黑芝麻有再生黑素的功能,在人的机体代谢旺盛的情况下,能促进白发变黑。又由于含不饱和脂肪酸等成分,对幼儿脑部发育有重要作用,对延缓脑细胞的老化也有一定功效。

食疗验方

贫血,疲劳综合征,神经衰弱,失眠症,习惯性便秘　糯米200克,大米

150克,黑芝麻、核桃仁各75克,黑豆、绿豆各35克,白糖、熟猪油、植物油各30克。将糯米、大米、黑豆、绿豆分别用60℃的温热水泡胀,沥干水分,待水干后分别入油锅内炒熟,一起用石磨磨成细粉,用细筛过滤,加开水调匀成泥状,待用。将黑芝麻炒熟。核桃仁用开水泡涨后用油炸脆,压成碎粒。炒锅置中火上烧热,放入熟猪油,再下混合泥糊不断翻炒,炒至水汽干、见吐油时,加白糖炒酥,起锅装盘后撒上核桃仁酥、熟黑芝麻即成。佐餐食,量随意。功能:滋阴润肠,健脑益智。

高血压,高脂血症,动脉硬化,贫血,习惯性便秘 黑芝麻30克,桑葚子30克,大米100克。将黑芝麻、桑葚子去杂,洗净后晒干或烘干,研成粉备用。将大米淘净,放入砂锅中,加水适量,中火煮至粥将成时调入黑芝麻粉、桑葚子粉,拌匀后改以小火煨煮15分钟即成。每日早、晚两次食用。功能:滋阴养血,补益肝肾,降压降脂。

阴虚火旺型前列腺肥大症 黑芝麻500克,蜂蜜适量。将黑芝麻去杂,放入锅内用小火热锅炒香,出锅凉凉,捣碎,装入瓷罐内。食用时,取两匙黑芝麻粉放入碗内,加蜂蜜适量,用开水冲服即可。功能:清热,通便。

牙齿早脱,须发早白,面色早枯 天冬1000克,黑芝麻100克,黑豆粉500克,蜂蜜50毫升。将天冬加水浓煎,取汁300毫升,加蜂蜜熬炼,再加入黑芝麻、黑豆粉,和匀捏成直径约9厘米、厚约1.5厘米的饼。每日3次,每次食1个饼,嚼烂,温酒送食。功能:固齿,防脱发,益寿延年,常葆青春。

眩晕症,贫血,便秘,高脂血症,动脉硬化,高血压 黑芝麻1000克。将黑芝麻洗净,沥去水分,用小火炒至噼啪作响,发散出芝麻香味后用手碾

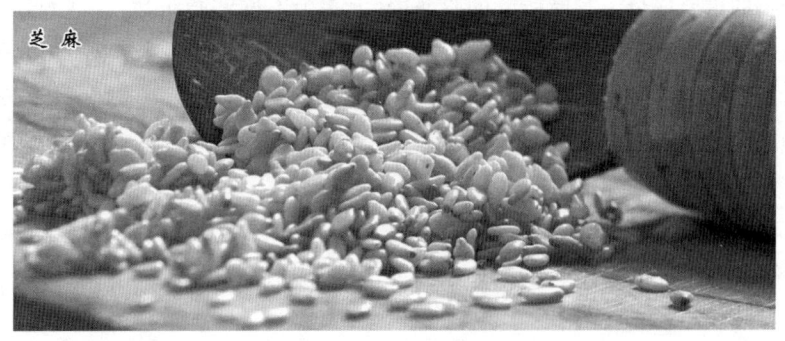
芝麻

碎或整粒放凉贮瓶中。也可酌加桂花、白糖制馅做成点心。功能：益血健脑,乌发明目,润肠通便。

支气管哮喘,慢性胃炎,慢性气管炎 黑芝麻 250 克,生姜汁 50 毫升,蜂蜜 50 毫升,白糖 30 克。将黑芝麻炒熟,研成粉,加姜汁用小火拌炒,吸尽姜汁,再与蜂蜜、白糖拌匀装瓶备用。功能：补益肺肾,纳气平喘。

眩晕症,贫血,头发干枯,须发早白,便秘 何首乌、黑芝麻各 50 克。先将何首乌烘干或晒干,研为细末。黑芝麻洗净,烘干,炒熟后研末,与何首乌细末混合,拌匀,瓶装备用。每日 2 次,每次 6 克,用沸水冲泡食用。功能：补肾养血,润泽皮肤,乌须黑发。

牙周炎 芝麻秆适量。将芝麻秆切碎熬水。漱口,每日数次,以不痛为度。功能：清热解毒。

润肠通便 黑芝麻 6 克,粳米 50 克,蜂蜜少许。烧热锅,放入黑芝麻,用中火炒熟,取出。粳米洗净。粳米放入锅内,加水适量,用大火烧沸后,转用小火煮,至粳米八成熟时,放黑芝麻、蜂蜜,拌匀,继续煮至米烂成粥。每日 2 次,做早、晚餐服用。

慢性便秘伴高血压 黑芝麻 75 克,蜂蜜 90 毫升。将黑芝麻蒸熟后捣如泥状,加入蜂蜜调匀,用热开水冲化即成。每日 2 次分服。功能：补肾养血。

大便秘结、艰涩 苏子 15 克,芝麻 30 克,粳米 30 克。先将苏子、芝麻捣烂,水研滤取汁,加粳米煮成粥。空腹食用,可长期服。功能：顺气润肠。

肝肾虚损,精血不足,智力低下,神疲乏力,头晕健忘,大便干燥 芝麻 100 克,红茶适量,精盐少许。将芝麻炒香,研成细末,加精盐及水适量,搅打至稀稠适度备用。将红茶放入杯中,用开水冲泡,再取茶水倒入锅内熬浓。然后停火,放温,调入备用的芝麻酱内即成。每日 1 剂,空腹趁温饮下。功能：滋补肝肾,养心健脑。

头发早白 黑芝麻 500 克,海带粉 250 克,蜂蜜适量。将黑芝麻炒香,碾成粉,与海带粉混合,加蜂蜜拌匀成膏状,装瓶封存。每日服 1～2 汤匙,久服有效。功能：滋补肝肾,润养脾肺。

白癜风 黑芝麻 25 克,粳米 100 克,白糖或精盐少许。将黑芝麻去杂,洗净,晾干,放入容器内捣碎。粳米去杂,淘洗干净。锅置火上,加适量水,用旺火烧沸后加入粳米、黑芝麻,改用小火煮至粥熟即可出锅。功能:助脾长肌,通血脉,润皮肤,滋补肝肾,益阴润燥,补血增髓。

脾肾虚弱,气血不足　黑芝麻、藕粉、粳米、山药各500克。将黑芝麻、粳米、山药分别炒熟,研成细末,过筛,取细粉。将三种细粉与藕粉、白糖混匀,用瓷罐收藏。每次可取30克左右,用白开水冲调服食。功能:补脾肾,益气血,保健增龄。

眩晕症,贫血,便秘,早年白发,高血压,动脉硬化　黑芝麻、核桃仁、桑葚子各250克,蜂蜜适量。将黑芝麻洗净,炒香,加核桃仁、桑葚子共研成细末,备用。每次2食匙(约30克)加蜂蜜少许,用沸水冲调成糊状,当点心食用。功能:补益肝肾,养血健脑。

糖尿病,高血压,慢性气管炎,支气管哮喘,风湿性关节炎,尿路感染　黑芝麻、陈粟米各300克,薏米、枸杞子、天花粉各100克,天冬、麦冬各40克,西洋参20克。将黑芝麻、陈粟米、薏米、天花粉分别去杂,淘洗干净,晒干或烘干,用小火或微火炒熟,勿使其焦,呈微黄者为优,共研成细粉,备用。将枸杞子、天冬、麦冬、西洋参分别洗干净,晒干或烘干,共研为细粉,与黑芝麻粉、陈粟米粉入罐,密封收贮待用。每日2次,每次30克,放入大碗中,用刚煮沸的开水冲调成糊,温热食之。功能:补益肝肾,生津止渴,降糖降压。

便秘　黑芝麻12克,粳米100克,蜂蜜适量。将黑芝麻去杂,用水淘洗干净,放入炒锅内,用小火炒出香味、熟透、出锅。将粳米用水淘洗干净,放入煮锅内,加水适量,置旺火上烧沸,改用小火熬煮至粳米八成熟时,放入黑芝麻、蜂蜜,拌匀,继续煮至粥熟即成。功能:补益肝肾,生津止渴。

养生食谱

山药麻肉圆

[原料] 熟芝麻50克,山药粉50克,猪肥膘肉400克,植物油100毫升,白糖250克,鸡蛋3个,豆粉100克。

[做法] 将鸡蛋打破,蛋清、蛋黄分开盛入两个碗内,将鸡蛋清与豆粉、

山药粉和匀,再加进蛋黄调成稠糊。将猪肥膘肉切成小方丁,放入沸水内焯透。将肉丁放入稠糊,再将蛋糊肉丁一个个放入油内炸成金黄色肉团,捞出沥去油。另用锅注入少许水,放入白糖,用小火炒,待白糖炒至金黄色时,放入炸好的肉团,将锅离火,铲动肉团,随即撒入芝麻,待芝麻都贴在肉团上,倒入盘内待凉。

［功效］补五脏,润肌肤,强筋骨。

山药芝麻酥

［原料］鲜山药250克,黑芝麻10克,白糖100克,植物油300毫升(实耗40毫升)。

［做法］将山药削去皮,切成菱角块,放入六成热的油锅内,翻炸至浮出油面时,捞出。炒锅上火,放油烧热,放入白糖,加适量水溶成米黄色糖汁,随即推入山药块,不停地翻炒,使山药外面全部包上糖浆,然后撒上黑芝麻(炒香),装盘即成。每日早餐空腹时趁热食用。

［功效］健脾和胃。

黑芝麻粥

［原料］黑芝麻75克,粳米250克,白糖适量。

［做法］将黑芝麻挑去杂质,淘洗干净,晒干,入锅炒香,压成碎末。粳米淘洗干净,放入锅内,加入适量水,用旺火烧开后,转小火熬至米烂粥稠,加入黑芝麻末,待粥微沸,加入白糖,盛入碗内即成。

［功效］滋补肝肾,益脑养阴。

芝麻香菜面

［原料］芝麻50克,面条250克,香菜50克,海带25克,虾米15克,酱油10毫升,白糖1克,精盐2克。

［做法］将面条放入开水锅中煮熟,投入冷水中过凉,沥干。海带洗干净,切成细丝,放入锅内,加水,置火上烧开,放入虾米、酱油、精盐、白糖,再烧开,离火凉凉成汁。芝麻放热锅内炒熟。香菜洗干净,切碎。把面条装入碗中,倒入制好的调味汁,再撒上炒熟的芝麻和香菜即成。

［功效］滋阴补肾。

芝麻白糖粉

[原料] 黑芝麻 500 克,白糖 100 克。

[做法] 将黑芝麻去除杂质,晒干,炒熟,研成细末,调入白糖,拌匀。供嚼食。

[功效] 补益肝肾,滋养津血,润燥滑肠。

芝麻四神糊

[原料] 黑芝麻 1000 克,补骨脂 30 克,肉豆蔻 20 克,五味子 20 克,吴茱萸 10 克,红枣 35 克,生姜 100 克,白糖 250 克。

[做法] 将补骨脂、肉豆蔻、五味子、吴茱萸、红枣(去核)、生姜洗净晾干,然后烘干研成粉末。黑芝麻炒香后也研成细末,与前六味粉末、白糖调和均匀,盛入容器中,盖紧。食时加温开水调服。

[功效] 补肝肾,润五脏。

芝麻烧饼

[原料] 面粉 1000 克,芝麻酱 130 克,芝麻 60 克,麻油 15 毫升,精盐 15 克,小苏打 3 克,白糖 50 克。

[做法] 将面粉放盆内,加入小苏打,混匀,加温水和成面团,用湿布盖好,发酵。芝麻酱加入精盐、麻油搅拌均匀。将发好的面团放案板上揉匀,撒些干面擀成大片,倒入芝麻酱抹匀,将面片从一端向里卷起,切成 10 个剂子。将每个剂子两头口捏在一起收口朝下按扁,上面刷上糖色,粘上芝麻,即成饼坯。将平锅上火烧热,先烙粘有芝麻的一面,再烙另一面,见两面焦黄时移至烤盘,面朝上,烤至芝麻见红色,出炉即熟。

[功效] 滋补肝肾,美容乌发。

芝麻麻花

[原料] 芝麻 50 克,面粉 1000 克,面肥 100 克,白糖 200 克,面碱 20 克,植物油 1500 毫升(实耗 400 毫升)。

[做法] 将面肥、白糖、面碱和 100 毫升油倒入盆内,用温水 300 毫升将其全部溶化后,倒入面粉和成面团,稍醒。将面团放在案板上揉匀,搓成 2 厘米粗的长条,稍刷些油,再搓成 7 厘米长的小条。将小条放在水中蘸一下,滚上一层芝麻,再搓成 45 厘米长的细条,边搓边带劲,然后将四根细条

合在一起,两头折过来,拧成绳状麻花坯。锅内倒油,烧至七成热时,将麻花坯放入油锅内,待炸至麻花呈金黄色,并且浮出油面时,捞出控净油即成。

〔功效〕 健脾补气,滋养肝肾。

黑芝麻鸡肝

〔原料〕 鸡肝350克,熟黑芝麻50克,葱花5克,生姜末1克,鸡蛋1个,胡椒粉0.5克,精盐3克,味精1克,黄酒5毫升,面粉25克,植物油500毫升(实耗40毫升)。

〔做法〕 将鸡肝洗净,剔去筋膜,用刀把每叶肝片分成两半,放入碗内,加葱花、姜末、黄酒、精盐、味精、胡椒粉,浸渍片刻。鸡蛋打入碗内,搅散打透,加面粉调成糊状,把已浸渍的鸡肝放入糊内拌匀,使鸡肝上沾满一层薄薄的蛋糊,然后将鸡肝逐片放在黑芝麻里,两面都粘上黑芝麻。炒锅置旺火上,放油烧至五成热,将粘满黑芝麻的鸡肝逐片放入油锅中炸熟,装盘即成。

〔功效〕 滋阴补虚。

炸芝麻里脊

〔原料〕 芝麻25克,猪里脊肉150克,鸡蛋1个,精盐2克,味精2克,酱油20毫升,黄酒5毫升,湿淀粉20毫升,植物油500毫升(实耗40毫升)。

〔做法〕 将猪里脊肉切成1厘米厚,用刀拍平,两面切成小花刀纹,用黄酒、精盐、酱油、味精拌上鸡蛋液、湿淀粉,调成糊,将拌渍的猪里脊肉用布揩净水分,挂上蛋糊,两面蘸上芝麻,摆在盘内。炒锅上旺火,放油烧至三成热,将猪里脊入油锅炸成金黄色捞出,控尽余油,改刀切成块,平摆入盘。食时带椒盐上桌。

〔功效〕 滋补肝肾,气血双补。

黑芝麻圆子

〔原料〕 鲜藕1000克,熟黑芝麻125克,白糖200克,猪油25克,植物油500毫升(实耗40毫升)。

〔做法〕 将鲜藕洗净,去皮,磨成藕酱,用细布沥去水分成藕粉团。熟黑芝麻100克碾碎,取50克与75克白糖拌和成麻糖,其余50克与白糖125克、猪油25克拌和并搓成馅心24个。将藕粉团包住馅心,做成圆子,滚上一层未碾碎的芝麻。炒锅上旺火,放油烧至六成热,放入圆子炸至色泽金黄,用漏勺捞出,沥油装盘,圆子上面撒上麻糖即成。

［功效］滋补肝肾,润燥止血。

芝麻虾排

［原料］大虾6个,黑芝麻50克,面粉25克,鸡蛋1个,葱花5克,生姜末5克,精盐5克,味精1.5克,黄酒5毫升,湿淀粉25毫升,植物油500毫升(实耗50毫升)。

［做法］将大虾剥去皮(留尾皮),洗净,用刀从脊部切开(腹部不能断),抽去虾肠。再用刀尖在虾肉上略剖几个小口,轻轻地将虾肉拍两下(以免炸时卷起),放在盘内,加味精、黄酒、精盐、葱花、生姜末腌渍。将鸡蛋打入碗内,用筷子搅打均匀,加湿淀粉调成糊,然后将大虾逐片沾上一层薄干面粉,挂上鸡蛋糊后再均匀地沾上一层黑芝麻。炒锅上中火,放油烧至五成热,将挂满黑芝麻的虾入锅炸至两面呈金黄色,捞出沥净油,用刀把每片虾排切成三段,原样摆在盘内即成。

［功效］滋阴助阳。

炸芝麻豆沙

［原料］豆沙150克,黑芝麻10克,鸡蛋1个,白糖50克,桂花10克,青红丝10克,湿淀粉15毫升,植物油500毫升(实耗40毫升)。

［做法］将鸡蛋、湿淀粉、桂花调成糊,黑芝麻平铺在盘内,将豆沙团成与枣大小相似的球,挂上鸡蛋糊,蘸匀黑芝麻。青红丝切碎,与白糖拌匀。炒锅上旺火,放油烧至四成热,将豆沙球放入油锅,炸熟并呈浅黄色时捞出,装盘后撒上白糖即成。

［功效］滋阴补血。

芝麻肉桂兔丁

［原料］兔肉1000克,黑芝麻50克,肉桂10克,丁香5克,大料10克,生姜10克,花椒3克,麻油20毫升,酱油、黄酒、冰糖、精盐、味精各适量。

［做法］将肉桂、丁香、大料、生姜、花椒装入布袋,扎紧袋口,投入沸水

中,加酱油、黄酒、冰糖适量,小火煮沸,待香味透出时去布袋,取汁。将兔肉放入沸水锅中焯一下,捞出稍凉凉,再放入肉桂汁中,小火煮 1~2 小时至熟,捞出兔肉,切成小块,放入碗中。将精盐、味精和麻油调匀,浇在兔肉丁上,撒上炒香的黑芝麻,拌匀即成。

[功效] 补肾抗衰。

黑芝麻鱼片

[原料] 黑芝麻 100 克,鱼肉 600 克,鸡蛋 4 个,葱段、生姜片各 15 克,精盐 6 克,味精 2 克,胡椒粉 4 克,黄酒 15 毫升,面粉 40 克,麻油 10 毫升,植物油 300 毫升(实耗 40 毫升)。

[做法] 将鱼肉去皮,切成片。黑芝麻洗净控水。鱼片内放入黄酒、精盐、味精、胡椒粉、葱段、生姜片、麻油,拌匀,待鱼片腌至入味后逐片蘸上面粉(薄薄一层即可),再在调匀的鸡蛋液里沾一下(要沾匀),然后两面沾上黑芝麻。炒锅上火,放油烧至五成热,把鱼肉逐片放入锅内炸(要使油保持一定温度),待鱼片完全炸透上色后,捞出放在盘中即成。

[功效] 滋养肝肾,健脾利水。

芝麻鸭

[原料] 黑芝麻 40 克,鸭 1 只,面包末 150 克,鸡蛋 2 个,葱丝 5 克,生姜丝 5 克,砂仁 2 克,豆蔻 2 克,丁香 1 克,桂皮 1 克,白芷 1 克,精盐 30 克,面粉 50 克,植物油 1000 毫升(实耗 150 毫升)。

[做法] 将鸭洗净,去头、脖、翅尖、小腿等部位,用精盐把鸭身内外擦匀(不要把皮擦破),装入大盘内,将葱丝、生姜丝、砂仁、豆蔻、丁香、桂皮、白芷放在鸭上,上笼蒸烂,去掉药料。再把鸭剔去骨头,放在盘内,皮面朝下,肉面朝上,撒上一层薄面粉。将鸡蛋打入碗内,加面粉搅匀成糊,均匀地抹在鸭肉上,将背面沾上黑芝麻,腹面沾上面包末。锅上旺火,放油烧至七成热,把鸭肉放入油内,先炸背面,后炸腹面,呈金黄色时(约 5 分钟)捞出,切成菱形块,将有黑芝麻的一面朝上,整齐地摆在盘内即成。

[功效] 滋阴养胃,清肺补血。

食用禁忌

皮肤疮毒、湿疹、瘙痒、牙痛者忌服。

阴痿遗精、白带多者忌食。《本草求真》:"下元不固而见便溏,阳痿、精滑、白带,皆所忌用。"

脾胃虚弱,腹泻便溏,慢性肠炎者勿服。芝麻油润多脂、润燥滑肠。《本草从新》:"胡麻服之令人肠滑,精气不固者亦勿宜食。"

葵花子

葵花子,又名葵子、天葵子、向日葵子、向阳花子、望日葵子,为菊科植物向日葵的种子。多用来榨油,葵花子油90%是不饱和脂肪酸,其中亚油酸占66%左右,还含有维生素E、植物固醇、磷脂、胡萝卜素等营养成分。

[性味归经] 性平,味甘。归大、小肠经。

[食用方法] 可以作为零食,也可炸油。

[营养成分] 每100克葵花子仁含蛋白质19.1克,脂肪53.4毫克,食物纤维4.5克,糖类12.2克,维生素B_1 1.89毫克,维生素B_2 0.16毫克,维生素B_3(烟酸)4.5毫克,钙1毫克,磷6.4毫克,铁2.9毫克,锌0.5毫克,钾547毫克,钠50毫克。

[保健功效] 具有降血脂、抗脂肪肝、保护心脏、降血压、增强性功能、增强体质、防治肿瘤、镇静催眠、美容抗衰等功效。适用于食欲不振、虚弱头风、血痢、麻疹不透等症。葵花子油所含的亚油酸是人体必需的脂肪酸,它是构成各种细胞的基本成分,具有调节新陈代谢、维持血压平衡、降血中胆固醇的作用。葵花子油含较多的维生素E,可以防止不饱和脂肪酸在体内过分氧化,有助于促进毛细血管的活动,改善循环系统,从而防止动脉硬化及其他血管疾病。葵花子油含有微量的植物固醇和磷脂,这两种物质能防止血清胆固醇升高。

食疗验方

高血压,高血脂,习惯性便秘,痔血　桑叶、黑芝麻各10克,葵花子30

克。将三味原料晒干或烘干,共研细粉末,同加水煎取汁两次(30 分钟/次),混合取汁。早、晚两次分饮。功能:疏风清热,祛瘀润肠。

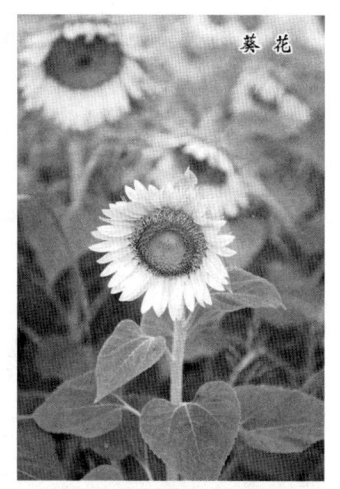
葵花

小儿麻疹不透 葵花子适量。去壳捣碎,沸水冲服。功能:去湿排毒。

头晕,头痛 ①葵花子去壳,和母鸡同炖汤喝。②去壳葵花子微炒、研碎,睡前取 6 克加白糖沸水冲服,常食有效。功能:补中益气。

高脂血症,动脉硬化,高血压,习惯性便秘,蛲虫病 葵花子200 克,花生仁 100 克。将葵花子剥去外壳,洗净,晒干后,与洗净、烘干的花生仁共研为细粉粒,按每份 50 克量分装入绵纸袋中。每日 2 次,每次 1 袋,用温开水调饮。功能:祛瘀养血,润肠驱虫。

慢性肝炎,动脉粥样硬化,高血压 葵花子仁、荞麦各 30 克,与松子仁 15 克水煎 2 次(每次用水 400 毫升,煎半小时),合汁。分 2 次服。功能:护肝降脂。

妊娠水肿 葵花子 30 克,茯苓 15 克,加水 400 毫升煎至 200 毫升。分 1~2 次服,食葵花子、喝汤。功能:消肿利尿。

肠燥便秘,脾胃气虚食少 葵花子 50 克炒熟,每日 2 次分食。功能:润肠通便。

乳糜尿 ①葵花子 10 克,红糖适量,加水 2800 毫升煎至 2500 毫升,1 日内服完。②葵花茎髓 10 克,水芹菜根 60 克,用水煎服。每日 1 剂,连服 1 周。功能:利尿通淋。

胃痛,腹痛 ①葵花盘、猪肚各 1 个,同加水炖熟。食猪肚,饮汤。功能:祛风止痛。②葵花根、芫荽子、小茴香用水煎服。功能:养胃和脾。

痈肿 葵花子捣烂如泥,敷患处。功能:通气透脓。

糖尿病,动脉硬化,高脂血症,高血压,习惯性便秘 葵花子 50 克,核桃仁、花生仁各 30 克,粟米 120 克。将葵花子剥去外壳,与核桃仁、花生仁分别洗净,晒干后共研为粗末,备用。将粟米淘洗干净,放入砂锅中,加水适量,大火煮沸后,改用小火煮1小时,待粟米熟烂,调入葵子仁、核桃仁、花生仁粗末,搅拌均匀,继续用小火煮沸即成。每日早、晚两次食用。功能:补虚健脾,活血祛瘀。

痈脓不溃　葵花子、金银花、蒲公英各30克,用水煎取汁服,每日2次服用。功能:清热解毒,消肿排脓。

食用禁忌

炒后忌多食,脾胃虚弱者忌服。

多味葵花子忌多食。

育龄青年忌多食。葵花子的蛋白质部分含抑制睾丸成分,能诱发睾丸萎缩,影响正常生育功能。

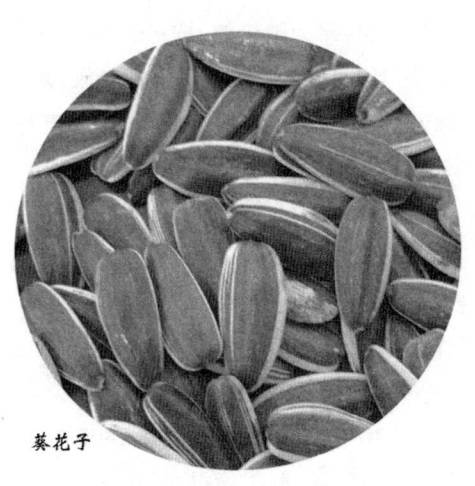

葵花子

野 菜 篇

荠 菜

荠菜,又名荠、荠菜花、护生草、菱角菜、地菜、清明草等,为十字花科荠菜属一二年生草本植物。荠菜根白色,茎直立,株高30厘米左右,有分枝。基生叶塌地丛生,浅绿色,大头羽状分裂;茎生叶,披针形,基部抱茎,顶部叶肥大,叶被茸毛。总状花序,顶生或腋生,花小、白色,两性。短角果扁平呈倒三角形,含种子多数,种子细小,卵圆形,黄色,千粒重0.09克。

原产于我国,广布于全国各地。

[野菜性味] 味甘、淡,性凉。

[营养成分] 每100克新鲜荠菜中,含蛋白质2.9克、脂肪0.4克、糖类3克、粗纤维1.7克、灰分1.4克、钾280毫克、钠31.6毫克、钙294毫克、镁37毫克、磷81毫克、铁5.4毫克、锰0.65毫克、锌0.68毫克、铜0.29毫克、硒0.51微克、胡萝卜素2.59毫克、维生素B_1 0.04毫克、维生素B_2 0.15毫克、烟酸0.6毫克、维生素C 43毫克,还含草酸、酒石酸、苹果酸、丙酮、对氨基苯磺酸等有机酸及多种氨基酸、胆碱、乙酰胆碱、山梨醇、甘露醇等。

[采用方法] 食用 每年3~5月份,采其嫩叶炒食、做汤,气味清香甘甜,与肉做馅,味道极鲜。

药用　内服,每次60~120克,煎汤、炒食或入丸、散剂,鲜品以沸水浸烫后可凉拌食用。外用要适量,研末捣敷或捣汁滴眼。

[保健功效] 荠菜煎剂(荠菜酸)可兴奋神经,促进呼吸,一过性降低血压,缩短出血和凝血时间等。

荠菜所含的橙皮苷能消炎抗菌、增强体内维生素C的含量、抗病毒、预防冻伤,并抑制眼晶状体的醛还原酶,对糖尿病性白内障患者有疗效;所含胡萝卜素(维生素A原)的量与胡萝卜相当,是治疗干眼病、夜盲症的良好食物;所含的香味木苷可降低毛细血管的渗透性,治疗毛细血管性出血;所含的类似麦角碱的物质,对子宫有催产素样作用,可使子宫显著收缩;所含乙酰胆碱、谷固醇和季胺化合物可降低血中及肝中的胆固醇和三酰甘油含量,利尿,降血压;所含大量的粗纤维,食用后可增强大肠蠕动,促进粪便排泄,从而增进新陈代谢,有助于防治高血脂、高血压、冠心病、肥胖症、糖尿病、肠癌、痔疮等;所含丰富的维生素C可防止硝酸盐和亚硝酸盐在消化道中转变成致癌物质亚硝胺,预防胃癌和食管癌。

荠菜醇对胃溃疡有抑制作用,能加速应激性溃疡愈合。

荠菜中的二硫酚硫酮有抗癌作用。

[药用功效] 和脾止血,利水消肿,清热解毒,平肝明目。主治痢疾,水肿,淋病,乳糜尿,吐血,便血,血崩,月经过多,血友病的出血症,目赤肿痛,高血压,急、慢性肾炎,尿路疾病(尿路感染、尿路结石),前列腺炎等。

传统验方

泌尿系结石,妇女赤白带　荠菜花、车前子各18克,水煎服。

乳糜尿　鲜全草120克,煎成浓汤,每日分3次服。

慢性痢疾,消化道溃疡出血　荠菜花、白芨各15克,水煎服。

妇女更年期子宫出血　荠菜花15~30克,当归10克,水煎服。

吐血、咯血、鼻出血、齿龈出血　荠菜花、侧柏叶、藕节各12克,水煎服。

肾炎水肿　荠菜、葶苈子各30克,水煎去渣,分2~3次服,每日1剂。

小儿麻疹火盛　鲜荠菜50~100克,白茅根200~250克,水煎代茶饮。

火眼 荠菜根捣烂取汁点眼,每日数次。

小儿丹毒 干荠叶末、香薷末、红豆末各25克,生蒴藋叶茎1把(细锉)。细研蒴藋,入诸药末,和调如糊,涂丹毒处,干即易之,至愈。

内伤吐血 荠菜、蜜枣各30克,水煎服。

风湿性心脏病 荠菜60克,苦竹叶20个(去尖),水煎服,代茶饮,每日1剂,连服数月。

风湿性关节炎 荠菜50克切碎。木瓜10克入锅,加水适量,烧沸10分钟捞出,加荠菜、嫩玉米100克、精盐、味精、胡椒粉,烧2~3沸。每日早、晚分食。

功能性子宫出血 鲜荠菜、鲜益母草各30克,水煎服,每日1次;或荠菜花50克,生地黄15克,水煎服。

产后流血 鲜荠菜50克,水煎,分2次服,每日1剂。

出血证 荠菜花30~60克,水煎服。

血尿 ①新鲜荠菜200克(或干品60克)切碎,和粳米100克煮粥食。②鲜荠菜125克,水煎,调冬蜜服,或加陈棕炭3克冲服。

阳证水肿 荠菜根、车前草各30克,水煎服。

肝郁血热所致的目赤肿痛,吐血,便血 荠菜500克入沸水中焯至碧绿,捞出过凉沥水,切细末入盘。豆腐干、冬笋各25克及熟胡萝卜50克切细末与荠菜拌匀,撒上熟芝麻屑50克,入精盐、白糖、味精,淋麻油拌匀食用。

肝硬化 干荠菜根叶、炒荠菜籽各等量,共研细末,和蜜为白果大小的丸剂,每天早、晚各1次,每次2丸,用决明子煎汤送服。

肺热咳嗽 荠菜全草,用鸡蛋煮食。

肾结核 荠菜50克,加水3碗煮至1碗,打入鸡蛋1

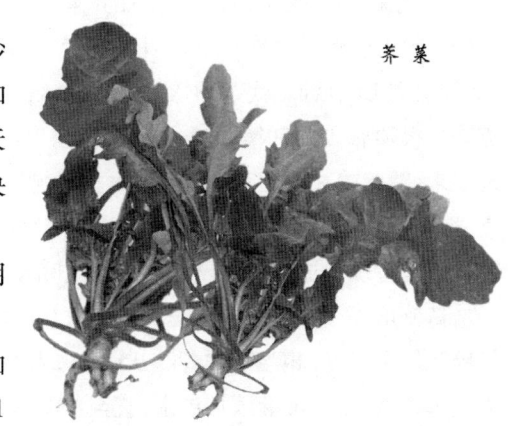

荠菜

个,煎至蛋熟,再加精盐少许,喝汤吃蛋。

肿满腹大,四肢枯瘦,小便涩油 甜葶苈(纸隔炒)、荠菜根等份为末,炼蜜丸弹子大。每次1丸,陈皮汤送下。只2~3丸,小便清;10余丸,腹如故。

冠心病,高血压 荠菜500克切碎;猪腿肉200克切丝,加精盐、黄酒各少许拌匀;五香豆腐干2块切丝。锅上火,入植物油用大火烧热后,倒入荠菜翻炒,加精盐少许,炒至半熟盛起。再起油锅,放植物油用大火烧热油后,倒入肉丝翻炒3分钟,再倒入豆腐干丝同炒,加精盐、水适量,焖3分钟,最后倒入半熟的荠菜烧5分钟食用。

冠心病并发高血压、高血脂 淡菜10克,用小火煎煮半小时,再入荠菜50克煮沸食用。

急性前列腺炎,尿路感染,慢性肠炎 鲜马齿苋、鲜荠菜各500克同入温开水浸30分钟,连根切碎,捣成马齿苋、荠菜汁;榨后的马齿苋、荠菜渣,再用适量温开水浸10分钟,再重复绞榨取汁。合并2次汁,用纱布过滤。将滤后的马齿苋、荠菜汁置锅中,以小火煮沸。每日早、晚分饮。

结膜干燥,高血压,慢性腹泻 净冬笋250克切薄片;鲜荠菜100克去根,入沸水略烫捞起过凉,挤干水分,切碎。炒锅放火上,烧热后入熟花生油烧至五成热,投笋片略煸,倒入鲜汤、精盐、姜汁、白糖,移至小火上烧3分钟,再端回中火上,入荠菜和精盐,用湿淀粉勾芡略炒,淋麻油可食。

高血压,动脉硬化,眩晕 ①在荠菜开花季节采收带花的荠菜花序茎,切碎后晒干收贮。每次取荠菜花0.5克,与绿茶3克同入杯中,用沸水冲泡,加盖闷15分钟。代茶频饮,一般可连续冲泡3~4次。②新鲜荠菜200克除去根须后,入沸水锅汆1~2分钟,取出沥水,切成细末,调少许植物油及姜末,置碗中。锅上火,加水用大火煮沸,缓缓调入米粉50克、豆粉20克,煨至黏稠时,入荠菜细末,边搅边拌,羹将成时停火,兑入蜂蜜20克和匀。煨羹时也可加酸梅10枚。每日早、晚分食。

高血压,尿路感染,痔疮出血 荠菜(全草)30克去杂,保留根、茎晒干切碎。每次7克(相当于鲜荠菜15克),入杯中以沸水冲泡,加盖闷10分钟代茶频饮,饮完可继续加沸水,直至冲淡,每日2次。

高血压,眩晕,单纯性水肿　鸡蛋1个磕入碗中,按顺时针方向搅打50次以上成糊;鲜荠菜200克除根后切段。锅上火,加水煮沸,随即兑入鸡蛋糊,成蛋花状散开,加荠菜段,小火煮沸后,调少许精盐,淋麻油食用。

高血压,眼底出血,眩晕头痛,吐血,肾炎水肿　荠菜1500克去杂后切碎,入盆中,入虾皮50克、精盐、味精、酱油、葱花、花生油、香油拌匀成馅。将面粉800克用水和成面团,切小面剂,擀成饺子皮,包馅成饺,下沸水锅煮熟食用。馅料亦可用猪、牛、羊肉或鸡蛋与荠菜配制而成。

高血压,结膜炎　①荠菜150克切碎;净笋250克切小片;豆腐200克去水,切小方丁放碗内,用水浸泡。炒锅放大火上,入鲜汤,投豆腐丁、笋片和精盐,烧沸时入荠菜末和味精,再沸时即用湿淀粉调稀勾芡,入熟花生油30毫升,撒胡椒粉食用。②新鲜荠菜150克连根入锅,加水200毫升,煎煮取汁100毫升,每日1~2次,频饮。

高血压,慢性胃炎,尿血,便血,习惯性便秘　锅内加植物油烧热,投入荠菜250克,急火翻炒至软,加少量冷水,盖好煮3~5分钟,加精盐、黄酒、味精略炒食用。

崩漏　①荠菜、龙芽菜各50克,用水煎服。②鲜荠菜花30克,用水煎服;或配丹参6克,当归12克,用水煎服。

暑热伤胃,血热出血,肝火上炎所致目赤肿痛,肝阳上亢所致头晕目眩　鲜荠菜90克(或干品30克),蜜枣5~6枚,加水1500毫升煎至500毫升,去渣饮汤。

膀胱炎,尿道炎,大肠癌放疗后并发放射性膀胱炎,尿频、尿急、血尿　鲜荠菜(连根)、鲜白茅根各500克及荸荠、鲜藕(连节)各250克分别入温开水浸30分钟,取出后将荸荠头切去,与其他3味一起切碎后再剁成糊搅汁,过滤取汁。当饮料上、下午分饮。

养生食谱

荠菜粥

[原料]新鲜荠菜250克,粳米100克,生姜末、麻油、精盐、味精各适量。

[做法] 将荠菜择洗干净。粳米淘净,与生姜末同放进锅中,加适量水,旺火烧沸后,放入荠菜,改用小火煮熟,加入麻油、精盐、味精调味即成。

[功效] 益气健脾,明目止血。

荠菜饺子

[原料] 荠菜 600 克,面粉 500 克,虾皮 50 克,精盐、味精、酱油、葱花、植物油、麻油各适量。

[做法] 将荠菜去杂洗净,切碎放入盆中,加入虾皮、精盐、味精、酱油、葱花、植物油、麻油,拌匀成馅。把面粉用水和成软硬适度的面团,揉匀搓成长条,切成小面剂,擀成饺皮,包馅捏成饺子,下入沸水锅内煮熟,捞出装入碗内即成。

[功效] 清热解毒,止血降压。

荠菜火腿饺

[原料] 面粉 500 克,荠菜 500 克,火腿 75 克,冬笋 75 克,猪油、葱花、鲜生姜末、精盐、味精各适量。

[做法] 将荠菜择洗干净,沥水。火腿、冬笋分别洗净沥水,剁末。荠菜放入沸水锅中烫一下,捞入冷水中投凉,捞出沥水,再剁成末,挤去水分。火腿末、冬笋末置盆里,加荠菜末一起拌匀,再加葱花、生姜末、精盐、猪油、味精,搅拌均匀,即成馅料。面粉加水拌匀和成面团,揉匀揉透,盖上湿布醒面 15 分钟,然后在案板上稍揉几下,搓成长条,揪成小面剂,擀成中间稍厚的圆形面皮。将馅料放入面皮里,包捏成饺子生坯。锅置旺火上,水沸后下入饺子生坯,用漏勺轻轻推动,煮至饺坯浮上水面,烧沸,再点凉水 1~2 次,烧沸即熟。

[功效] 荤素搭配,鲜美可口,清热降压,益气养血。

荠菜馄饨

[原料] 荠菜 300 克,馄饨皮 250 克,猪五花肉 200 克,水发香菇 25 克,黄酒、精盐、味精各适量。

[做法] 将荠菜洗净,入沸水焯一下,捞入凉水中,沥去水,剁成末。香菇、猪肉剁成末,加入黄酒、精盐、味精,顺一个方向用力搅匀,放入荠菜末拌匀成馅。将馄饨皮逐个包馅制成生坯,入沸水煮熟,即可食用。

[功效] 鲜嫩味美,清香适口,平肝清热,益气开胃。

海米香干拌荠菜

[原料] 荠菜500克,香干50克,海米20克,精盐1克,酱油1匙,麻油25毫升,生姜末、蒜蓉各5克,醋1毫升。

[做法] 将荠菜洗净焯熟,切碎,香干切米粒大小与荠菜同拌,装盘中用手堆成塔形,塔顶放泡好的海米,上堆生姜末、蒜蓉。取小碗1只,放入精盐、酱油、醋、麻油,随荠菜上桌,浇在菜顶上,将荠菜推倒拌匀。

[功效] 清香爽口,健脾益气,凉血平肝,降压降脂。

丹桃荠菜煲牛肚

[原料] 丹参20克,桃仁12克,荠菜100克,牛肚500克,精盐4克,味精2克。

[做法] 将牛肚放入沸水锅内煮至将熟取出,趁热刮去黑色衣膜及污物,洗净。荠菜洗净,与丹参、桃仁一起放入牛肚锅内,加800毫升水,煮至牛肚熟烂,去药渣,加入精盐、味精调味,饮汤食肉。

[功效] 活血健脾。

荠菜山鸡煲

[原料] 野鸡1只(重约1000克),荠菜250克,精盐4克,白糖10克,黄酒25毫升,鸡蛋清50克,鲜汤200毫升,植物油500毫升(实耗约50克),湿淀粉5毫升,京葱25克,葱花15克,生姜末25克,胡椒粉3克,味精2克。

[做法] 野鸡去内脏剥皮后,选胸脯肉切成片,浸入水中,漂清血水。荠菜洗净,在沸水锅内烫熟,立即用冷水冲凉,捞出挤干水分,斩成碎末。京葱切滚刀块。盆内放入精盐、白糖和鸡蛋清,搅散,将浸在水中的野鸡片捞起,挤掉水分,放在打散的鸡蛋清内,加入湿淀粉和少许植物油拌匀,放入冰箱内冷却2小时。炒锅上火,放油烧至六成热,将鸡片下油锅滑油,待其浮上油面时倒入漏勺内沥油。将油锅内的余油烧热,放入葱花、生姜末煸香,再将荠菜末下锅煸炒,放入鲜汤、精盐、胡椒粉、白糖、味精烧沸,将鸡片回锅,加入黄酒,加盖焖1分钟,淋湿淀粉推匀,勾成米汤芡,盛入放了油和京葱块的热煲内,盖上煲盖即成。

[功效] 绿白相映,清香鲜嫩,野味汁浓,清热滋阴。

荠菜蜜枣汤

[原料] 荠菜50克,蜜枣50克。

[做法] 将荠菜去杂洗净,蜜枣洗净。煮锅上火,将荠菜和蜜枣放入锅内,注入适量水,旺火煮沸,转为小火煮2小时即成。

[功效] 清香甘甜,健脾止血。

食用禁忌

荠菜能宽肠通便,便溏泄泻者慎食。

马齿苋

马齿苋,又名长命菜、五行草、长寿菜等,为马齿苋科马齿苋属一年生肉质草本植物。茎匍匐,先端直立、斜生于地上,高10~15厘米。自基部分枝四散,茎光滑无毛,肉质,圆柱形,淡绿色或淡红色。叶互生或近对生,倒卵形或匙形,长1.5~2.5厘米,宽5~15毫米,叶片肉质,全缘,柄极短,先端钝。两性花,花小、黄色,3~5朵丛生于枝顶叶腋。花期5~9月。蒴果圆锥形,成熟后自然开盖散出种子。种子甚小,扁圆形,黑色表面有细点。果期7~10月,生于田野、荒地、路旁及地边。

我国大部分地区有分布,尤以华北、东北、中南、西南、西北较多。

[野菜性味] 味酸,性寒。

[营养成分] 每100克马齿苋鲜嫩茎叶中,含蛋白质2.3克、脂肪0.5克、糖类3克、粗纤维0.7克、灰分1.3克、钙85毫克、磷56毫克、铁1.5毫克、胡萝卜素2.23毫克、维生素B_1 0.03毫克、维生素B_2 0.11毫克、烟酸0.7毫克、维生素C 23毫克。每克干茎叶中,含钾44.8毫克、钙10.7毫克、镁14.57毫克、磷4.43毫克、钠21.77毫克、铁584微克、锰40微克、锌72

微克、铜21微克。另全草含大量去甲肾上腺素和多种钾盐,并含丰富的苹果酸、柠檬酸、谷氨酸、天冬氨酸、蒽醌苷、果糖、生物碱等。

[采用方法] 食用 5~9月份可采摘花期前的嫩茎叶,用开水烫后挤出水分,加上调料拌食或炒食,滑爽可口,营养丰富。或烫后再揉搓以去其酸涩味,晒干制成干菜,煮汤最佳。因含苹果酸、柠檬酸、谷氨酸、天冬氨酸、丙氨酸甚多,因而味鲜又略带酸味,食时不必再多放醋。我国各地均有食用马齿苋的习惯。

药用 夏、秋两季当茎叶茂盛时采收全草,洗净泥土,用沸水略烫后晒干。

[保健功效] 马齿苋对志贺氏菌、伤寒杆菌、大肠埃希菌、金黄色葡萄球菌、费氏痢疾杆菌及其他一些致病性真菌均有不同程度的抑制作用。产妇口服鲜马齿苋汁6~8毫升,能使子宫平滑肌收缩增多,强度增加,可代替麦角新碱。马齿苋能消除尘毒,防止吞噬细胞变性和坏死,亦可防止淋巴管发炎和阻止纤维性变化,杜绝矽结节形成,对白癜风亦有一定的疗效。马齿苋含丰富的维生素A样物质,能促进上皮细胞的生理功能,并促进溃疡的愈合;对血管有显著的收缩作用。马齿苋含大量的钾盐,有良好的利水消肿作用;钾离子亦可直接作用于血管壁上,使血管壁扩张,阻止动脉管壁增厚,从而起到降低血压的作用。口服马齿苋煎剂对外科手术中有些不明原因的低血钾症有稳定血钾的作用。马齿苋含一种丰富的ω-3脂肪酸,它能抑制人体内血清胆固醇和三酰甘油酸的生成,使血管内皮细胞合成的前列腺素增多,抑制血小板形成血栓素丸,令血黏度降低,促使血管扩张,可预防血小板聚集、冠状动脉痉挛和血栓形成,从而起到防治心脏病的作用。民间以马齿苋与肉末做馅包馄饨、饺子食用,能清利肠热,止泻止痢。

[药用功效] 清热解毒,祛湿散血,利尿通淋,消肿止痛,除尘杀菌,止血凉血。主治热痢脓血、热淋、血淋、便血、痔疮出血、带下、崩漏、产后子宫出血、痈肿恶疮、疔疮、湿疹、肺痈、肠痈、丹毒、瘰疬、乳疮、乳腺炎、急性肠炎、菌痢、肾炎水肿、小儿腹泻、蛇虫咬伤。该品最善解血分和大肠热毒,为治痢的常用品。

传统验方

痢疾　马齿苋120克,侧耳根30克,大蒜30克,捣汁冲服,每日3次。

肠炎　马齿苋、地瓜叶、刺梨根、白头翁各60克,用水煎服,每日3次,连服3剂。

细菌性痢疾　马齿苋25克,铁苋菜50克,用水煎服。

血痢　马齿苋2大把(切),粳米250克,加水煮粥,不放盐、醋,空腹淡食。

痔疮　鲜马齿苋100克,洗净切碎,装入洗净的猪大肠(约15厘米长)内,两头扎好,放入锅内蒸熟。每日晚饭前1次吃完,连服数次。

阴茎肿痛　马齿苋20克,生甘草3克,用水煎服。

肾炎水肿　马齿苋100克煎水,代茶饮。

肛门肿痛　马齿苋叶、三叶酸草等份,煎汤熏洗,每日2次。

耳中有恶疮　马齿苋30克(干者),黄柏15克(锉),捣罗为末,每取少许,绵裹纳耳中。

阑尾炎　生马齿苋1把,洗净捣绞汁30毫升,加冷开水100毫升,白糖适量,每日服3次,每次100毫升。

胆囊炎,腹痛　马齿苋100克,白糖适量,用水煎服。

腮腺炎　将马齿苋适量捣烂敷于患处,每天1~2次。

小儿火丹　马齿苋捣涂,每日2次。

小儿白秃　马齿苋煎膏涂之,或烧灰,猪脂和涂。

小儿百日咳　马齿苋糖浆100毫克,每日4次,分3日服。

小儿单纯性腹泻　①鲜马齿苋250~500克,煎汤,加适量白糖调味,分次服下,1日服完,连服2~3日。②鲜马齿苋焙干后研末,每次3克,温开水送服,每日3次。

小儿脐疮　马齿苋烧研敷之。

小便热淋　服马齿苋汁适量。

马咬人疮　马齿苋煮,并汤食。

中蛊欲死　马齿苋捣汁1000毫升饮,并敷之,每日4~5次。

反花恶疮　马齿苋500克烧研,猪脂和敷。

天疱疮　马齿苋全草、鬼灯笼全草各适量,煎水洗患处,然后用纱布吸干患处,搽龙胆紫。

风齿肿痛　马齿苋1把,嚼汁渍之,即日肿消。

外伤肿痛　鲜马齿苋适量,切碎捣烂,入少许樟脑粉,调糊状,敷患处,绷带包扎,每日换药2次。

目中息肉　马齿苋1大把,和芒硝末少许,绵裹安上,频易之。

产后血痢,小便不通,脐酸痛　生马齿苋捣汁300毫升,煎1沸,下蜜100毫升调,1次服完。

产后流血　①马齿苋、益母草各30克,每日1剂,用水煎服。②马齿苋注射液2毫升(相当于生药2.5~5克)肌注。

产后虚汗　马齿苋研汁100毫升服,或以干者煮汁服。

产褥热　马齿苋120克,蒲公英60克,用水煎服。

杂物迷目　马齿苋烧灰研细,点少许于眦头,即出也。

百日咳　鲜马齿苋200~300克,水煎2次,合并滤液浓缩至100~150毫升,口服,每日3次,年幼者酌减,7日一疗程。

血淋,砂淋　马齿苋1撮,核桃1个,芝麻1把,共捣烂,滚酒冲服。

血痢　生马齿苋菜捣汁100毫升,煎沸,入蜜30毫升和服。

阴肿痛极　马齿苋捣敷患处。

尿血　鲜马齿苋60~120克,车前草7株,用水煎服。

尿道炎,尿路感染　①马齿苋60克,水煎,冲白糖服。②鲜马齿苋捣汁服。③马齿苋60克,生甘草6克,水煎服,每次1剂,连续服用。

男女疟疾　马齿苋捣,扎手寸口(男左女右)。

疔疮　①马齿苋1克,石灰1.5克,研末,鸡蛋清和,敷之。②马齿苋捣烂敷患处。

肛门肿痛　马齿苋叶、三叶酸草等份,煎汤熏洗,每日2次。

肝血不足,脾气壅滞,夜盲,身体疲乏　马齿苋45克切碎,金针菜30克切段,熟猪肝50克切薄片。马齿苋、金针菜入锅,加水煮15分钟后,再入猪肝稍炖,磕入鸡蛋1个,沸后调精盐、味精食。

肠炎，痢疾，泌尿系感染，疮痈肿毒 鲜马齿苋 100 克入沸水中焯片刻，捞出洗去黏液切碎。油锅烧热，入葱花 5 克煸香，再投马齿苋，加精盐炒至入味后出锅。粳米 50 克加适量水煮熟，入马齿苋煮至成粥。

肠炎 鲜马齿苋 750 克，干蒸 3~4 分钟后捣汁 150 毫升，口服，每次 50 毫升，每日 3 次。

赤白带下 马齿苋捣绞汁 300 毫升，和鸡蛋清（1 个鸡蛋取清），先温令热，乃下苋汁，微温顿饮之。

身面瘢痕 马齿苋汤洗，每日 2 次。

肺结核 ①咯血者，干马齿苋 3000 克，加 7 倍水，煮沸 2~3 小时，压汁；残渣再加水 3 倍，同样煮沸取汁。将药汁混合，以小火浓缩至 3000 毫升。每次服 50 毫升，每日早、晚各 1 次。②马齿苋 250 克，大蒜头（去皮）适量，水煎代茶常服。

带状疱疹 鲜马齿苋 100 克，捣烂敷患处，每日 2 次或干则复涂，不计次数。重者再取鲜品 250 克，煎汤内服，每日 1 剂。

急性荨麻疹 每次取鲜马齿苋全草 200~300 克，加水 1500 毫升，煎沸浓缩至 1000 毫升，内服，每次 100 毫升（小儿酌减）。余下药液加水再煎沸后弃渣，温洗患处。

疮久不愈 马齿苋捣烂封之。取汁煎稠敷亦可。

钩虫病 鲜马齿苋 90 克，加水 2 碗，慢火煎剩 4/5，去渣后加白醋 15 毫升，白糖 15 克。每晚睡前服，连服 2 晚。儿童用量酌减。

脓疱疮 干齿苋研粉，加葡萄糖适量调味，饭前温开水调服，每次 3 克，每日 3 次。成人酌加。

诸虫伤人 马齿苋捣熟敷伤处。

诸肿毒 马齿苋（连根）1500 克，楸叶 2500 克，分别切碎焙干，用水 5000 毫升，慢火煮，不时以柳木篦搅，至汁约 1000 毫升，停火放冷，滤去渣，将汁再熬浓，以新瓷罐子盛。用时以鸡翎扫药，若疮肿痛，以软帛贴之。

淋巴结核溃烂 ①马齿苋 300 克晒干，加工成细末，入熬熟的猪油 400 克中，趁热用铁勺搅拌，冒白烟时将锅端下，入蜂蜜 400 毫升搅拌成糊，冷却后成软膏。用药前先将患处用淘米水（冷开水淘米）洗拭，然后按疮口大小摊成小膏药敷于患处,纱布覆盖,胶布固定,每2日换药1次,至痊愈。②马齿苋同靛花捣掺,每日3次。

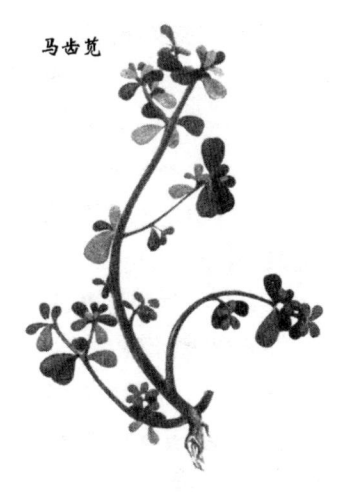

马齿苋

淋病,泌尿系感染　①马齿苋150克(鲜品加倍),水煎,早、晚分服,每日1剂,10日一疗程,可服1~3个疗程。②马齿苋汁与鲜藕汁饮服。

痔疮初起　马齿苋不论鲜干,煮熟急食之,并以汤熏洗。1月左右,其孔闭即愈。

皲裂性手足癣　鲜马齿苋250~500克,煎取药液2500~3000毫升,先熏后洗,每次0.5~1小时,每日1~2次。

脚气水肿　马齿苋和粳米、酱汁煮食。

蛀脚臁疮　干马齿苋研末,蜜调敷上。一宿其虫自出。

黄蜂蜇伤　鲜马齿苋350克(干品150克),水煎服,每日3次。并用鲜马齿苋捣敷患处,每日3次。重症者配以西药对症治疗。

黄癣　鲜马齿苋、生石灰各适量,捣涂患处。

养生食谱

干炸马齿苋饼

[原料] 鲜马齿苋150克,鸡蛋2个,淀粉50克,面粉适量,葱花25克,姜末15克,花椒盐10克,精盐适量,味精、料酒各少许,猪油40克,植物油750毫升(实耗75毫升),鸡汤少许。

[做法] 将马齿苋择洗干净,入沸水锅中焯一下,放凉水盆内泡一会儿,捞出挤干水分,剁碎放盆内,加入精盐、葱花、姜末、鸡蛋、猪油、味精、料酒,拌一下,再放入淀粉、面粉,加温开水少许,搅成稠硬糊,然后用干淀粉团成枣一样的球,按扁,一一做完。取炒锅放火上,入植物油,油热后将饼下锅,炸成黄绿色,捞出沥油,装在盘内,撒上花椒盐食用。

[功效] 色泽黄绿,外焦内嫩,香鲜可口。

马齿苋芡实瘦肉汤

[原料] 鲜马齿苋 50 克,芡实 100 克,瘦猪肉 150 克,精盐、味精各适量。

[做法] 将马齿苋择洗干净,切成段。瘦猪肉、芡实洗净。将上料放入锅内,加入适量水,用旺火煮滚,改用小火煲 2 小时即成。在食用时,点入适量精盐、味精。

[功效] 清热解毒,祛湿止滞。

马齿苋馅水饺

[原料] 鲜马齿苋 400 克,面粉 500 克,鸡蛋 3 个,韭菜 150 克,大葱 30 克,姜 20 克,五香粉、精盐、酱油、味精、料酒各适量,植物油 75 克,香油 25 毫升。

[做法] 将马齿苋择洗干净,用开水焯一下,捞出浸泡 20 分钟,挤干水分剁碎。将韭菜择洗干净,控水切碎。鸡蛋用植物油炒成碎块,大葱、姜剁碎,共放盆中。将备好的原料加入上述作料调好味,做成馅。将面和成软面块,搓条切小剂 75 个,擀皮包馅,放开水锅中煮熟,即可食用。

[功效] 面皮筋软,馅菜清香。

马齿苋茶

[原料] 马齿苋 30 克,茶叶 3 克,白糖 10 克。

[做法] 将马齿苋、茶叶洗净,与白糖同放入砂锅中,加入适量水,煎煮片刻,取汁代茶饮用。

[功效] 清香爽口,清热解毒。

马齿苋粥

[原料] 鲜马齿苋 100 克,粳米 50 克,精盐、葱花、植物油各适量。

[做法] 将马齿苋除去杂物洗净,放入沸水锅内焯一下,捞出用水洗 2~3 次,去黏液和苦味,切碎。将油锅刷洗净,置火上烧热,放植物油、葱花煸香,再放入马齿苋、精盐,炒至入味,出锅装盘。粳米淘洗干净,加入适量水煮至米开花熟透时,投入马齿苋煮成粥,出锅即成。

[功效] 清香可口,健脾养胃,清暑解热。

马齿苋田螺粥

[原料] 鲜马齿苋 250 克,田螺肉 100 克,粳米 150 克,精盐、味精各适量。

[做法] 将马齿苋洗净切碎。田螺用水泡 20 分钟,洗净后放入沸水中,加精盐,用小火煮至螺肉变色,捞出挑取螺肉剁碎。将粳米淘洗干净,放入锅内,加入水,用旺火煮沸后转用小火煮至米烂,倒入马齿苋,继续煮几沸,拌入田螺肉,加味精调味即成。

[功效] 鲜香味美,清热止痢,养阴护肝。

马齿苋猪髓粥

[原料] 马齿苋 15 克,粳米 100 克,猪骨髓、精盐、味精、麻油、葱花、生姜末各适量。

[做法] 将粳米和马齿苋分别洗净,与猪骨髓一同放入砂锅中,加入精盐、葱花、生姜末和适量水,用旺火烧开后转用小火熬煮成粥,再加入味精和麻油调味即成。

[功效] 油润不腻,滋阴解毒,补髓固齿。

马齿苋槟榔粥

[原料] 新鲜马齿苋 250 克,槟榔 30 克,粳米 125 克,白糖适量。

[做法] 将马齿苋除根,去老黄叶,洗净切碎。粳米淘洗净,与槟榔一同放入锅内,加入适量水,置旺火上煮,煮沸之后,转用小火继续煮至米开花,倒入马齿苋,再煮几沸即可。食用前加白糖调味。

[功效] 风味独特,清热解毒,益胃止痢。

长寿馅饼

[原料] 干马齿苋 300 克,五花肉 500 克,面粉 600 克,酱油、麻油、胡椒粉、精盐、干淀粉、生姜末、葱花各适量。

[做法] 将面粉用沸水烫好,和匀揉透,掰开冷却。五花肉剁碎切末,放入精盐、酱油、胡椒粉、麻油、干淀粉和水,搅拌均匀,放冰箱中略冻(冻后肉糜收缩,易于包馅)。干马齿苋用温水洗净切碎,放入生姜末,稍腌 5 分钟后,放入肉糜中,撒上少许葱花,拌匀成馅。将冷透的面团搓成长条,揪成 12 个面剂,按扁,擀成直径 20 厘米的饼皮,加馅包好。平锅上小火,放

油烧热,放饼煎至金黄,出锅装盘即成。

［功效］荤素搭配,软热香酥,清热解毒,健脾护肝。

三鲜长寿包

［原料］干马齿苋200克,面粉500克,水发海米50克,猪五花肉馅50克,味精、精盐、鲜汤、植物油、面碱水各适量。

［做法］将马齿苋用温水泡发去根须,洗净切段。将水发海米切碎,同肉馅放入盆中,加味精、精盐、鲜汤、植物油拌匀成馅。面粉放入泡好酵头的盆里和成面团,放温暖处发酵,将发酵的面团兑上面碱水中和酸味,揉匀,搓为长条,揪成30个面剂,擀成包子皮,包入调好的馅料,蒸熟出锅即成。

［功效］鲜嫩爽口,回味无穷,生津润燥,清热解毒,利尿祛湿。

鲫鱼马齿苋羹

［原料］马齿苋30克,大鲫鱼1条,红豆30克,香菇10克,生姜5克,麻油、精盐各适量。

［做法］将马齿苋置入布袋中。鲫鱼去鳞、鳃及内脏,与红豆、香菇和马齿苋布袋一同入锅,加生姜和水,炖至烂熟,去布袋,加麻油、精盐调味即成。

［功效］香鲜滑爽,健脾祛湿,利水排脓。

食用禁忌

马齿苋乃寒凉之品,脾胃虚寒、肠滑腹泻者不宜用;脾虚便秘者及孕妇禁食。

忌与鳖甲、胡椒、蕨粉同食。

冬寒菜

冬寒菜,又名冬苋菜、葵菜、冬葵,为锦葵科锦葵属二年生草本植物。喜冷凉湿润的气候条件,不耐高温。抗寒力强,轻霜不枯死,低温还可增强其品质。生长适温为 15~20℃,对土壤要求不严,但以排水良好的疏松肥沃土壤为佳。

原产亚洲东部,广布于我国各地。常生于平原旷野、村落附近,路旁尤多见。

[野菜性味] 味甘,性寒。

[营养成分] 每 100 克冬寒菜嫩茎叶含蛋白质 3.1 克,脂肪 0.5 克,糖类 3.4 克,粗纤维 1.3 克,钙 315 毫克,磷 56 毫克,铁 22 毫克,胡萝卜素 8.98 毫克,维生素 B_1 0.13 毫克,维生素 B_2 0.30 毫克,烟酸 2.0 毫克,维生素 C 55 毫克。此外,冬寒菜含黏液质,其鲜品含单糖 6.8%~7.4%、蔗糖 4.1%~4.6%、麦芽糖 4.5%~4.8%、淀粉 1.2%。花含黏液质及色素。种子含脂肪油和蛋白质。

[采用方法] 食用　冬寒菜嫩茎叶可炒食、凉拌或做汤等,味道清香,口感滑利。

药用　嫩叶或嫩苗、根、花、种子均入药。秋季采收成熟的种子。

[保健功效] 滋阴补液,利水消肿。

[药用功效] 种子具有利水、滑肠、下乳之功效;治二便不通、淋病、水肿、妇女乳汁不行、乳房肿痛等。叶具清热、行水、滑肠之功效,治肺热咳嗽、热毒下痢、黄疸、二便不通、丹毒、金疮。根具有清热、解毒、通淋之功效,治消渴、淋病、二便不通、乳汁少、白带、虫蜇伤。

传统验方

黄疸　冬寒菜全草 60 克,天胡荽 90 克,紫花地丁草 60 克,车前草 30 克,精肉 90 克,水炖服。

烫烧伤　冬寒菜为末敷之。

误吞金属　冬寒菜不拘多少,绞取汁,冷饮之。

养生食谱

冬寒菜扒鸭

[原料] 冬寒菜 100 克,鸭 1 只(重约 2 千克),植物油、料酒、精盐、酱油、白糖、葱段、姜片、味精各适量。

［做法］将鸭宰杀,从脊背开口去内脏,在脊骨上剁几刀,洗净,控去水分。冬寒菜择洗干净,切段。鸭身抹匀酱油,放入热油锅内炸至金黄色捞出,鸭腹朝下装在垫有竹垫的砂锅内,加料酒、精盐、酱油、白糖、葱段、姜片和适量水,以浸过鸭身为度。砂锅上火,用旺火烧沸后改用小火焖烧至鸭肉七成熟,提起竹垫,将鸭子翻身腹朝上,去掉竹垫,加葱段、姜片、味精等调好味,撇去浮油,连砂锅一同上桌。

［功效］味鲜适口,滋阴补液。

冬寒菜炒肉

［原料］冬寒菜250克,猪肉150克,料酒、精盐、味精、酱油、葱花、姜末各适量。

［做法］将冬寒菜择洗干净,切段。猪肉洗净,切丝。锅烧热,放入猪肉煸炒,加入酱油、葱花、姜末煸炒,再放入料酒、精盐和适量水,继续烧至肉熟而入味,投入冬寒菜炒至入味,点入味精,出锅即成。

［功效］利水消肿。

冬寒菜汤

［原料］冬寒菜150克,精盐、味精、葱花、植物油各适量。

［做法］将冬寒菜择洗干净,切段。油锅烧热,下葱花煸香,投入冬寒菜煸炒,加入精盐炒至入味,然后倒入适量开水,烧沸后,点入味精,出锅即成。

［功效］汤味浓香,清热利水。

仙人掌

仙人掌,为仙人掌科仙人掌属多浆植物,常丛生成大灌木状。高0.5～2米。茎下部近木质,圆柱形,茎节扁平,倒卵形至椭圆形,鲜绿色,老茎灰绿色;刺座间距2～6厘米,被褐色或白色棉毛,不久脱落,刺密集,黄色,1

~3厘米长。叶钻状,早脱落,钩毛暗黄色。夏季开花,黄色,单生;浆果红色,梨形,5~8厘米长,无刺,果肉可食。喜阳光充足,甚耐干旱,畏积涝。对土壤要求不严,沙土或沙壤土均可生长。越冬温度5~10℃。

分布于美国佛罗里达州、西印度群岛、墨西哥及南美热带地区,中国、澳大利亚及印度等地有野生或半野生状态者。我国主要分布于云南、四川、贵州、广东、广西、福建等地。

[野菜性味] 味苦,性寒。

[营养成分] 每100克仙人掌含维生素C 16毫克、铁2.7毫克、蛋白质1.6克,还含有大量的纤维素。灰分中含24%碳酸钾。营养价值之高出乎人们的意料,200克仙人掌就能满足正常人一天维生素A需求量的50%以上,铁需求量的70%,完全满足维生素C的需要。

[采用方法] 食用　仙人掌茎肉生食可解饥渴,亦可烹制食用,但因黏液多、味道甜,多适于制作甜菜。做菜时最好采用生长15~20天的嫩茎,将其切1~2厘米的小块,放入盐水中煮15分钟,去掉黏液再烹调食用。其红色的果实去掉硬毛也可作为水果或菜,甚至可以造醋酿酒。

药用　其肉质茎全年可采收,去皮刺,鲜用或切片晒干。根全年采收。玉芙蓉为仙人掌浆汁的凝结物,可全年采收。

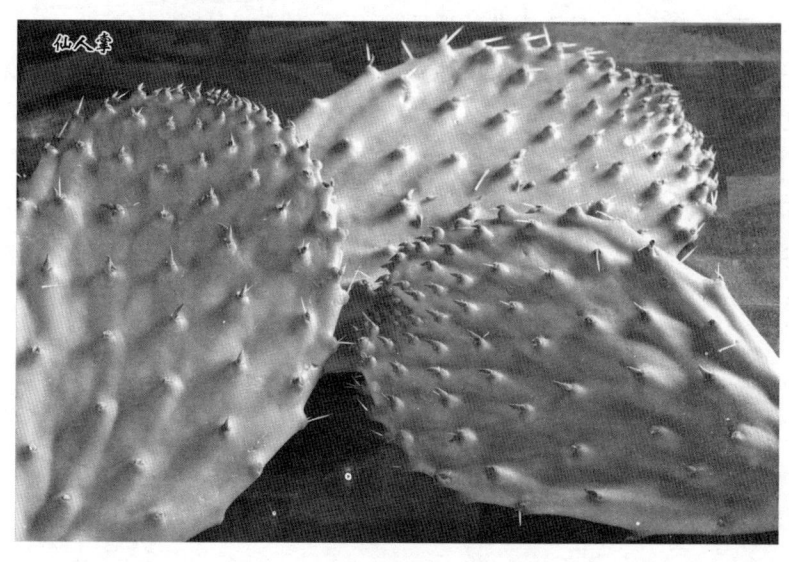

[保健功效] 现代药理研究表明,仙人掌对金黄色葡萄球菌、枯草杆菌有显著抑制作用。临床应用中发现,仙人掌有补血和保护创面的作用,故适用于溃疡病出血者。仙人掌还有利尿作用,是肾炎、糖尿病患者的理想食物。

[药用功效] 仙人掌性寒,味苦、涩,具有清热解毒、消肿止痛、行气活血的功效,适用于肺热咳嗽、痔疮、痞块、乳痈、喉痛、肺痈、痢疾、疔疮、烫伤、蛇虫咬伤、胃痛、溃疡、出血、失眠等症。

传统验方

胃痛 仙人掌研末,每次5克,开水吞服;或用仙人掌50克,切细和牛肉100克炒食。久患胃痛,可用仙人掌根50~100克,配猪肚炖服。

急性菌痢 鲜仙人掌50~100克,用水煎服。

肠痔泻血 仙人掌与甘草浸酒服。

痞块腹痛 鲜仙人掌150克,去外面刺针,切细炖肉服。并将仙人掌捣烂,和甜酒炒热,包患处。

心悸失眠 仙人掌100克,捣取汁液,冲白糖水服。

腮腺炎,乳腺炎,疮疖痈肿 仙人掌鲜品去刺,捣烂外敷。

湿疹,黄水疮 仙人掌茎适量,烘干研粉,外敷患处。

火伤 将仙人掌用刀刮去外皮,捣烂后贴于伤处,并用消毒过的布包好。

蛇虫咬伤 仙人掌全草,捣取汁液搽于患处。

支气管哮喘 仙人掌茎去皮去刺,蘸蜂蜜适量熬服,每日1次,每次服药为本人手掌之1/2大小。待症状消失即停药。

子宫脱垂 仙人掌1只装入猪肚内,炖烂服食。

喉痛 干仙人掌9克,用水煎服。

小儿急惊风 玉芙蓉3克,用水煎服。

疖肿,丹毒 玉芙蓉5克,蒲公英30克,用水煎服。

肺热咳嗽 仙人掌60克,用水煎服。

尿血 仙人掌15~30克捣碎,用水煎服。

秃疮 仙人掌烘干研末，外敷患处，或加香油调敷患处。

妊娠尿闭 鲜仙人掌 500 克，一半纳入 1 个猪膀胱中，另一半留在其外，加白酒少许炖服。

胃、十二指肠溃疡 因仙人掌有止血和保护创面的作用，可用于溃疡病出血之患者。将鲜仙人掌去刺，洗净，切片，晒干后研粉，每次 1 克，每日服 2 次。胃酸偏高的患者可于 500 克仙人掌粉中加入乌贼骨粉 60~90 克，混匀。胃酸不高的患者可加入鸡内金粉 30~60 克混匀。21 天为一疗程。

养生食谱

拔丝仙人掌

［原料］仙人掌 400 克，鸡蛋 2 个（取清），白糖 200 克，植物油 750 毫升（实耗 100 毫升），淀粉、面粉各适量。

［做法］仙人掌去刺去青皮，切成 2 厘米宽、3 厘米长的块，用淀粉抖一下拌匀。蛋清入打碗内，加入淀粉、面粉搅匀，放入温开水搅成糊，再放入植物油 40 毫升，成为酥起糊。炒锅放植物油，烧至五成热时，将仙人掌蘸糊，逐块下锅炸成金黄色，捞出控油。锅内油清出，下入白糖，不断翻搅，见糖化起泡时，下入炸好的仙人掌，起锅翻匀，使糖汁包匀仙人掌块，盛入事先抹过油的盘内，外带凉水一碗，上桌食用。

［功效］色泽金黄，起明发亮，吃时扯丝，外焦里嫩，甜香适口。

姜末炝三片

［原料］仙人掌 125 克，红柿椒 100 克，嫩白菜帮 100 克，姜米 15 克，香醋 35 毫升，香油 10 毫升，味精、料酒各少许，花椒数粒，精盐适量。

［做法］将仙人掌去刺，去皮，切片；柿椒去蒂，去籽，切片；白菜帮切成片，分别放沸水锅中焯透。将姜米、香醋、味精、料酒、精盐共调成汁，倒在菜上拌匀。锅放火上，放入香油，油热时下入花椒，炸一下捞出，将油倒入菜内拌匀，装盘即成。

［功效］本菜色美，质脆嫩，味美爽口。

烩仙人掌

［原料］仙人掌 150 克，山楂糕丁 30 克，白糖 125 克，淀粉适量。

［做法］将仙人掌去刺去皮,切成黄豆粒大小的丁,用温开水淘一下,放入汤碗内。锅添水,下入白糖,水开糖化时,勾入大流水芡,再沸时起锅冲入仙人掌汤碗中,上撒山楂糕丁食用。

［功效］汤甜丁脆,甜鲜适口。

凉拌三丝

［原料］仙人掌 125 克,海带 100 克,胡萝卜 100 克,蒜泥 15 克,香醋 35 毫升,香油 10 毫升,精盐适量,味精、料酒各少许。

［做法］将仙人掌去刺和青皮切成丝,放凉水内淘洗两遍,取出控干水分放盆内。海带、胡萝卜切丝,分别放入沸水锅中焯一下,捞出投凉,控干水分,同仙人掌丝放在一起。将精盐、蒜泥、香醋、香油、味精、料酒加凉开水少许,调成汁,加在三丝上,调拌均匀,装盘即成。

［功效］质地脆嫩,味酸辣香美。

糖醋仙人掌

［原料］仙人掌 400 克,白糖 100 克,香醋 35 毫升,香油 10 毫升,姜末 15 克,精盐适量。

［做法］将仙人掌去刺和青皮切成片,用水淘洗一下,沥干水分放在盆内,加精盐拌匀腌一下,滗去水分,下入香醋、白糖、香油、姜末拌匀,调好口味,装盘即可。

［功效］味甜酸稍带姜味,质地脆嫩。

炸仙人球

［原料］仙人掌 350 克,葱、姜末共 25 克,植物油 750 毫升(实耗 75 毫升),花椒盐 10 克,五香粉、精盐、猪油、干淀粉各适量,味精、料酒各少许。

［做法］将仙人掌去刺去青皮,上笼蒸熟,下笼放冷,捣成泥,放入葱末、姜末、五香粉、精盐、猪油、味精、料酒、淀粉,共和成泥,挤成枣一样的圆球,抖上淀粉,一一团圆团光,放在盘内。炒锅放火上,添入植物油,油热时将仙人球下锅,用勺推开,严防粘底,炸成金黄色,捞出沥油,装入盘内,上面撒花椒盐食用。

［功效］形如金珠,外酥里嫩,香美适口。

仙人掌炒牛肉丝

[原料] 牛后腿瘦肉100克,仙人掌70克,鸡蛋2个,料酒、精盐、白糖、味精、湿淀粉、葱、姜、植物油、鸡汤各适量。

[做法] 将仙人掌去刺去青皮,洗净,一剖两片,切成粗丝。牛肉剔净筋,横丝切成1毫米粗、6厘米长的丝。葱、姜洗净,切成末。鸡蛋打开,去黄留清。将牛肉丝用料酒、精盐、味精、鸡蛋清调匀,再加湿淀粉浆好。用料酒、精盐、白糖、味精、鸡汤、姜、葱、湿淀粉调成汁。锅烧热,下入200毫升植物油,油热后下入牛肉丝滑散滑透,倒入漏勺控油。锅内放入少许油,先把仙人掌丝放入,再把调好的汁搅匀倒入锅内,翻炒均匀即成。

[功效] 色泽和谐,肉嫩味鲜。

糖桂蜜汁仙人掌

[原料] 仙人掌550克,白糖55克,蜂蜜28毫升,糖桂花适量。

[做法] 将仙人掌去刺去皮,洗净,放入滚水内氽约1分钟,捞出凉凉,切成寸条装入盘内。白糖、蜂蜜放入铝锅内,加水适量,用小火熬成浓汁,加入糖桂花调匀,用勺浇在仙人掌寸条上即成。

[功效] 润肺止咳,健胃益肠。

罗　勒

罗勒,又名毛罗勒、零陵香、香草、九层塔、省头草等,唇形科罗勒属一年生草本植物。罗勒茎直立,上部多分枝,表面通体紫绿色,被柔毛。叶对生,卵圆形或卵状披针形,长3~5厘米,宽3厘米,叶柄长1.5~2厘米。轮状花序顶生,6~10层,花分层轮生,每轮生花6朵或更多。花萼筒状,宿萼。花冠唇形,白色或淡紫色。坚果黑褐色,椭圆形。

早在1300多年前,我国就有了罗勒栽培和加工方法的记载。罗勒野生于阴湿处,分布于云南、四川、广东、湖北、河南、山西、辽宁等地。喜温暖环境,耐热、耐旱,不耐涝,对土壤要求不严,较耐瘠薄。

[野菜性味] 味辛,性温,微毒。

[营养成分] 罗勒茎、叶、花穗均含芳香油,其主要成分为罗勒烯、α-蒎烯、芳樟醇、柠檬烯、甲基胡椒酚、丁香油酚、丁香油酚甲醚、茴香醚、桂皮酸甲酯、糠醛等。果实(光明子)含蛋白质、脂肪、糖类等。

[采用方法] 食用　嫩茎、叶可食。夏季采摘,开水烫后单炒,或配其他荤素菜炒食,亦可在滚水中焯一下,加调味品生拌食用。做凉拌辅料较多,在腌菜中加入少量,可增加鲜度。气味芳香,并有清凉感。

药用　内服外敷。

[保健功效] 调中消食,清热疏表。

[药用功效] 有疏风行气、消食除秽、活血化湿、解毒的作用,主治外感头痛、食胀气滞、脘痛、泄泻、月经不调等症。外用可治疗蛇虫咬伤、湿疹、皮炎、皮肤湿疮等。其籽又名光明子,质坚硬,富含油质,性味甘、辛、凉。主治目昏浮翳、多眵及口臭、齿黑、走马牙疳等症。

传统验方

暑天胃肠胀气、胸闷、口臭　罗勒 15 克,苏梗 10 克,麦冬 10 克,谷芽 10 克,用水煎服。

感冒风寒、头痛、胸闷　罗勒 30 克,生姜 6 克,用水煎服。

风湿性关节痛,跌打损伤　罗勒适量,用水煎,外洗患处。

妇女闭经或经来不畅　罗勒 30 克,丹参 15 克,用水煎服。

湿疹　罗勒适量,水煎外洗患处。

呕吐反胃　罗勒鲜品适量捣汁,1 匙甘蔗汁加 2 匙罗勒汁,温服,每日 2 次。

毒蛇咬伤　罗勒、毛射香、血见愁、七星剑各适量,捣烂敷。

眼结膜生翳　罗勒种子 1~2 粒,洗净,纳入眼眦内,闭目少顷,种子湿涨了,粘连目翳而出。

养生食谱

凉拌罗勒

[原料] 罗勒鲜嫩茎叶 300 克,精盐、酱油、味精、麻油各适量。

［做法］将罗勒择洗干净,放入刚煮沸的水里焯透,捞出控干水分,切成段,直接放入盘内,加入精盐、酱油、味精、麻油,拌匀后即可食用。

［功效］清脆味美,清热祛邪。

罗勒鸡蛋汤

［原料］罗勒鲜嫩茎叶300克,鸡蛋4个,姜丝、葱段、精盐、味精、植物油、醋、香油、鸡汤各适量。

［做法］将罗勒择洗干净,控干水分。鸡蛋打入碗内搅匀。汤锅置旺火上,放入植物油烧热,加入葱段、姜丝煸炒出香味,注入鸡汤煮沸,投入罗勒,加入精盐再煮沸,淋入醋、鸡蛋液搅匀,点入味精,盛入碗内,淋上香油即成。

［功效］鲜嫩味美,具清热、调中消食之功效。

罗勒馅饼

［原料］罗勒鲜嫩茎叶300克,面粉500克,精盐、姜末、猪油、发酵粉各适量。

［做法］将罗勒择洗干净切碎,放入盆内,加入精盐、姜末、猪油拌匀成馅。将面粉放入适量发酵粉,加水和匀,使其发酵,揉匀后做成5个面剂,制成5个馅饼,放入平锅内烤熟即成。

［功效］疏表,散风热。

地　肤

地肤,又名扫帚草、扫帚菜、绿帚,为藜科地肤属一年生草本植物。株高100厘米左右,茎直立,多分枝。幼茎、枝有柔毛。叶互生,无柄,呈狭长披针形,先端渐尖,叶片全缘,叶腋生。花小、红色或略带褐红色、黄色或黄绿色,常1~3个簇生于叶腋,集成稀疏的穗状花序。胞果扁球形,其内有一粒种子,横生,黑褐色。

原产于欧洲和亚洲中部、南部地区。我国各地均有生长,适应性强,在原野、山林、荒地、田边、路旁、果园、庭院均生长良好。喜阳光,抗干旱。耐寒性略差,入冬前一经霜冻,全株枯黄。对土壤要求不严,在肥沃的疏松土层中生长良好,而在偏碱性土壤中亦能正常生长。

［野菜性味］味甘,性寒。

［营养成分］每100克地肤嫩茎叶中含蛋白质5.2克,脂肪0.8克,糖类8克,膳食纤维2.2克,胡萝卜素5.7毫克,维生素B_1 0.15毫克,维生素B_2 0.31毫克,烟酸1.6毫克,维生素C 39毫克。每克地肤干品含钾58.9毫克,钙16.5毫克,镁486毫克,铁222微克,锰37微克,锌36微克。此外,地肤的种子还含有皂苷。

［采用方法］食用　地肤的苗、叶和幼茎均可食,可蒸、炒、凉拌、做汤等,种子可用于制作糕点。在烹饪上称作凤尾、青须。

药用　地肤果于秋季采收,晒干备用。

［保健功效］补阴益气,安心养神。此外,地肤子水浸剂对黄癣菌等常见致病性皮肤真菌有不同程度的抑制作用。

［药用功效］地肤果利小便,清湿热。地肤子为地肤的种子,含有维生素A类物质和皂苷,对医治膀胱炎、尿道炎有一定疗效。地肤苗具有清热解毒、利尿通淋之功效。

传统验方

皮肤瘙痒,荨麻疹　地肤子15克,苦参9克,赤芍12克,甘草6克,茯苓12克,山药20克,用水煎服,日服2次。

肾虚浮肿,小便不利　地肤子30克,熟地黄30克,泽泻9克,茯苓9克,枸杞子12克,远志20克,用水煎服,日服2次。

小便频多,手足酸疼　地肤苗90克,水煎1日量,分3次服。

痈疽肿痛　地肤果、莱菔子各30克,水煎,趁热频洗患处,每日2次。

疝气痛　地肤子60克,炒黄研成末,每次6克,用酒调服。

阴虚血亏,小便不利　地肤果3克,怀熟地黄30克,生龟板15克,生杭芍15克,用水煎服。

胆囊炎 地肤子 15 克,向日葵叶 30 克,芦根 30 克,用水煎服,每日 2 次。

养生食谱

清炒地肤苗

[原料] 地肤苗 400 克,葱花、味精、精盐、植物油各适量。

[做法] 将地肤苗去杂洗净,入沸水锅中焯一下,捞出后用水冲洗多次,挤干水分,切段。锅烧热后加入植物油,煸香葱花,再投入地肤苗,加入精盐,炒至入味,撒入味精,出锅即成。

[功效] 菜色碧绿、清淡可口,具有清热解毒、利尿通淋之功效。

地肤苗炒肉丝

[原料] 地肤苗 250 克,猪肉 100 克,葱花、姜末、料酒、味精、酱油、植物油各适量。

[做法] 将地肤苗去杂洗净,入沸水锅内焯一下,捞出后用清水多次冲洗,挤干水分切段。猪肉洗净切成丝。油锅烧热放入猪肉丝煸炒,至水干后烹入酱油煸炒,加入葱、姜煸炒至熟,加入料酒、精盐、地肤苗炒至入味,撒入味精,出锅即成。

[功效] 具有清热解毒、补阴益气之功效。

凤尾炒豆腐

[原料] 地肤苗 100 克,豆腐 300 克,植物油 500 毫升(实耗 75 毫升),葱片 15 克,姜末 10 克,精盐、酱油各适量,湿淀粉、味精、料酒各少许,鲜汤半勺。

[做法] 将地肤苗去杂洗净,入沸水锅内焯一下,捞出控水。豆腐切成 3 厘米长、2 厘米宽的块,放沸水锅内焯透,捞出搌干水分。锅放火上,添入植物油,油热时下入豆腐,炸黄捞出沥油。锅内留底油少许,下入葱片、姜末炸出香味,再放入豆腐、精盐、酱油、味精、料酒和鲜汤,炒匀后下入地肤苗,翻炒均匀,勾入流水芡,起锅盛盘食用。

[功效] 色泽黄绿,软嫩鲜香。

天 冬

天冬,又名天冬草、天门冬,为百合科天门冬属多年生攀援状草本植物。具块根,呈纺锤状。小枝成叶状,扁条形,5~8枚丛生。叶退化为鳞片。花常2朵腋生,雌雄异株,白色或淡红色。花期夏季,浆果红色。

分布于我国华东、华南、西南及河北、山西、陕西、甘肃等地。朝鲜、日本、越南、印度尼西亚、老挝也有。生长于山坡、丘陵、山谷和草地上。不耐寒,较耐阴,忌烈日。

[野菜性味] 味甘,性寒。

[营养成分] 天冬含天冬素、β谷固醇、固体皂苷、黏液质、糠醛衍生物等成分,全株淀粉含量为33%、蔗糖含量为4%。

[采用方法] 食用 天冬嫩叶可做菜。秋季挖取肥大块根食用,多煎煮取汁或切碎做汤、粥、炖肉,亦可酿酒。

药用 于秋、冬季采挖除去根头及须根,入沸水中蒸后再去外皮,烘干切段生用。

[保健功效] 天冬能升高白细胞,增强巨噬细胞吞噬功能,具有养阴润燥、滋补肺肾之功效,常食可提高抗病能力,使身体强壮。天冬含有天冬酰胺、黏液质等成分。研究表明,天冬酰胺有去除色素沉着的作用。此外,天冬对炭疽杆菌、α溶血性链球菌、β溶血性链球菌、白喉杆菌、假白喉杆菌、肺炎双球菌、金黄色葡萄球菌、柠檬色葡萄球菌、枯草杆菌等均有拮抗作用。

[药用功效] 具有润肺滋肾、清热化痰之功效。主治肺肾阴虚有热所致的痨热咳嗽、燥咳痰黏、咯血、衄血等症。并治津伤消渴、潮热遗精、肺痿、肺痈、肠燥便秘之症。

传统验方

咳嗽失血　天冬捣汁,加蜂蜜熬煮成汤,早、晚各服1次。

小肠偏坠　天冬9克,何首乌15克,用水煎,早、晚各服1次。

肺燥津伤型失音　百合10克,天冬10~15克,桔梗6克,粳米100克,冰糖适量。将百合、天冬、桔梗用水煎,取浓汁,加粳米煮粥。沸后加冰糖,煮化即成。每日服1~2次,连服5日,间断数日后可再服。

养生食谱

天冬炖猪肘

[原料]　鲜天冬80克,脱骨猪肘400克,精盐、料酒、葱段、姜丝、胡椒粉各适量。

[做法]　将天冬洗净切片。猪肘去毛,洗净,切成一字块状,投入沸水中余去血水。将肘块、天冬、葱段、姜丝、料酒、精盐一并放入锅内,加适量水,以大火烧沸后撇去浮沫,改用小火炖至肘肉熟烂,捞出肉块装入碗内,盛入汤,放胡椒粉调好味即成。

[功效]　润肺滋肾,清热化痰。

天冬烧卖

[原料]　天冬20克,猪肉馅200克,冬笋50克,洋葱50克,鸡蛋2个,面粉300克,料酒、味精、清汤各适量。

[做法]　将天冬洗净,用水泡软后取出切碎。将冬笋和洋葱切碎。将天冬、冬笋、洋葱碎粒和猪肉放在盆内,打入鸡蛋,再加料酒、精盐、味精搅匀成馅。将面粉用盐水和匀,擀成25克重的皮,放入馅,包成烧卖,上蒸笼蒸熟即成。

[功效]　滋阴润燥,有很好的护肤作用。

天冬炖肉

[原料]　鲜天冬60克,猪瘦肉500克,精盐、料酒、葱段、姜片、胡椒粉各适量。

[做法]　将猪肉洗净,入沸水锅中焯去血水,捞出切成块。天冬洗净后切片。将精肉、天冬、葱段、姜片、料酒、精盐一并入锅,放入适量清水,武火

烧沸,撇去浮沫,改文火炖至猪肉熟烂,捞出肉块放入碗内,盛入汤,用盐、胡椒粉调味即成。

［功效］肉味鲜美,滋阴润肺。

马　兰

马兰,又名马兰菊、红马兰、田边菊、马兰青、螃蜞头草、鸡儿肠、泥鳅串、鱼鳅草、竹节草等,为菊科马兰属多年生草本植物。株高30~70厘米。茎直立。茎中部叶互生,倒披针形或倒卵状长圆形,长3~10厘米,无柄,边缘有粗锯齿或浅裂,基部叶大,上部叶小,全缘。头状花序,直径2.5厘米,花序单生或枝顶形成伞房状,总苞苞片2~3层,倒披针形,边缘膜质有睫毛。舌状花一层,淡紫色,管状花黄色。结瘦果扁平,倒卵形,边缘有翅,舌状花所结瘦果三棱形,冠毛短硬,并具2~3个较长的芒。

马兰几乎分布于全国各地,江苏、浙江、安徽等地为主要产区。马兰野生于林缘、草丛、溪边、田间路旁。适应性很强,耐寒、耐热又耐贫瘠。

［野菜性味］味辛,性凉。

［营养成分］每100克马兰中含有蛋白质2.4克,脂肪0.4克,膳食纤维1.6克,糖类3克,钙67毫克,磷38毫克,铁2.4毫克。此外,还含有维生素A 0.34毫克,维生素B_1 0.06毫克,维生素B_2 0.13毫克,烟酸0.8毫克,维生素C 26毫克。马兰所含的挥发油中的主要成分为乙酸龙脑酯、甲酸龙脑酯等。

［采用方法］食用　3~4月采摘的嫩茎叶做蔬菜称之为马兰头,因其略带涩味,食用时用开水烫后,再用水漂洗,去除苦味,凉拌或炒食。亦可晒干菜。

药用　夏、秋采收,鲜用或晒干。

［保健功效］马兰具有清热解毒,利胆退黄,凉血降压,生津润燥,补气

养血,补脾和胃等保健功效。

[药用功效] 马兰味甘,性平、微寒,无毒,具清热止血、抗菌消炎等作用。全草及根,味辛,性凉,无毒,具有清热解毒、散瘀止血、消积、抗菌消炎、凉血、利湿之功效。主治感冒发热、咳嗽、急性咽炎、扁桃体炎、流行性腮腺炎、传染性肝炎、胃及十二指肠溃疡、小儿疳积、肠炎、痢疾、吐血、衄血、崩漏、月经不调、乳腺炎、疟疾、黄疸、水肿、淋浊、痔疮、痈肿、丹毒、蛇咬伤、创伤出血等症。

传统验方

急性咽喉炎,扁桃体炎,急性结膜炎　鲜马兰全草60～120克,用水煎服。

急性睾丸炎　马兰鲜根60～180克,荔枝核10枚,用水煎服。

外耳道炎　马兰鲜叶捣汁滴耳。

腮腺炎　马兰根、野胡葱头各等量,捣烂外敷。

胃、十二指肠溃疡　马兰全草干品30克,加水300毫升,煎至100毫升,日服1次,20天为一疗程。

外伤出血　鲜马兰全草适量,捣烂敷患处。

预防流感　马兰、金银花、甘草各适量,水煎代茶饮。

小儿热痢　马兰6克,仙鹤草9克,马鞭草9克,木通6克,铁灯草6克,用水煎服。

慢性气管炎　马兰鲜草120克或干品60克,洗净后加水200毫升,煎煮过滤,浓缩至45毫升加糖。日服3次,每次15毫升,6天为一疗程。

高血压,眼底出血,青光眼,眼球胀痛　马兰根30克,生地黄15克,如便秘加生大黄6～10克,用水煎,每日3次分服。

风热咳嗽　马兰50～100克,用水煎服,每日2次,连服2周。

小儿肠炎　马兰30克,马齿苋、车前草各15克,用水煎服。

小儿雪口疮　马兰汁擦之。

双足或两腿红肿　马兰(或根)不拘量捣汁,以鸡毛蘸汁搽之,干则再换。

月经超前,月经过多,鼻出血等　鲜马兰100克(干品50克),鲜白茅根250克(干品125克),入温开水中浸片刻捞出,切碎末,入双层纱布袋中,扎紧袋口,绞汁,汁液中兑入蜂蜜20毫升拌匀。每日早、晚分饮。

气管炎　马兰鲜草200克(或干品100克),加水200毫升,煎煮过滤,浓缩至45毫升,加糖分3次口服,每日1剂,6日一疗程。

水肿尿涩　马兰50克,黑豆、小麦各10克,酒、水适量煎成1/2的量后,食前温服。

火眼肿痛,风火牙痛　马兰根60克,用水煎服。

牙龈出血,鼻出血,血精,精囊炎,前列腺炎　鲜马兰头、鲜白茅根各120克和藕节200克分别切碎,同入砂锅加水浸透,用中火煎煮30分钟,过滤去渣,取滤汁回入砂锅,再加水发莲子(去心)12克、红枣15枚(去核)及适量水,用小火煨1小时,调白糖15克溶化后即可。每日早、晚分食。

风毒攻肌肉,皮肤水肿　300克马兰切碎,以水1000毫升,煮取500毫升,淋洗肿处。

白喉　马兰全草、牛膝、苍耳子各30克,用水煎服。

传染性肝炎　鲜马兰全草30克,鲜酢酱草、鲜地耳草、鲜卷柏各15~30克,用水煎服。

吐血　鲜马兰(连根)、鲜白茅根(白嫩去心)各120克,同入锅浓煎2~3次,滤过渣,再投莲子、红枣各120克入罐,小火炖,晚间临睡时服30克。

疔疮炎肿　鲜马兰叶1把,和冬蜜捣匀涂贴,每日换药2次。

肠炎,菌痢　马兰全草、仙鹤草、刺梨根各30克,用水煎服。

附睾及睾丸炎,前列腺炎,尿道炎　香干2块剖片后切细丝,入碗中。新鲜马兰250克去杂(尽量多保留根茎),分批入沸水锅焯1分钟,捞出沥水后,均匀码入盘中,并将香干丝呈斜纹状放在马兰上排放好,用精盐、味精、葱花、姜末、麻油调匀的汁液淋遍即可。

乳痈　马兰鲜叶捣敷患处。

乳腺炎,慢性肝炎,前列腺炎,尿道炎,早泄　金针菜30克入冷开水中浸2小时,捞出后沥水切段。马齿苋30克,马兰20克码齐,切碎段,与金针菜同入砂锅中,加水浸片刻,用中火煮沸后,加精盐、味精调匀,再煮沸。每日早、晚分食。

养生食谱
马兰松

[原料] 马兰 500 克,熟瘦火腿 40 克,熟鸡肉 75 克,熟海米 25 克,麻油 75 毫升,白糖 5 克,味精 1 克,精盐 1 克。

[做法] 将马兰去杂洗净,入开水锅烫熟,冷却后切碎。再将火腿、鸡肉、海米分别切成米粒状的小丁,放在盆内同马兰一起,加麻油、白糖、精盐、味精,拌匀即成。

[功效] 营养美味,生津润燥。

凉拌马兰头

[原料] 鲜马兰 500 克,豆干 50 克,精盐、酱油、白糖、味精、麻油各适量。

[做法] 将马兰择洗干净,用水浸泡半小时,放入沸水锅内烫透,用水冲凉,挤干水分。将豆干洗净切成细粒,与马兰混合后放入盘中,调入精盐、酱油、味精、白糖、麻油,拌匀即可。

[功效] 清热解毒,利胆退黄,凉血降压。

马兰炒鸡蛋

[原料] 马兰 350 克,鸡蛋 150 克,精盐、味精、葱花、植物油各适量。

[做法] 将马兰去杂洗净,入沸水锅中焯一下,捞出挤干水分,切碎。鸡蛋打入碗内搅匀。炒锅放油烧热,下葱花煸香,倒入鸡蛋推炒,加入精盐,炒成小块,再投入马兰,炒至入味点味精,出锅装盘即成。

[功效] 色艳味美,滋阴清肺,清热凉血,利尿消肿。

食用禁忌
少数人食后会有上腹不适、胸闷、呕吐等不良反应。脾胃虚寒者不宜食用。

玉 竹

玉竹,又名铃铛菜、玉参、女萎、竹叶等,为百合科黄精属多年生草本植物。玉竹具肉质根状茎,竹鞭状、圆柱形,肥厚,黄白色,于地下横走,直径 0.5~1.3 厘米,其上密生须根。茎高 20~60 厘米,茎节多,枝间长。叶互生,叶柄短、叶片椭圆形,互生,先端钝尖,基部楔形,全缘,正面绿色,背面白绿色。花腋生,单一或二朵花生于长柄顶端,花被筒白色,微绿,花期 5~6 月。浆果球形紫红色,果期 7~9 月。

分布于东北、华北各地,甘肃、青海、山东、安徽、河南、湖北、湖南、四川等省也有分布。喜凉爽而又潮湿的荫蔽环境,耐寒,多生于山野、林下或山坡灌木丛中。对土壤要求不严,以肥沃、排水良好的沙质土生长较好。

[野菜性味] 味甘,性平。

[营养成分] 每 100 克玉竹鲜品含胡萝卜素 5.4 毫克,维生素 B_2 0.43 毫克,维生素 C 232 毫克。每 100 克玉竹干品含钾 2300 毫克,钙 660 毫克,镁 261 毫克,磷 393 毫克,钠 34 毫克,铁 10.8 毫克,锰 8.7 毫克,锌 3.8 毫克,铜 0.7 毫克。

[采用方法] 食用　幼苗可食,每年 4~5 月采集茎叶包卷呈锥状的嫩苗,用开水烫后炒食或做汤。根状茎于 3~5 月或 9~10 月采收,去掉须根洗净,用水浸泡后蒸食。

药用　玉竹为玉竹的根茎,春、秋两季采挖,除去茎及须根,稍晾后用手搓揉,反复晒揉 2~3 次,至内无硬心,晒干。使用时把药材放蒸屉里蒸透,至外面呈黑色,里面呈棕黑色,取出晾至半干,切片,晒干。

[保健功效] 具有滋阴润燥、补中益气、强心养颜等功效。

[药用功效] 玉竹含有黏液质(为多糖,经水解则生成果糖、葡萄糖及阿拉伯糖)、烟酸和生物碱,浆果中含铃兰苷、铃兰苦苷,可止下痢、消食、润

心肺、补五劳七伤,并治虚损、腰膝疼痛、热病伤阴、肺胃燥热、咳嗽少痰、干咳失血、心烦口渴、抽筋、阴虚、风湿自汗、心力衰竭、冠状动脉粥样硬化性心脏病之心绞痛等。

传统验方

阴虚型高脂血症　玉竹12克,泽泻10克,何首乌10克,用水煎服。

消化不良　玉竹15克,白芍12克,茯苓9克,内金12克,焦三仙15克,用水煎服。

阴虚咳嗽口渴、自汗　玉竹15克,知母12克,玄参12克,沙参15克,贝母12克,用水煎服,每日2次。

心绞痛　玉竹15克,党参10克,用水煎服,每日2次。

心力衰竭　玉竹15克,用水煎服,每日1剂。

胃津不足型糖尿病　玉竹12克,麦冬9克,沙参12克,用水煎服。

胃热阴虚引起的胃脘痛　红枣5枚,石斛12克,玉竹9克,粳米60克。将石斛、玉竹煎汤后去渣,再入红枣、粳米煮粥食,每日1剂,连服7~8日。

肾阴不足引起的呃逆　柿蒂5~10个,玉竹15~20克(鲜品30~60克),粳米100克,冰糖少许。将玉竹水煎去渣取汁(若为鲜品则洗净切片,水煎取浓汁),入柿蒂、粳米共煮粥,粥熟后调入冰糖稍煮即成。每日1~2次。

养生食谱

玉竹片炒肉丝

[原料] 玉竹根茎250克,猪肉100克,料酒、精盐、味精、酱油、植物油各适量。

[做法] 将玉竹根茎去杂洗净,切片。猪肉洗净切丝,放入碗内,加入精盐、料酒、味精、酱油稍腌。锅内放油烧热,倒入猪肉丝,煸炒至熟,再放入玉竹片炒至入味,出锅即成。

[功效] 营养丰富,滋阴润燥。

玉竹炖肉

[原料] 玉竹30克,猪瘦肉500克,精盐、料酒、葱、姜、胡椒粉各适量。

[做法]将猪肉洗净,入沸水锅焯去血水,捞出切成块。玉竹洗净切段。葱、姜拍破。将猪肉、玉竹、葱、姜、料酒同放入锅内,注入适量水,大火烧沸,小火炖至肉熟烂,拣出玉竹、葱、姜,加入精盐、胡椒粉调味即成。

[功效]滋阴润燥。健康人食用更能防病抗病,润肤健美。

豆瓣菜

豆瓣菜,又名水田芥、水芥菜、西洋菜,为十字花科豆瓣菜属多年生草本植物。豆瓣菜株高20~40厘米,为浅根系,茎匍匐水面,茎节易生不定根,茎上多节,叶腋间易发生分枝。叶互生,为奇数羽状复叶,卵圆形或近圆形,顶生小叶较大,矩形或近圆形,深绿色。总状花序顶生,花小,白色,花期4~5月。长角果具柄,圆柱形,种子多数,卵形,褐色。

产于我国的陕西、河南、湖北、江苏、广东、广西、上海、四川等省区。多生于溪畔、塘池和山沟流动的浅水里。

[野菜性味]味甘,性寒。

[营养成分]每100克鲜豆瓣菜含蛋白质2.9克,脂肪0.5克,糖0.3克,纤维素1.2克,胡萝卜素9.55毫克,维生素B_1 0.01毫克,维生素B_2 0.11毫克,烟酸0.3毫克,维生素C 52毫克,维生素E 0.59毫克,钾179毫克,钙30毫克,镁9毫克,铁1.0毫克,锰0.25毫克,锌0.69毫克,铜0.06毫克,磷26毫克,硒0.70微克。豆瓣菜的种子中含有芥子油和丰富的油酸、亚油酸。

[采用方法]食用 每年4~11月份采摘嫩茎叶,先用开水烫过,可凉拌、炒食、做汤、做羹、做馅或做衬菜,亦可与鸡、鸭、蛋、肉一起炒食。此菜质地脆美,口感颇好。广东、上海人用鲜嫩茎叶煮汤,饮汤吃菜,清香爽口。

药用 全草入药。

[药用功效]具有清燥润肺、化痰止咳、利尿的功效,可治肺病和肺热

燥咳。豆瓣菜全草亦有通经之功效,并能干扰卵子着床,阻止妊娠。

传统验方

肺结核　豆瓣菜250克,猪骨适量,加精盐调味,煎汤,每日服用2~3次。

皮肤瘙痒　豆瓣菜适量,煎汤常饮。

肺热痰多咳嗽　豆瓣菜60克,冰糖或白糖适量,用水煎服。

淋浊尿少次多,尿道痛　豆瓣菜250克,水煎,冲红糖服。

薄　荷

薄荷,又名野薄荷、水薄荷、番荷菜,为唇形科薄荷属多年生草本植物。薄荷高30~60厘米。地下茎匍匐生长,地上茎四棱,横切面正方形。叶对生,呈卵形或长圆形,叶缘锯齿状。茎及叶柄倒生茸毛,叶腋中抽生侧枝。花紫色,唇形,集中于叶腋。花期8~10月。小坚果长圆形,褐色。果期9~11月。

多生于水边湿地与水沟边、河岸及山野湿地。华北、华东、华南、华中、西南等地均有分布。薄荷耐热又耐寒,喜温暖环境,在温带地区匍匐茎可越冬,冬季落叶,春季萌发,热带地区则四季常青。生长适温20~25℃,土温在2~3℃时地下茎可发芽,嫩芽能耐-8℃低温,不耐涝。对土壤要求不严,以肥沃的砂壤土或冲积土为最好。

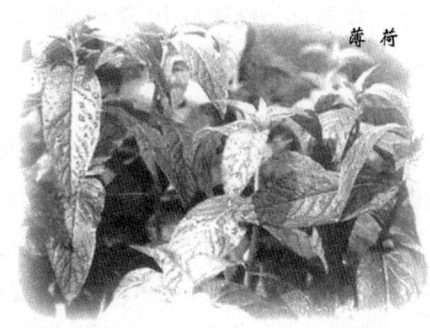
薄荷

[野菜性味]　味辛,性凉。

[营养成分]　每100克薄荷鲜

品中含有蛋白质6.8克,脂肪3.9克,膳食纤维31.1克,糖类36.5克,磷22毫克,铁4.3毫克,维生素A 0.7毫克,维生素B_2 0.4毫克。薄荷油中的主要成分有薄荷脑、薄荷酮、乙酸薄荷酯、薄荷醇、薄荷霜、樟脑萜、柠檬萜。

［采用方法］食用　在春夏季采摘嫩茎叶,用开水烫后凉拌、炒食、炸食,亦可加入面粉蒸食,或晒制成干菜等。

药用　每年收割2次,头刀于小暑至大暑间,二刀于寒露至霜降间,割取全草,晒干即可。

［保健功效］薄荷中含有丰富的薄荷油,它辛辣而清凉,有强烈的穿透性,可兴奋中枢神经系统,使皮肤毛细血管扩张,促进汗腺分泌,增加散热,从而起到发汗解热的作用。

薄荷油还能抑制胃肠平滑肌收缩,对抗乙酰胆碱而呈现解痉作用,同时能促进呼吸道腺体分泌而对呼吸道炎症有预防治疗作用。

薄荷油外用能使黏膜血管收缩,感觉神经麻痹而产生清凉、止痛、止痒的作用。薄荷油在体外有很强的杀灭阴道滴虫的作用,又能制止肠内异常发酵,有制腐作用。

［药用功效］疏风、散热、辟秽、解毒。治疗外感风热,头痛,目赤,咽喉肿痛,食滞气胀,口疮,牙痛,疮疥,瘾疹。

传统验方

风热感冒之发热,头痛,目赤,咽痛等　桑叶10克,竹叶15～30克,菊花10克,白茅根10克,薄荷6克。将上药洗净放入茶壶内,用开水浸泡10分钟,代茶饮。或薄荷10克,鲜鸭跖草30～60克,芦根30～60克,用水煎服。

咽喉痛,痰多　薄荷15克,水煎,加适量白糖服。

发热头痛,全身骨节酸疼,背微怕寒,无汗　薄荷叶12克,蝉蜕10克,生石膏20克,甘草6克,水煎服。

风寒感冒　芫荽15克,薄荷7克,生姜5克,以开水泡服。

小儿惊风　薄荷30克,蝉蜕25克,全蝎15克,研为末,每次服2克。

声音嘶哑　薄荷10克,青黛粉3克。薄荷煎水,送服青黛粉,每日2次。

养生食谱

薄荷拌豆腐

［原料］嫩薄荷叶 50 克,豆腐 250 克,葱花 25 克,姜末 15 克,香油 15 毫升,精盐、酱油、味精、料酒各适量。

［做法］将薄荷叶抽去老筋洗净,放开水锅内稍焯一下,捞在凉水中浸泡 1 小时,再用凉水淘洗两遍,除去部分麻味,捞出挤干水分剁碎。豆腐切成骰子丁,用开水焯一下,捞出滗水放在盆内,再放入薄荷,加入精盐、酱油、葱花、姜末、味精、料酒、香油,调拌均匀装盘即成。

［功效］清香利口,具有薄荷麻味。

焦炸薄荷

［原料］嫩薄荷大叶 24 片,鸡蛋 2 个,淀粉 50 克,面粉少许,姜汁 10 毫升,花椒盐 8 克,精盐、料酒各适量,植物油 750 毫升(实耗 100 毫升)。

［做法］将薄荷叶抽去老筋,掐去叶尖,用凉水洗净,放入碗内,用热开水冲一下,随即滗去水分。将鸡蛋打入碗内,去黄留清,搅开后加入精盐、料酒、姜汁、淀粉、面粉搅匀,再下入温开水适量,搅成糊,下入植物油 30 克,将油搅尽,成酥起糊。油锅放入植物油,油热时把薄荷叶伸开,一片一片地蘸匀糊下锅炸制,见薄荷鼓起呈金黄色时,捞出沥油,装入盘内,撒上花椒盐食用。

［功效］色泽金黄,外焦里嫩,香鲜利口。

蜜饯薄荷

［原料］嫩薄荷大叶 32 片,鸡蛋 2 个,淀粉 50 克,面粉少许,白糖 150 克,蜂蜜 50 毫升,植物油 750 毫升(实耗 100 毫升)。

［做法］按焦炸薄荷的方法将薄荷叶炸好,装在盘内。炒锅洗净放在火上,加入适量水,放入白糖,用勺搅开,见汁发浓时,下入蜂蜜,搅匀,再将炸好的薄荷放入,翻两三个身,盛盘上桌食用。

［功效］色泽金黄,外焦里嫩,甜香利口。

山楂雪花薄荷

［原料］鲜薄荷叶 60 片,山楂糕 125 克,发面糊、白糖、植物油各适量。

[做法] 将薄荷叶洗净,沥去水分。山楂糕切成薄荷叶大小 30 片。用 2 片薄荷叶夹住 1 片山楂糕蘸上发面糊,下入七成热油锅中炸至金黄色,捞出装盘,撒上白糖即成。

[功效] 色泽金黄,外焦里嫩,酸甜适口。

食用禁忌

肝阳偏亢、体虚汗多、阴虚发热、血虚眩晕者不可服用。

桔 梗

桔梗,又名包袱花、铃铛花、梗草等,为桔梗科桔梗属多年生草本植物。桔梗株高 30～100 厘米。有乳汁,全株光滑无毛。根肥大肉质,长圆锥形,外皮黄褐色或灰褐色。茎直立,上部稍有分枝。叶互生,近无柄;茎中、下部叶常对生或 3～4 片轮生,叶片卵形或卵状披针形,边缘有不整齐的锐锯齿。花单生枝顶或数朵集成疏总状花序;花萼钟状,花冠蓝紫色或白色,开扩呈钟状。蒴果倒卵形,成熟时顶部盖裂为 5 瓣。种子多数,褐色,光滑。花期 6～8 月,果期 9～10 月。

原产于中国、朝鲜和日本。我国各地有广泛分布,生于山坡、草丛或沟旁。性喜凉爽湿润气候,也能耐寒,喜富含腐殖质、排水良好的砂质壤土。要求阳光充足、雨量充沛的环境。怕大风,大风易使植株倒伏。忌积水,土壤过于潮湿易造成烂根。

[野菜性味] 味苦、辛,性平。

[营养成分] 每 100 克桔梗嫩茎叶中蛋白质 0.2 克,膳食纤维 3.2 克,胡萝卜素 8.4 毫克,维生素 C 216 毫克。每 100 克桔梗根鲜品中糖类 16.2 克,维生素 B_2 0.44 毫克,维生素 C 10 毫克。此外,还含有 14 种氨基酸和 22 种微量元素,以及皂苷、桔梗聚糖、三萜烯、桔梗酸、葡萄糖、生物碱等

成分。

[采用方法] 食用 其根和幼嫩茎叶可做菜食。晚秋或早春挖掘桔梗的根,剥去外面的皮,用水泡去苦味后,切成细丝,直接炒食或加调料拌食,也可加工成咸菜。3~5月采摘幼嫩茎叶,焯水后可拌、腌、炒、烧、做汤或熬粥等。

药用 春、秋季均可采挖桔梗的根,刮去外皮,晒干,切片生用。

[保健功效] 桔梗所含的皂苷对咽喉黏膜和胃黏膜有刺激作用,能反射性地引起呼吸道黏膜分泌亢进,使痰液稀释,促使其排出,因此可用于辅助治疗咳嗽多痰。同时皂苷有抗炎、抗过敏、镇静、镇痛和解热作用,还有抑制胃液分泌、抗消化性溃疡等多种作用,因此可用于治疗上呼吸道感染、急性和慢性支气管炎、胃溃疡、十二指肠溃疡等症。另外桔梗皂苷还能降低肝内胆固醇含量,增加胆固醇及胆酸的分泌。桔梗还能使血糖下降,可用来辅助治疗糖尿病。

[药用功效] 桔梗含远志酸、桔梗酸A和桔梗酸B、桔梗皂苷、α-菠菜固醇、白桦脂醇等成分,具有宣肺祛痰、排脓散寒、止咳之功效。用以治疗外感咳嗽、咳痰不利、胸肋疼痛、咽喉肿痛、肺痈、外疡痈疮肿毒、痢疾腹痛等病症。

传统验方

肺痈溃脓 桔梗15克,冬瓜仁60克,薏米30克,黑木耳5克,鲜藕1节,冰糖适量。以上材料洗净,共煎取汁,入冰糖调味(稍煮令其溶化),每日数次频饮。

肺燥津伤型失音 桔梗6克,百合10克,天冬10~15克,粳米100克,冰糖适量。将桔梗、百合、天冬共煎取浓汁,加粳米煮粥,沸后加冰糖溶化即可。日服1~2次,连服5日,间断数日后可再服用。

外感风热之邪引起的咳嗽不爽、痰稠难咳、咽干 雪梨1个,桔梗、川贝、白菊花各3克,冰糖20克。将梨洗净切成薄片,与诸药一块水煎取汁,分2次服完,每日1剂,连服5日。

咽喉肿痛 桔梗6克,薄荷9克,牛蒡子9克,生甘草6克,用水煎服。

食管擦伤　桔梗30克,甘草10克,金银花40克,射干9克,麦冬20克,诃子(或青蒿)12克,水煎,徐徐频服。

牙疳臭烂　桔梗、茴香等份,烧研敷之。

伤寒痞气　桔梗、枳实各30克,用水1.5升,煎去一半去渣,分2次服。

咳嗽吐痰　桔梗10克,巴豆0.5克,贝母9克,用水煎服。

急、慢性气管炎　桔梗6克,黄芩9克,杏仁、知母、远志各6克,用水煎服。

肺脓疡,咳吐脓血　山豆根60克,桔梗15克,用水煎服。

养生食谱

桔梗甘草薄荷粥

［原料］粳米100克,干薄荷15克(鲜品30克),桔梗10克,甘草6克,冰糖25克。

［做法］将桔梗、甘草、薄荷煎汤冷却。粳米煮成粥,将熟时把汤倾入并加冰糖,再煮1分钟即成。

［功效］质地软糯,清香甘甜,宣肺止咳,清利咽喉。

腌桔梗菜

［原料］桔梗5000克,味精5克,酱油600毫升,熟芝麻100克,辣椒粉50克,白糖100克。

［做法］将桔梗去杂洗净,放在水中浸泡1天,捞出切细丝,挤去水分,放入小缸内。将酱油、辣椒粉、芝麻、味精、白糖混合均匀,倒入缸内,与桔梗丝拌匀,隔天翻缸1次,7天即为成品。

［功效］色泽鲜艳,质地脆嫩,咸鲜辛香,回味微甜,宣肺止咳,祛痰排脓。

五香桔梗丝

［原料］桔梗根5000克,精盐500克,五香粉、生姜粉、味精、花椒各适量。

［做法］将桔梗根去毛须、杂质,洗净切成丝状,阳光下晒3~5日,到手感柔软为止。将精盐拌于桔梗中,并搓揉至略出水,然后拌入五香粉、生

姜粉、味精、花椒装坛,一层层压实,15日后即可食用。

[功效] 香脆爽口,止咳利咽。

桔梗拌黄瓜

[原料] 鲜桔梗250克,黄瓜250克,辣椒酱10克,精盐3克,醋5毫升。

[做法] 将鲜桔梗洗净,剥去外面黑皮,挤去水,投入沸水锅中焯一下,捞出切片。黄瓜去瓤切片,用精盐(2克)稍腌,去水。将桔梗和黄瓜放在大碗内,加辣椒酱、精盐、醋,调匀即成。

[功效] 色泽鲜绿,质地脆嫩,咸辣微酸,宣肺止咳,降脂降糖。

食用禁忌

阴虚久嗽、气逆及咳血者忌服。

野 菊

野菊,又名野菊花、野山菊、野黄菊、路边菊、苦薏、岩香菊等,为菊科菊属多年生草本植物。株高70厘米左右。茎直立,多分枝,并有茸毛。叶互生,卵圆状,羽状深裂,前端尖,叶边缘有锯齿状缺刻,叶绿色,有茸毛。头状花序,顶生,数个排列成伞房花序状,外围为舌状花,淡黄色,1层至2层,中央为管状花,深黄色,花期9~10月。

我国大部分地区均有分布。适应性强,对土质、温湿度要求不严,在山坡、原野、路旁、田埂、草丛等处均可生长。野菊喜凉,较耐寒,生长适温18~21℃,最高32℃,最低10℃,地下根茎耐低温极限一般为-10℃。喜充足的阳光,但也稍耐阴。较耐旱,最忌积涝。喜地势高燥、土层深厚及富含腐殖质、排水良好的砂壤土。在微酸性到中性的土中均能生长,而以pH值为6.2~6.7较好。

［野菜性味］味苦、辛,微寒。

［营养成分］每 100 克嫩茎叶中含蛋白质 3.2 克,脂肪 0.5 克,糖类 6.0 克,粗纤维 3.4 克,灰分 2.7 克,钙 178 毫克,磷 41 毫克。此外,还富含微量元素锌、硒。

［采用方法］食用 野菊嫩苗和花均可食用。做菜时,先水煮,再捞出用水洗,以去除或减少野菊的苦味。煮过的茎叶凉拌、素炒、肉炒、煮汤均宜。

药用 野菊的花、根、叶俱可入药。其花最佳采摘期在秋季,晒干、烘干均可。

［保健功效］野菊花含刺槐素－7－鼠李糖葡萄糖苷、野菊花内酯、矢车菊苷等,对金黄色葡萄球菌、白喉杆菌、大肠埃希菌、痢疾杆菌、结核杆菌及流感病毒均有抑制作用。能使周围血管扩张而有降压作用,可治高血压。其煎剂湿敷对局部炎症有明显效果。可用流浸膏涂擦患处治子宫颈糜烂,并可用于治疗淋巴管炎、皮肤溃疡、火伤及无名肿毒等。

［药用功效］野菊花、根、叶均能清热解毒,主治疗疮疖肿,亦可防治流行性脑脊髓膜炎、流行性感冒、高血压、肝炎、痢疾等。

传统验方

各种疔疮 鲜野菊花 30 克,用水煎服,并用上药捣烂敷患处。或野菊花 30 克,疔疮草(紫花地丁)30 克,炙甘草 10 克,水煎服。每日 2 次。

急性乳腺炎乳痈初起 野菊花适量,捣烂敷患处。或野菊花、蒲公英各 30 克,用水煎服,渣外敷患处。

颈淋巴结结核 野菊花根适量,捣烂酒煎服,并搽涂患处。

阑尾炎 野菊 60～120 克,用水煎服。或野菊花 30 克,芹菜 30 克,藕节 20 克,用水煎服。每日 2 次。

痔疮 野菊花 30 克,茜草 15 克,石决明 30 克,用水煎服,每日 2 次。

预防流行性感冒 野菊花茎叶、鱼腥草、金银藤各 30 克,加水 500 毫升,煎至 200 毫升,每次服 20～40 毫升,每日 3 次。

胃肠炎、肠鸣泄泻腹痛 干野菊花 12～15 克,用水煎服,每日 2～3 次。

大小叶性肺炎,阑尾炎及一般急性炎症 野菊花30克,一点红15克,金银花藤叶30克,积雪草15克,藜头草15克,白茅根15克,用水煎服,每日1~3剂。

干咳症 野菊花30克,白茅根300克,白糖30克,用水煎2次,早晚各服1次。儿童酌减。

附件炎,子宫颈炎 野菊花30克,当归9克,牛膝3克,用水煎服。

肠炎 野菊花15克,马齿苋30克,或配白头翁15克,用水煎服。

肾炎 野菊花、活血丹、车前草各3克,用水煎服。

目赤肿痛 野菊花15克,草决明9克,蝉蜕3克,用水煎服。

养生食谱

拌野菊

[原料] 野菊嫩茎叶500克,精盐、味精、葱花、猪油各适量。

[做法] 将野菊嫩茎叶去杂洗净,入沸水锅中焯一下,捞入水中洗去苦味,挤干水切段。油锅烧热,投入葱花煸香,放入野菊煸炒,加入味精、精盐炒至入味,出锅装盘。

[功效] 鲜香味美,清热解毒。

野菊花烧鱼

[原料] 活草鱼1条(重约1400克),野菊花150克,绍酒50毫升,酱油150毫升,白糖120克,醋100毫升,湿淀粉100毫升,姜末1克。

[做法] 将活草鱼放水中养1天,以去除泥土味。将活鱼去鳞、鳃及内脏,内外洗净,劈成雌雄两片,雄片连脊背骨。斩去鱼牙,将雄片每隔3.5厘米划一斜刀口(刀深5厘米),雌片在剖面肉厚部位纵向划一长刀口(刀深约1.6厘米),不要损伤鱼皮。野菊花去蒂、梗,留花瓣洗净。锅中注入1000毫升沸水,烧滚后先放入雄片,再放入雌片,鱼头对齐,鱼皮朝上(水不淹没鱼头,使鱼两根胸鳍翘起),盖好锅盖,待水再沸时启盖撇去浮沫,放野菊花,继续煮2分钟即熟。滗去部分汤水,仅留250毫升左右,加入绍酒、酱油、姜末,随即将鱼捞入盘中使两片脊背拼连,鱼皮朝上。原汤锅中加入白糖、湿淀粉与醋调匀的芡汁,用手勺推成浓汁,浇在盘中鱼身上便成。

[功效]肉质鲜嫩,色泽红亮,有蟹肉美味。

野菊炒肉片

[原料]野菊嫩茎叶150克,猪肉300克,葱段、姜末、植物油、精盐、味精、胡椒粉、清汤、淀粉、鸡蛋清、料酒各适量。

[做法]将野菊嫩茎叶去杂洗净,入水中浸泡1小时,捞出控干水分。猪肉洗净切片,用淀粉和鸡蛋清上浆,在四成热的油锅中滑熟,控净油。炒锅留底油,加热投入葱段、姜末煸出香味,再投入猪肉片和野菊,烹入料酒、精盐、味精、胡椒粉、清汤,翻炒均匀,出锅装盘即成。

[功效]清热解毒,滋阴润燥。

鱼腥草

鱼腥草,又名蕺菜、侧耳根、鱼鳞草、臭菜,为三白草科蕺菜属多年生草本植物。蕺菜地下茎细长,匍匐蔓延,有节,节上生有须根。地上茎直立,高30厘米左右。叶互生,卵形或心脏形,长5~7厘米,宽4~6厘米,全缘,叶面光滑,叶表暗绿色,叶背常紫色。叶柄基部鞘状,托叶下部与叶柄合生,粗线状短圆形。初夏,茎梢分枝,其顶着生穗状花序。花序下有总苞4片,白色如花瓣状。花小而密,淡绿色,无花被。蒴果,顶端开裂。种子卵形,有条纹。

分布于中国和日本。我国主要分布在长江以南各省的原野湿地。

[野菜性味]味辛,性微寒。

[营养成分]鱼腥草每100克可食部分含蛋白质2.2克,脂肪0.4克,糖类6.0克,胡萝卜素2.6毫克,钙74毫克,磷53毫克,维生素C 56毫克,维生素K 36毫克。

[采用方法]食用 鱼腥草茎叶嫩脆,在夏、秋季节采摘嫩叶可拌凉菜食用,炒食、做汤亦可。根茎于秋后至早春采挖,可生食、炒食,也可腌食。

药用　取鲜品捣敷或煎汤熏洗患处,有消炎排脓之效。

[保健功效]　具有清热、解毒、利尿之功效。内服有利尿、解毒、消炎、排脓、祛痰作用。对肝脏出血有良好的止血作用,还有防癌抗癌之功效。对肺脓疡、痈疖等化脓性炎症有效。生嚼根茎,能缓解冠心病心绞痛。主治扁桃体炎、肺脓疡、肺炎、气管炎、泌尿系统感染、肾炎水肿、肠炎、痢疾、乳腺炎、蜂窝组织炎、中耳炎。外用治痈疖肿毒、毒蛇咬伤。

[药用功效]　鱼腥草所含挥发油成分物质对卡他球菌、流感杆菌、肺炎球菌、痢疾杆菌、金黄色葡萄球菌、白色葡萄球菌、绿脓杆菌、变形杆菌等有明显抑制作用,并有抗钩端螺旋体的作用,可明显提高白细胞的吞噬能力,白细胞介素水平和机体免疫力。鱼腥草所含槲皮苷和钾盐有血管扩张和利尿作用。鱼腥草还可镇痛、止咳、抑制浆液分泌、促进组织再生等。

传统验方

肺痈吐脓痰　鲜鱼腥草60克(干品30克),桔梗12克,甘草6克,用水煎服。

肺癌　鱼腥草、佛耳草各适量,用水煎服。

痢疾　鱼腥草30克,黄荆子15克,煎汤,每日服3次。或鱼腥草18克,山楂炭6克,水煎加白糖服。

中暑　鲜鱼腥草60～90克,捣汁,开水冲服。

水痘　鱼腥草6克,紫花地丁9克,水煎服。

风火眼病　鲜鱼腥草根30～60克,加白糖拌食。

疖肿　鱼腥草30克,菊花叶30克,绿豆30克,用水煎服,每日2次。

痈疽　鱼腥草适量,用水煎服。或用菜叶包好,放火上烧熟,捣烂敷患处。

痔疮　①鱼腥草、马齿苋各9克,槐花18克,五倍子4.5克,水煎,滤清放盆中,趁热熏洗,使脱出的内痔回纳。②鱼腥草60～120克,煎服;药渣再加水煎汤,趁热熏洗,每天2次,连洗数天。

牙痛　鱼腥草40克,白芷6克,生地黄30克,或单用鱼腥草30克,水煎去渣,将药液放至稍凉后漱口,每日2～3次。

鼻出血　鱼腥草30克,栀子18克,茜草10克,用水煎服。口臭、咽干者加大黄10克。

慢性肝炎　鱼腥草30克,柴胡10克,薏米30克,丹皮15克,用水煎服,连用1~2月。

肾盂肾炎　鱼腥草30~60克,桃仁10克,蒲公英30克,用水煎服,连服10~15日。

上感,肺脓疡,尿路感染,乳腺炎,蜂窝组织炎,肠炎　鱼腥草250克切段,入味精、花椒粉、辣椒油、白糖、精盐各适量,拌匀食。

小儿阴茎炎(蚯蚓毒)　鱼腥草适量,煎水外洗。

小儿高热　鱼腥草鲜全草30克,冰糖12克,用水煎服。

小儿腹泻　鱼腥草15克,炒山药6克,炒白术3~5克,茯苓9克,用水煎服。

中耳炎　鲜鱼腥草适量,捣汁滴耳。

支气管肺癌咳嗽带血,痰黄稠,胸痛加剧　雪梨250克连皮切碎块,去核。鱼腥草60克,用800毫升水浸透后以大火烧开,再用小火煎30分钟,去药渣,留澄清液500毫升。雪梨置药液内,入适量白糖,小火烧煮,待雪梨完全煮烂可食。

气管炎,支气管炎扩张　鱼腥草30克,金荞麦、生薏米各15克,苇根24克,用水煎服。

白喉　鱼腥草鲜根21克,雨伞子(矮茎朱砂根)鲜根9克,鳢肠(田乌草)鲜全草15克,水煎,调蜂蜜服。服药前先以鲜黄花败酱草全草30克捣汁,与米醋酌量拌匀,用棉球蘸洗咽部。

妇女外阴瘙痒,肛痛　鱼腥草适量,煎汤熏洗。

蛀牙作痛　鱼腥草、花椒、菜籽油等份捣匀,入泥少许,和作小丸如豆大。随痛牙左右塞耳内,两边轮换,不可同用,恐闭耳气。塞一日一夜,取看有细虫为效。

疔疮作痛　鱼腥草捣烂敷患处。痛一二时,不可去草,痛后1~2日即愈。

肛门边肿硬,痒痛不可忍　鱼腥草1把,煎汤熏洗,即愈。

乳腺炎　鱼腥草全草15~30克,水煎服;或以鲜鱼腥草全草60~120克,捣汁服。

养生食谱

糖醋鱼腥草

[原料]　鱼腥草嫩茎叶400克,精盐、味精、白糖、醋、香油各适量。

[做法]　将鱼腥草嫩茎叶择洗干净,用盐腌半小时,挤干水,装盘放入调料,拌匀即可。

[功效]　清热解毒,利水消肿。

鱼腥草炒鸡蛋

[原料]　鲜鱼腥草150克,鸡蛋3个,精盐、味精、葱花、姜末、植物油各适量。

[做法]　将鱼腥草去杂洗净,切成小段。鸡蛋磕入碗内搅匀。植物油放入锅内烧热,将葱花、姜末投入热油锅煸香,放入鱼腥草煸炒几下,倒入鸡蛋一起煸炒至成块,加入适量水和精盐,炒至蛋熟入味,调味精推匀,装盘即成。

[功效]　清热解毒,滋阴润肺。

鱼腥草蒸鸡

[原料]　鲜嫩鱼腥草200克,嫩母鸡1只,精盐、味精、胡椒粉、葱段、姜片各适量。

[做法]　将母鸡宰杀干净,放入沸水锅内焯一下,捞出洗净血污。将鱼腥草去杂洗净,切成段。取汤碗1只,放入全鸡,加精盐、姜片、葱段、胡椒粉,倒入适量水,上笼蒸至鸡熟透,加入鱼腥草、味精,再蒸10~15分钟,即可出笼。

[功效]　消炎解毒,温中益气。

鱼腥草拌莴笋

[原料]　鱼腥草嫩茎叶100克,莴笋500克,大蒜10克,生姜、葱白、酱油、味精、麻油、醋、精盐各适量。

[做法]　将鱼腥草去杂洗净,放入沸水中滚几下捞出,用水清洗,加入

精盐拌和。莴笋去叶去皮,切成细丝,加精盐腌渍。生姜、葱白、大蒜分别洗净,切成蒜末、姜末、葱末。将上述原料混入盘内,加入酱油、味精、麻油、醋,拌匀即可食用。

［功效］散热毒痈肿,补虚弱,消食积。

鱼腥草烧猪肺

［原料］猪肺250克,鲜鱼腥草100克,料酒、精盐、味精、酱油、白糖、葱段、姜片、植物油各适量。

［做法］将猪肺洗净,入沸水中烫一下,捞出切成小块,洗去血水。鱼腥草去杂洗净,切成段。炒锅置火上,放入植物油烧热,倒入猪肺煸炒至干,烹入料酒、酱油煸炒几下,加入葱段、姜片、精盐及适量水,待猪肺熟透时加入白糖、料酒,继续煮10~15分钟,投入鱼腥草烧入味,点入味精即可。

［功效］消炎解毒,滋阴润肺。

野蔷薇

野蔷薇,又名多花蔷薇、刺花,为蔷薇科蔷薇属落叶性攀援灌木。枝长,平卧,蔓生。茎细长,直立或上升。羽状复叶,小叶5~9片,花序附近小叶3片,复叶总长10厘米,小叶倒卵形、长圆形或卵形,长1.5~5厘米,边缘有尖锐单锯齿,有柔毛,托叶篦齿状,贴生于叶柄,边缘有时有腺毛。花多数簇生,为圆锥形伞状花序,白色,芳香,花瓣5枚,心脏形或广倒卵形。瘦果生于环状或壶状花托里面,花期5~6月。

分布于我国江苏、山东、河南等省,生于路旁、田边或丘陵地的灌木丛中。喜阳光,耐半阴,较抗寒。喜肥耐瘠,不耐水湿,忌渍水。要求疏松、深厚、肥沃的土壤。

［营养成分］每100克野蔷薇嫩茎叶中含蛋白质5克,粗纤维2.7克,

胡萝卜素2.65毫克,烟酸1.5毫克,维生素C 105毫克。

[采用方法] 食用　野蔷薇嫩茎叶经沸水焯后可凉拌、炒食;其花亦是一种鲜美食蔬,可炸食,可做酱、酿酒。

[保健功效] 野蔷薇含有丰富的维生素C,有助于提高人体免疫力,增强防病抗病能力,润肤美容,延缓衰老。

养生食谱

野蔷薇花炖瘦猪肉

[原料] 鲜野蔷薇花20克,野蔷薇根30克,猪瘦肉500克,葱、姜、绍酒、精盐、味精、白糖各适量。

[做法] 将野蔷薇花洗净,控干水。野蔷薇根洗净,劈开剁碎,花和根部装入纱布袋内,扎紧袋口。猪肉洗净,切成3厘米长、2厘米宽的块。葱姜洗净,葱切段,姜拍破。猪肉放入砂锅内,加适量水,放入纱布袋、绍酒、葱、姜、精盐、白糖,用旺火烧沸,撇去浮沫后转中火炖至猪肉熟烂,除去纱布袋,加味精调好味即成。每日2次,吃肉喝汤。

[功效] 汤汁醇美,肉味香鲜。

野蔷薇花火腿豆腐

[原料] 野蔷薇花30克,嫩豆腐300克,熟火腿丝40克,冬菇丝25克,冬笋丝50克,绿叶菜丝50克,鸡清汤600毫升,精盐5克,味精1.5克,鸡油少许。

[做法] 将野蔷薇花去梗、萼、托,洗净。豆腐切成4厘米长、6~7毫米宽的豆腐丝,入开水锅中略焯,去除豆腥味,使豆腐丝不易断。炒锅内加鸡清汤,将豆腐丝、冬笋丝、冬菇丝下锅,烧沸后撇去浮沫,放精盐、味精、火腿丝、花瓣、菜丝稍烩,起锅淋上鸡油即成。

[功效] 开胃生津,益血止血,润燥解毒。

野蔷薇炒鸡蛋

[原料] 野蔷薇嫩茎叶300克,鸡蛋3个,精盐、味精、葱花、猪油各适量。

[做法] 将野蔷薇茎叶去杂洗净,入沸水锅焯一下,捞出挤干水分,切

段。鸡蛋磕入碗内搅匀。油锅烧热,下葱花煸香,倒入鸡蛋煸炒,加入精盐炒至熟而入味出锅。猪油入锅烧热,下葱花煸香,投入野蔷薇煸炒,加入精盐炒至入味,再将炒好的鸡蛋倒入锅内,撒入味精,推匀出锅。

[功效] 色香味美,润肤美容。

绞股蓝

绞股蓝,又名七叶胆、小苦药、福音草、甘茶蔓、天堂草、超人参等,为葫芦科绞股蓝属多年生草质藤本植物。根肉质,白色或淡黄色,须根细长。根状茎细长横走,节上生须根。茎细长,无毛或被短柔毛,蔓生,绿色。节部具疏生细毛和卷须,可生不定根。叶多互生,羽状复叶,少单生,小叶膜质,卵形或椭圆形或披针形,有小叶柄。叶先端圆钝或短尖,边缘有锯齿。圆锥花序腋生或顶生。花单生,白色或黄绿色。雌雄异株。7～8月份开花,花黄绿色。9～10月份结浆果,球形,成熟时呈黑绿色。种子长椭圆形,有皱纹。

主要分布于云南、贵州等省,湖南、湖北、山东等省亦有分布。多野生于林下、小溪边等荫蔽处。喜凉爽和阴湿的环境。忌阳光直射和水涝,能耐寒。种子在10℃以上萌动,植株在25℃左右生长迅速,气温下降到0℃时,地上茎叶虽枯死,但地下根茎能露地越冬。对土壤要求不严,喜疏松、肥沃、排水良好的砂质壤土。

在我国有11种绞股蓝,秦巴山区盛产的绞股蓝最为名贵,有"秦巴人参"之美称。广西大瑶山原始森林中,有一种绞股蓝,所含成分均高于国内外各地的绞股蓝,有"绞股蓝之王"的美名。

[野菜性味] 味苦,性寒。

[营养成分] 每100克绞股蓝茎叶中含蛋白质4.7克,脂肪0.3克,膳食纤维3.2克,糖类7克,钙52毫克,磷69毫克,铁12.6毫克,维生素A

2.95毫克,维生素B_1 0.09毫克,维生素B_2 0.27毫克,烟酸1.1毫克,维生素C 12毫克等。

[采用方法] 食用 在每年春、夏季节采摘嫩茎叶,用水将其苦味去除,可炒食或凉拌。将绞股蓝与薏米、鱼腥草配合,用于患者的食疗,效果不错。

药用 鲜品煎成汤剂服食,干品研末吞服。

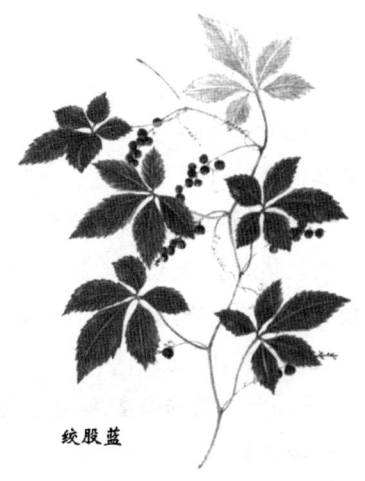

绞股蓝

[保健功效] 绞股蓝皂苷对肺癌、肝癌、子宫颈癌、黑色素瘤等癌细胞的增殖有明显的抑制作用,抑制率达80%。绞股蓝有参与细胞复活的显著作用。消除癌症的最好办法是使癌细胞逐渐恢复为正常细胞及防止正常细胞癌变,而体内有一定量的绞股蓝皂苷就可起到显著的抗癌防癌作用。

绞股蓝还能延长细胞寿命、抑制肝脏中过氧化脂质,从而有延缓机体衰老和抗疲劳的作用,并提高机体的应变能力,使血清中的中性脂肪和总胆固醇水平降低,抑制血清谷丙转氨酶升高。同时绞股蓝还具有显著的镇静、催眠和抗紧张的作用,对偏头痛亦有较好的治疗作用。

绞股蓝具有乌发美容、健脑壮阳、抗衰老的功效,可防治肠胃溃疡,还能增强免疫力、抗肿瘤活性,防治多种癌症。

[药用功效] 绞股蓝具有清热解毒、祛痰止咳、镇静安神、益气强身之功效,可用于治疗失眠、食欲不振、偏头痛、高血压、高血脂、心脑血管疾病及各种癌症等。

传统验方

防治癌症 绞股蓝、人参、枸杞叶、鱼腥草、薏米各适量,用水煎服。

痈肿毒,无名肿毒 鲜绞股蓝全草适量,捣烂如泥,酌加蜂蜜或鸡蛋清调匀,敷患处。

脑血管病　绞股蓝煎水服,日服2次。

止咳祛痰　绞股蓝叶煎水服。

养生食谱

绞股蓝炒肉丝

[原料] 绞股蓝250克,猪肉150克,料酒、味精、精盐、酱油、葱花、姜末各适量。

[做法] 将绞股蓝去杂洗净,入沸水锅中焯一下,捞出漂洗去除苦味,切段。猪肉洗净,切丝。精盐、料酒、味精、酱油、葱花、姜末同放碗内搅匀成芡汁。油锅烧热,下猪肉丝煸炒,倒入芡汁烧至肉熟入味,投入绞股蓝烧至入味,出锅即成。

[功效] 营养丰富,味道鲜美。

绞股蓝茶

[原料] 绞股蓝10克,绿茶2克。

[做法] 将绞股蓝烘焙去腥味,研为粗末,与绿茶一同放入茶杯中,用沸水冲泡,加盖闷10分钟,代茶饮。一般可冲泡3~5次。

[功效] 清香可口,补五脏,强身体,祛病抗癌。

绞股蓝黑米羹

[原料] 绞股蓝250克,黑米100克,冰糖适量。

[做法] 将绞股蓝嫩茎叶去杂洗净,在沸水锅中焯一下,沥水后切碎。黑米淘净泥沙。煮锅内加适量水,烧开后下入黑米,煮至熟时,投入切碎的绞股蓝,再煮成羹状,加入冰糖调味即成。

[功效] 色香味佳,开胃补肺益肝,舒筋活血美容。

三鲜绞股蓝

[原料] 绞股蓝嫩茎叶250克,香菇100克,胡萝卜丝50克,精盐、味精、胡椒、葱花、生姜末、鲜汤、猪油各适量。

[做法] 将绞股蓝、香菇分别去杂洗净,在沸水锅内焯一下后沥水切段。炒锅上火,放猪油烧热,放入生姜末、葱花煸香,投入胡萝卜丝煸炒,再投入绞股蓝和香菇翻炒,放入精盐、味精、胡椒、鲜汤,炒至入味即成。

［功效］清淡鲜美,养血降脂,健脑壮阳,抗衰延年。

食用禁忌

脾胃虚寒者慎食。

夏枯草

夏枯草,又名夏枯头、大头花,为唇形科夏枯草属多年生草本植物。株高约 30 厘米。茎直立,方形,近地面处生有匍匐枝。全株被白色细毛。叶对生,卵形或长椭圆状披针形,基部楔形,两面均有茸毛,下面有腺点。轮伞花序,花唇形,紫色或白色,多数,6 花一轮,多轮密集成顶生穗状花序,形如棒槌。花期 4～5 月。小坚果三棱状长椭圆形,褐色。

广布于我国华北、华中、华东、华南及西南各地。适应性强,于山坡、原野、田边、路旁均可生长。耐寒,喜湿润环境,不择土壤。

［野菜性味］味甘、辛、微苦,性寒。

［营养成分］每 100 克嫩茎叶中含蛋白质 2.5 克,脂肪 0.7 克,糖类 11 克,胡萝卜素 3.76 毫克,维生素 B_2 0.21 毫克,烟酸 1.2 毫克,维生素 C 28 毫克,钾 23.80 毫克。此外,还含有皂苷、芦丁、夏枯草苷、金丝桃苷及挥发油等。

［采用方法］食用 夏枯草及其花穗均可制作菜肴食用,每年 5～7 月采集嫩茎叶,焯水后可拌、炝、腌、炒、炖、做汤等。用夏枯草花与猪瘦肉炖汤或与粳米煮粥,风味独特,味道鲜美,营养丰富。

药用 于夏季花穗半枯时采收,晒干生用。

［保健功效］夏枯草嫩茎叶含有多种营养成分,其中胡萝卜素、维生素 B_2 含量较为丰富,常食可增强人体免疫力,润肤明目。

夏季汗多,将体内大量钾盐排出,易出现全身无力的症状,用夏枯草嫩叶煮汤喝,可补充出汗所丢失的钾。

现代药理研究表明,夏枯草有降血压的作用,并能扩张血管。其所含芦丁有抗炎作用,并能降低血管通透性,减少脆性,降低肝脂。此外,夏枯草还有抑制癌细胞的作用。

[药用功效] 开花期间之生药含熊果叶酸,为利尿的有效成分。夏枯草全草含水溶性无机盐约3.5%,其中68%为氯化钾、23%为硫酸钾,还含有氯化钠及镁盐。夏枯草还含有挥发油,主要成分为右旋樟脑和小茴香酮、维生素B_2。其叶含金丝桃苷、芦丁。种子含脂肪油。

具有清泄肝火、散结消肿、清热解毒、祛痰止咳、凉血止血的功效,适用于淋巴结核、甲状腺肿、乳痈、头目眩晕、筋骨疼痛、肺结核、血崩、带下、急性传染性黄疸型肝炎及细菌性痢疾等。主治瘰疬、乳痈、目赤肿痛、肝风头痛、头晕等病。

传统验方

目赤肿痛,羞明,筋脉痛　夏枯草15克,香附子30克,研为末,每服3克。

妇女白带多,血崩不止　夏枯草研为末,每服6克,以米汤送下。

淋巴结核　夏枯草35克,芡实25克,薄荷20克,柴胡20克,陈皮10克,桔梗15克,加糖制成蜜丸,早、晚各服1丸。

腮腺炎肿痛、发热有硬块　板蓝根30克,夏枯草20克,白糖适量。将前二味用水煎,加白糖适量,每次10~20克,每日3次。

乳痈初起　夏枯草、蒲公英各等份。酒煎服或做丸剂服。

甲状腺肿　夏枯草、海藻各15克,昆布30克,共研细粉,炼蜜为丸,每服9克,每日2次。

高血压病　夏枯草、草决明、生石膏各30克,槐角、钩藤、桑叶、茺蔚子、黄芩各15克,水煎3次,过滤。取滤液加蜂蜜30毫升,浓缩成膏120克左右,分3次服,每日1剂,10天为一疗程。

肺结核　夏枯草30克,煎液浓缩成膏,晒干,再加青蒿粉3克,鳖甲粉1.5克,拌匀为1日量,制成丸剂服用,分3次服。

创伤出血　夏枯草90克,酢浆草60克,雪见草30克,研细粉。以药粉撒伤口,用消毒敷料加压1~2分钟,包扎。

预防麻疹　夏枯草15~60克,用水煎服,每日1剂,连服3日。

急性扁桃体炎,咽喉疼痛　鲜夏枯草60~90克,用水煎服。

产后血晕,心气欲绝者　夏枯草捣绞汁,服1杯。

甲亢　夏枯草100克,郁金60克,沙参30克,麦冬30克,生地黄30克,元参30克,海藻50克,加水煎煮,煎两次后取汁500毫升,加白蜜100毫升,调匀收膏,服3次,每次服20克。

头目眩晕　鲜夏枯草60克,冰糖15克,饭后用开水冲服。

养生食谱

夏枯草鸭条

［原料］夏枯草300克,去骨烤鸭条150克,精盐、味精、姜丝、干辣椒丝、清汤、植物油各适量。

［做法］将夏枯草去杂洗净,入沸水锅中焯一下,捞出投凉,挤干水分切成段。油锅烧热投入干辣椒丝、姜丝,煸出香味,投入鸭条翻炒,再放入夏枯草、精盐、味精、清汤,翻炒均匀,装盘即成。

［功效］有散结、滋阴之功效。

夏枯草炖海带

［原料］水发海带100克,夏枯草50克,白糖3克,酱油6毫升,麻油4毫升。

［做法］将水发海带漂洗干净,去除盐分,切成长方形大块。夏枯草去杂洗净,包在纱布中,与海带同放入砂锅内,加水煮熟。将海带切成细丝,加白糖、酱油、麻油拌匀即可食用。

［功效］鲜香味美,清肝散结。

凉拌夏枯草

［原料］夏枯草嫩茎叶300克,精盐、味精、酱油、麻油各适量。

［做法］将夏枯草择洗干净,入沸水锅内焯一下,捞出用水洗净,挤去水分切成段,放入盘内,加入精盐、味精、酱油、麻油,拌匀即可食用。

[功效] 养颜强身,润肤明目。

夏枯草酒

[原料] 夏枯草 500 克,米酒 1000 毫升,凉开水少量。

[做法] 将夏枯草择洗干净,切段,用凉开水适量浸泡,加米酒,隔水蒸至无酒味时,过滤去渣,取清液,每次 2 汤匙,每天 3 次。

[功效] 清肝明目,清热散结。

食用禁忌

体质虚寒者少食。

款 冬

款冬,又名冬花、款冬花、九九花等,为菊科款冬属多年生草本植物。款冬具根状茎,褐色。叶阔心形,淡紫褐色,互生呈鳞片状排列。先花后叶,早春抽出花薹数枚,高 5～10 厘米,被白色茸毛,头状花序顶生,雌雄异株,雄花黄色,雌花白色,花期早春。瘦果长椭圆形,有明显纵棱和冠毛,罕见结果。

分布于我国华北、西北、华中等地,印度、伊朗、俄罗斯及西欧、北非等地也有分布。多生于山谷间。喜冷凉气候,怕高温,生长适温 15～25℃,气温超过 35℃时,茎叶萎蔫,甚至死亡。冬春气温在 9～12℃时,花蕾即可出土盛开。喜湿润的环境,怕干旱和积水。在半阴半阳的环境和疏松、肥沃、湿润的壤土中生长良好。

[野菜性味] 味辛、甘,性温。

[采用方法] 食用　款冬叶柄和花薹肉质微苦,经腌渍或烫漂去苦味后凉拌、炒食均宜。

药用　以花入药,于 10 月下旬至 12 月下旬在花未出土时采挖,摘取花蕾,去净花梗,阴干。生用或蜜炙用。

[保健功效] 有润肺下气、宁心安神、滋补营养等效用。

[药用功效] 款冬花花蕾含款冬二醇、山金车二醇、蒲公英黄色素、鞣质、蜡、挥发油、金丝桃苷、三萜皂苷、芸香苷等。有显著镇咳作用,具润肺下气、化痰止嗽之功效。用于治疗感冒咳嗽及轻度支气管炎、肺炎。

传统验方

久咳不愈　款冬花、紫菀各60克,百部30克,共研细末,每次9克,用生姜3片,乌梅1枚,煎汤送服。

痰咳哮喘,遇冷即发　款冬花、麻黄、杏仁、苏子各3~10克,用水煎服。

肺痈,咳吐臭脓　款冬花45克,炙甘草30克,桔梗60克,薏米30克,用水煎服。连服10剂。

肺热风邪咳嗽　款冬花、知母、桑叶、阿胶、麻黄、贝母、苦杏仁、甘草、半夏、生姜各3~9克,用水煎服。

暴咳　款冬花、杏仁、贝母、五味子各9克,煎服。或款冬花60克,桑白皮、贝母(去心)、五味子、炙甘草各15克,知母0.5克,杏仁1克,用水煎服。

感冒咳嗽　款冬花15克,紫苏叶10克,杏仁10克,用水煎服。

口舌生疮　款冬花、黄连各等份,共研细末,加水做成药饼,先以蛇床子煎汤漱口,后以饼敷患处,每日数次。

养生食谱

凉拌款冬

[原料] 款冬嫩叶柄(或嫩花薹)500克,精盐、味精、白糖、醋、麻油各适量。

[做法] 将款冬嫩叶柄择洗干净,入沸水锅内焯一下,捞出洗去苦味,挤干水分放入盘中,加入精盐、味精、白糖、醋、麻油,吃时拌匀即成。

[功效] 润肺下气,化痰止咳。

款冬炒猪肉

[原料] 款冬250克,猪肉200克,料酒、精盐、味精、酱油、葱花、姜丝

各适量。

[做法] 将款冬择洗干净,切段。猪肉洗净切片放碗内,加精盐、料酒、味精、酱油、葱花、姜丝腌渍。锅烧热,倒入猪肉煸炒至熟,投入款冬煸炒,炒至入味,用精盐、味精调好味,出锅即成。

[功效] 肉味鲜美,止咳化痰。

款冬炒豆腐干

[原料] 款冬250克,豆腐干250克,精盐、味精、葱花、植物油各适量。

[做法] 将款冬择洗干净,切段。豆腐干洗净,切片。油锅烧热,下葱花煸香,放入豆腐干煸炒,加入精盐炒至入味,投入款冬继续煸炒至入味,加入精盐、味精调味,出锅即成。

[功效] 润肺下气,营养安神。

款冬花贝母炖猪肺

[原料] 款冬花3克(干花蕾),贝母15克,雪梨2个,猪肺50克,冰糖少许。

[做法] 将款冬花择洗干净。贝母洗净。雪梨去皮,切成1厘米见方的丁。猪肺灌水洗净,挤去泡沫,除净血污,切成2厘米长、1厘米宽的块。将贝母、猪肺、雪梨放入砂锅内,加冰糖、水适量,用旺火烧沸后改用小火炖3小时,至猪肺熟烂后,放入款冬花再略煮一下即成。

[功效] 汤汁浓、花香、肺软滑鲜甜,具润肺、祛痰、止咳之功效。

蒲公英

蒲公英,又名婆婆丁、黄花地丁、黄花苗,为菊科蒲公英属多年生草本植物。株高10~25厘米,含白色乳汁,全身被白色疏软毛。主根垂直,圆锥形,肥厚。叶皆为基生,莲座状,平展,叶片广披针形或倒披针形,大头羽状裂或倒向羽状裂,顶裂片三角形,钝或稍钝,侧裂片三角形。顶生头状花序,总苞钟形,淡绿色,外层总苞片披针形,边缘膜质,舌状花黄色,先端5齿。瘦果倒披针形,褐色,冠毛白色。花期5~8月,果期6~9月。其独特的种子构造使蒲公英传播到世界的每一个角落。

分布于我国的东北、华北、华东、中南、西南和西北各省区。生长于山坡、丛林、沟谷等处。适应性很强,既耐寒又耐热。早春地温达1℃时即可萌发。其根可耐-40℃的低温,生长适温为15~22℃。耐旱,耐酸碱,可在各种类型的土壤中生长,但以砂质土壤生长最好。其抗湿能力较强,且耐阴。

[野菜性味] 味苦、甘,性寒。

[营养成分] 每100克蒲公英中含蛋白质4.8克,脂肪1.1克,灰分3.1克,钙216毫克,磷93毫克,铁10.2毫克,胡萝卜素7.35毫克,维生素B_1 0.03毫克,维生素B_2 0.39毫克,烟酸1.9毫克,维生素C47.0毫克。每克干品中,含钾41毫克,钙12.1毫克,镁4.26毫克,磷3.97毫克,钠0.29毫克,铁223微克,锰39微克,锌44微克,铜14微克。另外,还含蒲公英固醇、胆碱、菊糖、果胶等。

[采用方法] 食用 其嫩叶、未开花的花蕾、根状茎均可食用。4~5月份采挖嫩幼苗,开水焯后,冷水漂洗,炒食、凉拌、做汤均可。花序可食,5~6月份采花序,做汤。

药用 蒲公英以花和全草入药。于开花前连根采收洗净,鲜用或晒干用。内服可煎服,或鲜品捣汁服,或凉拌生食,或炒、做汤食。外用可捣敷,或煎汤洗,干品研末调敷。

[保健功效] 蒲公英注射液试管内对金黄色葡萄球菌耐药菌株、溶血性链球菌和钩端螺旋体有较强的杀灭作用,对肺炎双球菌、脑膜炎双球菌、白喉杆菌、大肠埃希菌、绿脓杆菌、变形杆菌、痢疾杆菌、伤寒杆菌、幽门螺杆菌等亦有杀灭作用。其提取液能抑制结核菌及其他某些致病真菌。

蒲公英水煎液对四氯化碳所致肝损伤有显著降低血清丙氨酸转氨酶和减轻肝细胞脂肪变性作用,所含树脂成分有利胆作用,故可保肝、利胆、利尿。

蒲公英能明显减轻应激性胃黏膜损害,使溃疡发生率和溃疡指数明显下降,还可健胃和止泻。

蒲公英有激发机体免疫力的作用,能显著提高外周血淋巴细胞母细胞转化率。此外,蒲公英多糖有较强的激活巨噬细胞的能力,从而有利于抑制肿瘤生长。

[药用功效] 其全草含有肌醇、天冬酰胺、苦味质、皂苷、树脂、菊糖、果胶、胆碱、蒲公英甾醇等,根含有蒲公英醇、蒲公英固醇、β-谷固醇、豆固醇、胆碱、亚油酸,叶含叶黄素、叶绿醌等,花中含有毛茛黄素、山金车二醇、叶黄素等,花粉中含有β-谷固醇、叶酸等。具有清热解毒、消肿散结之功效,适用于急性扁桃体炎、咽喉炎、结膜炎、流行性腮腺炎、急性乳腺炎、胃炎、肠炎、痢疾、肝炎、胆囊炎、急性阑尾炎、泌尿系感染、盆腔炎、内痈、乳痈、肺痈、肠痈、目赤、感冒发热、蛇虫咬伤、痈疖疔疮等病症。

传统验方

阑尾炎　蒲公英90克,薏米60克,盲肠草60克,金银花30克,用水煎服。

上呼吸道感染、扁桃体炎　蒲公英60克,板蓝根15克,用水煎服。

慢性胃炎　蒲公英全草15克,酒10毫升,水煎2次,混合,分3次饭后服。

乳腺增生　蒲公英30~60克,鹿角霜2.4~4.5克,山慈姑15克,水煎,点水酒服。

肝炎　蒲公英干根18克,茵陈蒿12克,柴胡、生山栀、郁金、茯苓各9克,用水煎服,每日2次。

乳痈肿痛　蒲公英30克,金银花或忍冬藤叶9克,以黄酒、水合煎,温服。

目赤肿痛　蒲公英60克,龙胆草10克,水煎去渣洗患处。另用鲜蒲公英120克,用水煎服,每日3次。

紫癜　蒲公英、金银花、紫花地丁各15克,土茯苓30克,白藓皮、地肤子、萆薢各12克,丹参、赤药、蝉蜕、防风、泽泻各9克,白芷、生甘草各6克,水煎,每日1剂,早、晚各服1次。

颈淋巴结结核　蒲公英、夏枯草、牡蛎各30克,海带、海藻、玄参各15克,用水煎服。

疖肿已溃　将蒲公英50克(鲜品60~90克)洗净切碎,水煎取汁,与大米50~100克煮成粥食,每日1次。

口腔炎　蒲公英(焙炭存性)、枯矾、冰片各少许,共研极细末,取少许吹入患处,每日数次。

小儿龟头炎　蒲公英根、苦菜根各30克(鲜品各60克),置锅内加水1碗,煮沸后以布蘸药液洗龟头发炎处。

小儿流行性腮腺炎　①鲜蒲公英20克,捣碎加鸡蛋清适量、白糖少许调糊,外敷患处,每日1次。②鲜蒲公英30~60克,白糖30克,用水煎服。

天蛇头(中指头结毒肿痛)　蒲公英干品,与苍耳草等份为末,以好醋浓煎浸洗。

养生食谱

凉拌蒲公英

[原料] 蒲公英500克,精盐、味精、蒜泥、麻油各适量。

[做法] 将蒲公英择洗干净,入沸水锅焯透,捞出洗净,挤干水分,切碎放入盘内,加入精盐、味精、蒜泥、麻油,食时拌匀。

[功效] 有清热解毒、利尿散结之功效。

蒲公英红豆鲤鱼

[原料] 鲜蒲公英50克,大鲤鱼1尾(约1000克),红豆50克,陈皮6克,苹果6克,葱、姜、精盐、白糖、胡椒粉、鸡汤各少许,绿叶蔬菜适量。

[做法] 将鲤鱼去鳞、鳃和内脏,洗净。陈皮、红豆、苹果洗净,塞入鱼腹内。蒲公英择洗干净,切碎,连花带草全装入纱布袋内,扎紧袋口,入锅加水煎煮,去纱布袋取浓汁液。将鱼放入盆内,加入葱、姜、白糖、胡椒粉、精盐、蒲公英浓汁液、鸡汤,上笼蒸,蒸60~80分钟,鱼熟后即可出笼。绿叶蔬菜用沸水烫熟后,放入鱼汤内调好口味即可食用。

[功效] 汤清淡、味鲜、药汁香,可用于消渴水肿、黄疸肝炎、脚气、湿热、小便不利等症。

蒲公英炒肉丝

[原料] 蒲公英 250 克,猪肉 100 克,料酒、精盐、味精、葱花、姜末、酱油各适量。

[做法] 将蒲公英择洗干净,入沸水锅焯一下,捞出洗净,挤干水分,切段。猪肉洗净切丝。将料酒、精盐、味精、酱油、葱花、姜末同放碗中搅匀成芡汁。锅烧热,下肉丝煸炒,加入芡汁炒至肉熟而入味,投入蒲公英炒至入味,出锅即成。

[功效] 有解毒散结、滋阴润燥之功效。

食用禁忌

脾虚便溏者忌服。

益母草

益母草,又名益母艾、坤草,为唇形科益母草属一年生草本植物。茎直立,高约1.2米,茎有棱,中空,表面有短毛。叶对生,有毛,茎下部叶卵形,掌状3裂,裂片再分裂;中部叶片3裂,裂片短圆形;花序部位叶片条形。花多数,萼筒状针形,花冠粉红色或白色,排列呈轮伞花序,生于茎上部的叶腋内。花期6~8月。果实褐色,称"茺蔚子"。

原产亚洲、非洲和美洲,我国各地均有分布。喜半阴或光线充足,要求疏松、富含腐殖质的土壤,对土质要求不严。生于山野荒地、田埂、草地等处。

[野菜性味] 味辛、微苦,性微寒。

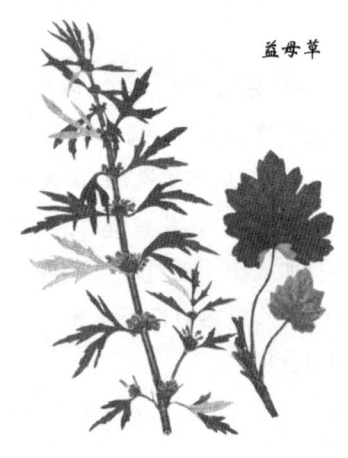

益母草

［营养成分］益母草含益母草碱、水苏碱、氯化钾、月桂酸、油酸、香树精、豆固醇及谷固醇。果实含生物碱,脂肪约占37%。油中主要成分为油酸和亚麻酸,另含维生素A样物质。

［采用方法］食用　益母草全草、花及果实均可食用。

药用　益母草于夏季生长茂盛花未全开时采摘,割取地上部分晒干。果实待8~9月份种子成熟时采收晒干,生用。

［保健功效］滋阴养血,活血通络,化痰降脂。

［药用功效］其果实辛、甘、微寒;花微苦、甘、凉,均具调经活血、祛瘀生新、利水消肿、清热解毒之功效。

传统验方

月经不调,腹痛症瘕,久不受孕　益母草15克,当归12克,赤芍、木香各9克,用水煎服。

急性肾炎水肿　鲜益母草全草180~240克(干品90~120克),加水700毫升,小火煎至300毫升,分2次服,每日1剂。

产后腹痛,子宫复原不良　益母草12克,生蒲黄、川芎各6克,当归、山楂炭各9克,用水煎服。

流产后胎盘残留　当归、益母草各15克,川芎、桃仁、红花、泡姜、艾叶各15克,熟地黄、丹皮各18克。重症每日2剂,轻症每日1剂。

子宫脱垂　益母草15克,枳壳12克,用水煎服。

闭经　益母草、黑豆、红糖各30克,酒30毫升,共煎服,连服1周。

疖子已破　益母草捣烂,敷患处。

尿血　益母草绞汁1000毫升服。

中心性视网膜炎　干益母草120克,加水1000毫升,大火煎30分钟取头汁,药渣再加水500~700毫升,煎30分钟,2次煎液合并,分早晚2次空腹服。15日可见效。

养生食谱

益母草花人参炖鸡片

［原料］益母草花鲜品20~30克(干品10克),人参25克,鸡脯肉100

克,熟火腿片50克,鸡蛋1个(取清),精盐1.5克,味精2.5克,酒10毫升,干淀粉10克,鲜汤1000毫升,葱、姜、白糖各适量。

［做法］将益母草花去梗、萼,洗净。人参洗净,切成薄片,放入汤碗里,加鲜汤并盖上盖,上笼蒸至熟透取出。鸡脯肉切成坡刀片,用蛋清、精盐、干淀粉拌和上浆。锅内加鲜汤烧开,放入上浆的鸡片滑散,取出沥去水分。原锅倒入蒸人参的汤汁,放入火腿片、精盐、酒、白糖、葱、姜,烧开后撇去浮沫,放入益母草花瓣、鸡片、味精、人参,改慢火煨片刻,起锅倒入汤碗内即成。

［功效］汤清色白,鸡肉鲜嫩,人参酥烂,汤鲜味美。

益母草汁粥

［原料］益母草汁10毫升,生地黄汁40毫升,藕汁40毫升,生姜汁2毫升,蜂蜜10毫升,粳米100克。

［做法］粳米淘洗干净,放砂锅内,加适量水,用大火烧沸后,转用小火煮至米将熟时,加入上述各药汁及蜂蜜,煮几沸米烂成稀粥即可。

［功效］有滋阴养血、调经消瘀、解渴除烦、清热退肿之功效。

委陵菜

委陵菜,又名翻白菜、虎爪菜、老鸹爪等,为蔷薇科委陵菜属多年生草本植物。根纺锤圆柱状,茎直立,高30～60厘米,全株密被白毛。分枝处生不定根。奇数羽状复叶,有小叶3～12对,茎生叶较少,小叶卵圆状长圆形,边缘有锯齿。花单生于叶腋,花瓣5枚,黄色,花期6～8月。瘦果长卵形,种子细小,呈褐色,果熟期8～9月。

我国各地均有分布。生于湿草地、河岸草甸、湿碱性沙地和路旁。适应性强,对环境要求不严格。

［野菜性味］味苦,性平。

[营养成分] 委陵菜每100克鲜品含粗蛋白9.18克,粗脂肪4.03克,粗纤维21.89克,粗灰粉7.25克,胡萝卜素4.88毫克,维生素B_2 0.74毫克,维生素C 34毫克。每克干品含钾25.8毫克,钙12.1毫克,镁4.01毫克,磷5.46毫克,钠0.37毫克,铁170微克,锰42微克,锌64微克,铜11微克。

每100克块根含蛋白质12.6克,脂肪1.4克,糖类7.3克,粗纤维3.2克,灰分3.0克,钙123毫克,磷334毫克,铁24.4毫克,维生素B_1 0.06毫克,烟酸3.3毫克。

[采用方法] 食用 4～6月采嫩幼苗,沸水焯1～2分钟,换水浸泡后,除去苦味,炒食。4～6月或8～10月挖取块根,生食、煮食或磨面掺入主食。

药用 春季采嫩苗,夏、秋季采全草,洗净鲜用。全草亦可晒干备用。

[保健功效] 增强人体免疫力,强身健体,美容养颜。

[药用功效] 委陵菜具清热解毒、利湿、止血之功效。内服可治疗阿米巴痢疾、细菌性痢疾、肠炎、风湿性关节炎、咽喉炎、百日咳、吐血、咯血、便血、尿血、子宫功能性出血等。外用可治疗外伤出血、痈疖肿毒、疥疮等。

传统验方

咽喉炎 委陵菜12克,桔梗9克,花粉6克,用水煎服,日服2次。

阿米巴痢疾 委陵菜根15克,水煎当茶饮。

细菌性痢疾,肠炎 委陵菜15克,黄连9克,白术9克,茯苓9克,诃子6克,用水煎服,日服2次。

咯血,百日咳,热入肺引起的咳嗽 委陵菜15克,款冬花9克,双花12克,茯苓6克,用水煎服,日服2次。

无名肿毒 鲜委陵菜、鲜马齿苋各等份,捣烂敷患处。

疗疮痈肿,疼痛灼热 委陵菜根60～120克,用水煎服。

腹泻 委陵菜30克,白木槿花15克,加水煎汤服,亦可加油、盐调味,做汤菜服食。

风湿痹痛 委陵菜100克,鸡血藤100克,木瓜100克,用白酒1000毫升浸泡 7~14 日,滤取清液,每次 10~30 毫升,日服 2 次。

创伤出血 委陵菜适量,焙干研末,撒敷伤口,加压包扎。

毒蛇咬伤 鲜委陵菜根皮适量,捣烂敷患处。

养生食谱

清炒委陵菜

[原料] 委陵菜嫩茎叶 500 克,葱花、味精、精盐、植物油各适量。

[做法] 将委陵菜择洗干净,入沸水锅中焯一下,捞出挤干水,切段。油锅烧热,下葱花煸香,投入委陵菜煸炒,加入精盐,炒至入味,撒入味精即成。

[功效] 提高身体抗病能力,强身健体。

委陵菜炒猪肝

[原料] 委陵菜嫩茎叶 250 克,猪肝 250 克,葱花、姜丝、精盐、味精、料酒、猪油各适量。

[做法] 将委陵菜择洗干净,入沸水锅内焯一下,捞出沥干水分,切段。猪肝洗净切片。油锅烧热,入葱花、姜丝煸香,投入猪肝煸炒,烹入料酒,加入精盐,炒至猪肝熟而入味,投入委陵菜炒至入味,撒入味精即成。

[功效] 增强食欲,养颜美肤,健身祛病。

委陵菜白木槿花汤

[原料] 委陵菜 30 克,白木槿花 15 克,精盐、味精、葱末、植物油各适量。

[做法] 将委陵菜择洗干净,切段。白木槿花洗净。油锅烧热,将葱末煸香,加入委陵菜煸炒,加入白木槿花、适量水、精盐、味精,烧煮至熟即成。

[功效] 清热解毒,消炎止痢。

清明菜

清明菜,因其采摘时间为清明节前后,故名清明菜,又名鼠曲草、佛耳草、田艾等,为菊科鼠曲草属1~2年生草本植物。清明菜株高10~50厘米。茎成簇直生,不分枝或少分枝,表面布满白色棉毛。叶互生,叶片倒披针形,顶端略尖,基部渐狭,叶缘全缘,无叶柄。叶片正面有白色棉毛。花细小头状,密集成伞层状。花冠黄色,外围雌花冠为丝状,中央的两性花冠呈筒状。花期4~5月。瘦果矩圆形,外形有乳突,还有黄白色冠毛,果期8~9月。

分布于华东、华南、华中以及西南各地。喜生于海拔较低的原野、山坡、田头、地边、沟边、路旁等处,适应性强,对环境条件要求不严。

[野菜性味] 味甘,性平。

[营养成分] 每100克清明菜嫩茎叶中含蛋白质3.1克,脂肪0.6克,糖类7克,膳食纤维2.1克,钙218毫克,磷66毫克,铁7.4毫克,胡萝卜素2.19毫克,维生素B_1 0.03毫克,维生素B_2 0.24毫克,维生素C 28毫克,烟酸1.4毫克。此外,还含有生物碱、固醇、挥发油和苷类等。

[采用方法] 食用　嫩茎叶可食,开水烫后炒食或与米粉一起煮食。

药用　内服煎汤,外用煎汤洗或捣烂敷。

[保健功效] 强身健体,润肤健美,预防感冒。

[药用功效] 清明菜含有生物碱、固醇、挥发油和苷类,对金黄色葡萄球菌有抑制作用,具有祛风湿、利湿浊、化痰止咳之功效,还具有扩张局部血管、降低血压、治疗消化道溃疡、镇咳、镇痛等作用。

传统验方

风寒感冒,咳嗽　清明菜30克,青蒿15克,薄荷9克,用水煎服。

寒痰咳嗽　清明菜20克,款冬花10克,熟地黄6克,研细末,每服6克,日服2次。

慢性气管炎、气喘　清明菜鲜品60克,鱼腥草15克,甘草9克,用水煎服。

蚕豆病　清明菜60克,车前草、凤尾草各30克,茵陈蒿15克,加水1200毫升,煎至800毫升去渣,加白糖少许,代茶饮。

妇女带下量多色黄,小便不利　清明菜、荠菜、车前草各15克,加水煎汤服。

胃及十二指肠溃疡,胃痛　清明菜30克,甘草9克,用水煎服。

下肢溃疡　清明菜适量,煎汤,洗患部。

毒蛇咬伤　清明菜30克,用水洗净,煎汤服,并用鲜品捣烂外敷。

筋骨痛、脚膝肿痛、跌打损伤　清明菜30~60克,用水煎服。

白带过多　清明菜、凤尾草、灯芯草各15克,土牛膝9克,用水煎服。

血压高　清明菜用水煎服,每日服2次。

养生食谱

清明菜红糖饮

[原料] 鲜清明菜60克,红糖20克。

[做法] 将清明菜去杂洗净,煎汁,加红糖调匀即成。

[功效] 清甜可口,预防感冒。

清明菜蒸糕

[原料] 清明菜嫩苗250克,米粉500克,白糖50克。

[做法] 将清明节前摘取的清明菜嫩苗除老、黄叶片,洗净,放入沸水锅中焯一下,捞出沥水,调入米粉、白糖拌匀,装在盘中,放进蒸笼蒸熟即成。

[功效] 香糯可口,健脾利湿。

野苋菜

野苋菜,又名苋菜、绿苋,为苋科苋属一年生草本植物。野苋菜株高50厘米左右。茎直立,有分枝,淡绿色或绿色。叶互生,卵形或卵状长圆形,先端微缺,全缘成微波状,表面绿色,背面较淡。花簇生,甚小,花穗腋生,茎顶花序圆锥形,花期7~8月。胞果扁圆形,极皱缩,不开裂。果熟期8~9月。

我国各地均有分布。生于野荒地、杂草地、路边、宅旁。喜温暖气候,耐热性强,不耐霜冻。10℃以下种子萌发困难,20℃以下生长缓慢,生长适温为23~27℃。较耐旱,不耐涝,对土壤要求不严,但以偏碱性土壤为最好。

[野菜性味] 味甘、淡,性寒。

[营养成分] 野苋菜每100克嫩茎叶含蛋白质5.5克,脂肪0.6克,糖类8克,粗纤维1.6克,灰分4.4克,钙610毫克,磷93毫克,铁3.9毫克,钾411毫克,胡萝卜素7.15毫克,维生素B_1 0.05毫克,烟酸2.1毫克,维生素B_2 0.36毫克,维生素C 153毫克。每克干品含钾40.9毫克,钙25.1毫克,镁13.16毫克,磷2.5毫克,钠0.7毫克,铁433微克,锰210微克,锌60微克,铜11微克。

[采用方法] 食用 幼苗及嫩茎叶可食。4~5月份采其嫩茎叶及高7~10厘米的幼苗,在沸水中焯一下,换水浸泡片刻后,炒食、制馅、凉拌、做汤或晒干。

药用 内服煎汤,外敷研末。

[保健功效] 常食可增强抗病能力,健身祛病,润肤美容。

[药用功效] 野苋菜具有清热利湿、凉血止血、解毒消肿之功效。内服治疗痢疾、肠炎、咽喉肿痛、白带、胆结石、胃溃疡出血、便血、瘰疬、甲状腺

肿、蛇咬伤等。外用治痈疽疔毒、目赤、乳痈、痔疮、皮肤湿疹等。

传统验方

咽喉肿痛　野苋菜50克,水煮代茶饮。

皮肤湿疹　野苋菜50克,水煎洗。

胃溃疡出血,十二指肠溃疡出血　野苋菜30克,煎水服,每日早晚各1次。

牙龈糜烂出血　将野苋菜研成灰,搽敷患处。

胆结石　鲜野苋菜250克(洗净),猪小肠一段,用水煎服,每日1次,连续服用。

痢疾,肠炎　①鲜野苋菜根30~60克,用水煎服。②鲜野苋菜50克(洗净),红糖25克,加水适量煎煮,饭前服,每日2~3次。③野苋菜、墨旱莲、凤尾草各30克,用水煎服。

肝热目赤　野苋菜种子30克,用水煎服。

甲状腺肿大　鲜野苋菜根茎100克(洗净),猪肉100克,或冰糖25克,水煎于饭后温服,每日2次,连续服用10~15天为一疗程。

乳痈　鲜野苋菜根30~60克,鸭蛋1个,用水煎服,另用鲜野苋菜叶和凉饭捣烂外敷。

湿疹　野苋菜适量,水煎加精盐少许,洗患处。

养生食谱

炝炒野苋菜

[原料]　野苋菜450克,干辣椒丝、葱丝、姜丝、精盐、味精、植物油各适量。

[做法]　将野苋菜择洗干净,切成段。锅烧热后加油,油七八成热时,下干辣椒丝、葱丝、姜丝,煸炒出香味,再投入野苋菜煸炒,加入精盐,炒至入味后撒入味精即成。

[功效]　有清热解毒、利尿、止痛、明目之功效。

野苋菜炒鸡片

[原料]　野苋菜300克,鸡片100克,料酒、精盐、味精、葱、姜末、植物

油、清汤各适量。

［做法］将野苋菜择洗干净,切成段。鸡片上味、上浆。锅烧热放油,油热后下葱、姜末煸香,投入鸡片煸炒,烹入料酒,加入精盐、味精,炒至鸡片熟透,再投入野苋菜炒至入味即成。

［功效］清热解毒,滋阴润燥。

青　葙

青葙,又名野鸡冠花、鸡冠苗、白鸡冠、狗尾花等,为苋科青葙属一年生草本植物。青葙株高30～90厘米,全体无毛。茎直立,通常分枝,绿色或红紫色,具条纹。单叶互生,叶片纸质,披针形或椭圆状披针形。夏季开花,花甚密,初为淡红色,后变为银白色,穗状花序单生于茎或分枝顶部,呈圆柱形或圆锥形。胞果卵状椭圆形,盖裂,上部呈帽状脱落,顶端有宿生花柱。种子肾状圆形,黑色有光泽。

分布于我国云南、贵州、四川、河北、陕西、甘肃等地。生于坡地、路边、荒野等向阳处。喜干热气候,要求阳光充足,疏松肥沃、排水良好的砂质壤土,忌霜冻和阴湿积涝。

［野菜性味］味苦,性微寒。

［营养成分］青葙每100克可食部分含胡萝卜素8.02毫克,维生素C 65毫克,维生素B_2 0.64毫克。此外,还含有维生素K和烟酸等。

［采用方法］食用　其嫩苗、嫩叶、花序可食。于春、夏季采摘嫩茎叶,开水烫后漂去苦水,加调料凉拌或炒食。其种子还可代芝麻做糕点用。

药用　秋季采摘花穗晒干,以花序、种子、茎、叶入药。

［保健功效］活血调经,补气养脾,清肝明目,宁神益智。

［药用功效］全草含有大量草酸,生长两周时可达12.5%,以后逐渐下降到9%。种子含脂肪油,并含烟酸和硝酸钾。青葙花可清肝凉血、明目去

翳,主治吐血、头风、目赤、血淋、月经不调、白带、血崩;青葙茎叶及根可燥湿清热、杀虫、止血,主治风瘙身痒、疥疮、痔疮及金疮出血;青葙子可清肝火、祛风热、明目、降血压,主治结膜炎、角膜炎、高血压。

传统验方

急性结膜炎,目赤涩痛 青葙子、黄芩、龙胆草各9克,菊花12克,生地黄15克,用水煎服。

高血压 青葙子、决明子、菊花、夏枯草各9克,石决明12克,用水煎服。

风湿疼痛 青葙子根30克,与猪蹄节或鸡鸭炖服。

皮肤风热疮疹瘙痒 青葙茎叶,水煎洗患处。

夜盲,目翳 青葙子15克,黑枣30克,开水冲炖煮,饭前服。

视网膜出血 青葙花适量,煎水洗。

失眠 青葙花15克,铁扫帚根30克,煮汁炖猪蹄食。

血淋 鲜青葙花60克,用水煎服。

月经过多,白带 白青葙花60克,猪瘦肉100克,水煎,服汤食肉。

吐血,血崩,赤痢 青葙花15克,用水煎服或炖猪瘦肉服。

月经不调 干青葙花30克,土牛膝干全草30克,豆腐酌量,水炖服。或青葙花(布包)、白蜡各6克,煮猪脚食。

吐泻 青葙花、杏仁、樟树皮各适量,泡水服。

鼻衄 青葙花60克,卷柏30克,红糖少许,用水煎服。

肝热泪眼 干青葙花15~30克,水煎服,或炖鸡肝服。

创伤出血 鲜青葙叶捣烂,敷于伤处,纱布包扎。

养生食谱

青葙花灵芝炖瘦肉

[原料] 青葙花序15克,灵芝15克,黄芪15克,猪瘦肉200克,精盐、料酒、味精、白糖、葱段、姜片各适量。

[做法] 将青葙花序除去杂质洗净,切成段,黄芪切成片,共同装入纱布袋内,扎紧袋口。将灵芝研成粉。猪肉洗净,切成3厘米长、2厘米宽的

块。葱洗净切成段。姜洗净切成片。砂锅加适量水,下入猪肉和纱布袋,加入料酒、葱段、姜片、精盐、白糖,先用旺火烧沸,撇去浮沫,转用中火炖至猪肉熟烂,去除纱布袋,撒入灵芝粉,加入味精,调好口味即成。

〔功效〕养脾凉血,清肝明目。

青葙花田鸡

〔原料〕鲜青葙花60克,田鸡后腿600克,火腿肉75克,冬笋100克,油菜薹300克,鸡汤100毫升,葱25克,姜10克,植物油、精盐、白糖、味精、胡椒面、料酒、玉米粉、香油、湿淀粉各适量。

〔做法〕将青葙花序去梗,并择洗干净,切成米粒状。田鸡腿由关节处剁成两节,然后褪出腿骨。火腿肉和冬笋切成1厘米见方、3厘米长的条。油菜薹选用嫩尖洗净。葱、姜切成小指甲片。冬笋、火腿肉条穿入田鸡腿内,沾上一层薄薄的玉米粉。水烧开,将田鸡腿放入开水内稍烫一下马上捞出,放入漏勺内控水。锅内放入植物油,油热后将油菜薹放入锅内,用料酒炝锅,下味精、精盐稍煸,七成熟时,倒入漏勺控水。锅烧热,再放入植物油,油热后投入田鸡腿滑透,倒入漏勺控油。锅放火上,下入葱、姜煸炒,再将田鸡腿、油菜薹、鲜青葙花下锅,烹入料酒炝锅,把用白糖、胡椒面、湿淀粉等调好的汁倒入锅内,翻炒均匀,淋点香油即成。

〔功效〕清热解毒,清肝明目,凉血利膈,利水消肿。

青葙花炖豆腐

〔原料〕干青葙花30克,土牛膝干全草30克,豆腐、葱丝、姜末、精盐、味精各适量。

〔做法〕将青葙花、土牛膝装入纱布袋中,袋口扎紧。豆腐切成2指见方的小块,与纱布袋同放入砂锅内,撒上葱丝、姜末,加水适量,用大火煮沸后改用小火炖1小时,除去纱布袋,调入精盐、味精即可。

〔功效〕清热解毒,活血调经。

猪毛菜

猪毛菜,又名野针菜、野鹿角菜、猪刺蓬草,为藜科猪毛菜属一年生草本植物。茎近直立,多由基部分枝。开展、光滑,绿色或有红色纵肋纹。单叶互生,无柄,叶片线状圆柱形,肉质,生有短糙毛,先端有小锐尖刺。基部下延略抱茎,深绿色或带红色。穗状花序顶生,少数单生于叶腋。花期7~9月。胞果球形,果熟期8~10月。

全国各地均有野生。生于村庄附近、路旁、荒地、沙滩或碱性砂质地。比较耐旱,对土壤要求不严,但以碱性砂质土壤生长最好。

[野菜性味] 味淡,性凉。

[营养成分] 猪毛菜每100克鲜嫩茎叶含蛋白质2.8克,脂肪0.3克,糖类4克,粗纤维0.9克,钙480毫克,磷34毫克,铁8.3毫克,胡萝卜素4.0毫克,维生素B_1 0.26毫克,维生素B_2 0.28毫克,烟酸0.7毫克,维生素C 86毫克。

[采用方法] 食用　幼苗和嫩茎叶可食,5~6月份采幼苗及嫩茎叶,沸水焯后,换水浸泡,凉拌、炒食、和面蒸食。

药用　在果实成熟时采集全草,其降压效果特别显著。

[保健功效] 补钙佳品。

[药用功效] 猪毛菜有明显的镇静作用和显著的降压作用,可用来治疗高血压。

传统验方

高血压　猪毛菜60克,益母草、黄精各30克,丹参15克,用水煎服。

高血压头痛　猪毛菜18~30克,用水煎服。初服时用较小剂量,1~2周后如有效,可逐渐加量,连服5~6个月,对早期患者效果显著。

肾炎引起的高血压　猪毛菜（鲜品）100 克,玉米须 45 克,蚯蚓 15 克,水 5000 毫升,煎熬至 1500 毫升,每次服 100 毫升,每日服 3 次。

养生食谱

凉拌猪毛菜

［原料］鲜猪毛菜 300 克,葱花 20 克,蒜姜泥 20 克,精盐、酱油、香油、香醋、味精、料酒各适量。

［做法］用蒜姜泥、精盐、酱油、香油、香醋、味精、料酒调成酸辣汁。将猪毛菜去杂洗净,放开水锅内焯透,捞出用冷水淘凉,挤干水分放盆内,加入酸辣汁,调拌均匀,盛盘食用。

［功效］清香、脆嫩、凉爽、酸辣适口。

麻辣猪毛菜

［原料］鲜猪毛菜 300 克,葱花 20 克,姜末 10 克,麻辣油 8 毫升,辣椒油 6 毫升,酱油 15 毫升,香油 15 毫升,精盐、味精、料酒各适量。

［做法］用酱油、香油、麻辣油、辣椒油、葱花、姜末、精盐、味精、料酒调成麻辣汁。将猪毛菜洗净,放开水锅内焯透,捞出控干水分放盆内,加入调好的麻辣汁,调拌均匀,装盘食用。

［功效］嫩脆鲜美,清香麻辣爽口。

食用禁忌

猪毛菜不宜煮豆腐,以免形成不易吸收的草酸钙,在体内形成尿结石。

酢浆草

酢浆草,又名酸酸草、酸溜溜、醋母草、酸得溜等,为酢浆草科酢浆草属多年生草本植物。酢浆草全株被疏柔毛。茎匍匐,多分枝,柔弱,节上生不定根。掌状复叶互生,叶柄细长,小叶 3 枚,倒心脏形,叶片正中叶脉明显,四季常绿。伞形花序腋生,由1至数朵花组成。总花梗与叶柄等长。花黄色,较小。花瓣5枚。花期较长,从夏到秋。蒴果圆柱形,种子多褐色。以种子进行繁殖。

原产温带和热带地区,我国南北各地均有分布。生于路旁、沟边、庭园、荒地等处。喜生阴地,耐寒耐旱性较强。

[野菜性味] 味酸,性寒。

[营养成分] 每100克酢浆草嫩茎叶中含蛋白质3.1克,脂肪0.5克,糖类5克,胡萝卜素5.24毫克,维生素B_1 0.25毫克,维生素B_2 0.31毫克,维生素C 127毫克,钙27毫克,磷125毫克,铁5.6毫克。此外,还含有大量草酸盐、柠檬酸及大量酒石酸、苹果酸等有机酸。

[采用方法] 食用 每年4~6月份采嫩茎叶食用,可生食,也可焯水后食用,可拌、炝、炒、烧、做汤、熬粥等。

药用 内服外用俱可。

[保健功效] 现代药理研究表明,酢浆草含有柠檬酸、苹果酸、草酸盐等有机酸,具有明显的镇咳作用,还可作为清凉饮料或碱中毒解毒的辅助品,同时对金黄色葡萄球菌、福氏痢疾杆菌、伤寒杆菌、绿脓杆菌、大肠埃希菌等有抑制作用。

[药用功效] 具有清热利湿、凉血散瘀、消肿解毒的功效,可治疗泄泻、黄疸、淋病、麻疹、吐血、咽喉肿痛、痈肿、脱肛、跌打损伤等病症。

传统验方

急性肝炎 酢浆草50克,瘦猪肉50克,炖服,每日1剂,连服1周。

慢性气管炎 鲜酢浆草适量与大米煮粥食用。

膀胱炎 酢浆草15克,威灵仙草10克,老茴香根25克,用水酒煨服。

风湿性关节炎,尿道炎 酢浆草15~25克用水煎服。

口腔炎,咽喉炎 鲜酢浆草适量,加盐共捣汁,用汁频漱口。

养生食谱

酢浆草炒肉丝

[原料] 酢浆草嫩茎叶250克,猪瘦肉100克,料酒、精盐、味精、酱油

各适量。

［做法］将酢浆草嫩茎叶去杂洗净,入沸水锅中焯一下,捞出入凉水中浸泡2小时,挤干水分切段。将猪瘦肉洗净,切丝放碗内,加入料酒、精盐、味精、酱油稍腌片刻。锅烧热,入猪肉丝煸炒至熟,放入酢浆草嫩茎叶炒至入味,出锅即成。

［功效］清香适口。

拌酢浆草

［原料］酢浆草嫩茎叶300克,味精、酱油、麻油各适量。

［做法］将酢浆草嫩茎叶去杂洗净,入开水锅中焯一下,捞出放凉水中浸泡2小时,挤干水分切段,放盘内,加入味精、酱油、麻油,食时拌匀。

［功效］清爽可口,凉血散瘀。

软炸酢浆草苗

［原料］鲜嫩酢浆草茎叶200克,蛋黄1个,淀粉40克,酱油20毫升,味精、料酒各少许,盐水适量,植物油500毫升(实耗75毫升)。

［做法］将嫩酢浆草茎叶择洗干净,入开水锅中焯一下,捞出入凉水中浸泡2小时后挤干水分切段。将蛋黄打入碗中,放入淀粉、酱油、盐水、味精、料酒和适量水,搅成糊。将锅放火上,添入植物油,油五成热时,将酢浆草苗一一挂糊下锅炸成金黄色,捞出沥油,装入盘内,上桌食用。

［功效］色泽金黄,软香适口,别具风味。

食用禁忌

脾胃虚寒、胃酸过多者忌食。

水 芹

水芹,又名水芹菜、沟芹菜、野芹菜等,为伞形科水芹属多年生草本植物。全株无毛。根状茎短而匍匐,具成簇的须根,内部中空,节部有横隔。茎下部伏卧,有时带紫色,节处生匍匐枝及多数须根,匍匐枝长,有节,节上生根和叶。茎上部直立,分枝,表面具棱,内部中空。下叶有长柄,柄基加宽成鞘,抱茎;上叶叶柄渐短,部分或全部成鞘,鞘的边缘为宽膜质。叶片三角形,二回羽状复叶,小叶披针形,长圆状披针形或卵状披针形。复伞形花序,有长柄,常与叶对生,总苞片通常不存在,有时1~2枚小形早落。双悬果椭圆形,果棱肥厚,钝圆。花期7~8月,果期8~9月。

分布于我国的河南、江苏、浙江、安徽、江西、湖北、湖南、四川、广东、广西等省区,生于低湿洼地或水沟中。喜冷凉气候,较耐寒,不耐干旱。

[营养成分] 水芹每100克嫩茎叶含蛋白质2.5克,脂肪0.6克,糖类4克,粗纤维3.8克,胡萝卜素4.2毫克,维生素C 47毫克,维生素B_2 0.33毫克,烟酸1.1毫克,钙154毫克,磷9.8毫克,铁23.3毫克。其营养十分丰富,含铁量为普通蔬菜的10~30倍,胡萝卜素、维生素C、维生素B_2含量远高于一般栽培蔬菜。

[采用方法] 食用 水芹嫩茎叶可食,具清香味。于4~6月采摘10厘米以上的嫩茎叶,洗净,沸水焯后,换水浸泡片刻,再行炒食、凉拌、制馅,亦可盐渍。根还可腌制酱菜。

药用 9~10月割取地上部分,晒干。

[保健功效] 水芹全草含有水芹素,并含

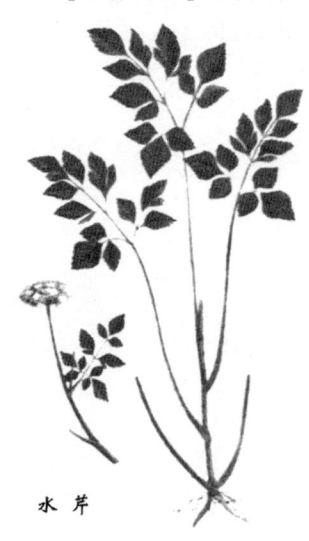

水芹

有挥发油,内服有兴奋中枢神经、升高血压、促进呼吸、提高心肌兴奋性、加强血液循环的作用,并有促进胃液分泌、增进食欲及祛痰作用。另外,挥发油局部外搽,有扩张血管、促进循环、提高渗透性的作用。

[药用功效] 有清热解毒、宣肺利湿的功效,主治感冒发热、呕吐腹泻、尿路感染、崩漏、白带、高血压、水肿等。

传统验方

风火牙痛　鲜水芹根60克,鸭蛋1个,水煎,喝汤吃蛋。

小便淋痛　水芹根、茎,洗净捣烂取汁服,每次半碗,每日2次。

大便出血　水芹适量,洗净捣烂取汁半碗,调红糖适量饮服。

黄疸　鲜水芹根60克,黄花菜30克,瘦猪肉100克,加盐调味,用水煎服。

痄腮　鲜水芹适量,捣烂取汁加醋服,并外搽患处。

小儿发热,月余不凉　水芹、大麦芽、车前子各适量,用水煎服。

高血压,高脂血症　常炒食水芹或用水芹100克煎水代茶饮。

小儿吐泻　水芹切成细丝,煮成汁,每日2次饮服。

妇女月经不调,崩中带下或小便出血　鲜水芹30克,茜草6克,六月雪12克,用水煎服。

养生食谱

凉拌水芹

[原料] 水芹500克,精盐、味精、酱油、麻油各适量。

[做法] 将水芹去除老叶、叶片和根后剩下的叶柄洗净,入沸水锅焯透捞出洗净,挤去水分切段装盘,加入精盐、味精、酱油、麻油,拌匀即可。

[功效] 清鲜味美,祛疸消渴。

水芹炒肉丝

[原料] 水芹500克,猪瘦肉150克,料酒、精盐、味精、酱油、葱花、姜末各适量。

[做法] 将水芹叶柄洗净,切段。将猪瘦肉洗净,切成丝。油锅烧热,投入葱花、姜末煸香,投入猪肉丝煸炒几下,加入酱油、精盐、料酒和少量水

烧至肉熟而入味,投入水芹炒至入味,撒入味精,出锅即成。

[功效] 色鲜味美,清热解毒。

水芹木耳炒豆腐干

[原料] 水芹400克,水发木耳25克,豆腐干100克,精盐、味精、葱、姜、植物油各适量。

[做法] 将水芹择洗干净切成段,和木耳一起入开水锅中焯一下,捞出控干水分待用。豆腐干切成片。炒锅烧热加油,投入葱、姜、豆腐干煸香,再投入水芹和木耳煸炒,加调料后翻匀,出锅即成。

[功效] 具有滋阴清热、利水的功效。

食用禁忌

我国东北、华北和西北产毒芹,有剧毒,不能食用,亦不具药用价值。其区别在于,水芹的茎和叶柄都有锐棱,而毒芹的茎和叶柄是圆筒形,中空有细沟,食用前一定要认真辨别。

水 蓼

水蓼,又名辣蓼、蓼芽菜、水红花、柳蓼等,为蓼科蓼属一年生草本植物。株高40~80厘米。茎直立或倾斜,有分枝无毛,节部膨大。叶为披针形,顶端渐尖,基部楔形,全缘,叶两面均有腺点,发出辛辣气味,无柄或有短叶柄,托叶鞘膜质筒状,长6~10毫米,疏生短刺毛。穗状花序,顶生或腋生。瘦果卵形、扁平、黑褐色。

广布于我国辽宁、河北、山东、山西、陕西、甘肃、江苏、河北、福建、广东、广西、云南等地。喜湿耐淹,生长在田野、河边、池塘边或山谷湿地。

[营养成分] 水蓼每100克可食部分含胡萝卜素7.89毫克,维生素C 235毫克,维生素B_2 0.38毫克,钙10毫克,磷2.2毫克。

[采用方法] 食用 水蓼嫩茎叶是人们喜食的山野蔬菜,每年可在3~4月份采摘幼苗,将嫩苗、嫩叶入开水锅中焯一下后捞出,用凉水浸泡后拧干,加调料拌食、炒食。

药用 夏秋季采收,切段,鲜用或晒干生用。

[保健功效] 水蓼含有水蓼二醛、异水蓼二醛、小蓼素、槲皮素、槲皮苷、槲皮黄苷、β-谷固醇、氯化钾等成分,有化湿行滞、祛风、消肿的功效,可预防风湿性关节炎等。其煎剂对痢疾杆菌、白喉杆菌、变形杆菌、鼠伤寒杆菌、绿脓杆菌及大肠埃希菌均有抑制作用。水蓼中所含的挥发油还有显著降低血压的作用。

[药用功效] 水蓼具有散瘀止痛、消炎止痢、祛风利湿、解毒杀虫等功效,适用于痢疾、腹泻、腹痛、食滞、疳积、风湿痛、子宫功能性出血等病症。外用可治疗湿疹、顽癣、跌打损伤、蛇犬咬伤、脚气肿痛。

传统验方

关节痛 水蓼30克,白术、茯苓、三七各12克,用水煎服,早晚各1次。

腹泻,腹痛,疳积 水蓼30克,白术、黄连各20克,郁金12克,元胡9克,用水煎服,早晚各1次。

蛇虫咬伤 水蓼绞汁,每日早晚各服1次,每次5毫升。

湿疹瘙痒,荨麻疹 水蓼全草30克,水煎外洗。

跌打损伤,血肿疼痛 水蓼鲜叶、鲜韭菜各等份,捣烂,酌加黄酒捣匀,敷患处,包扎。

疔疮初起 水蓼鲜叶捣烂,敷患处。

毒蛇咬伤 鲜水蓼叶、鲜半边莲各60克,捣烂,稍加黄酒或冷开水捣汁服。药渣敷伤口周围及肿处。

咽喉肿痛,牙痛 水蓼鲜全草120克,用水煎汤,频频含漱。

脚癣 鲜水蓼100克,切碎,加水150毫升,煎30~40分钟,过滤,滤液加适量苯甲酸防腐剂,贮瓶备用。每天用药液涂患处2次。

阿米巴痢疾 水蓼全草9克,白花蛇舌草、仙鹤草各15克,用水煎服,每日1剂。

养生食谱

凉拌水蓼叶

［原料］水蓼嫩叶 300 克,精盐、味精、酱油、蒜泥、麻油各适量。

［做法］将水蓼嫩叶择洗干净,入沸水锅中焯一下,捞出洗净,挤干水分,切段后放入盘内,加入精盐、味精、酱油、蒜泥、麻油,拌匀即成。

［功效］润肠止泻。

尖椒水蓼

［原料］水蓼嫩苗 200 克,尖椒 150 克,精盐、味精、植物油、清汤、葱、姜末各适量。

［做法］将水蓼嫩苗择洗干净,在沸水锅中焯一下,用水透涮两次,切成段。尖椒去籽切丝。炒锅加油,烧热后投入尖椒丝,煸炒出香味时,再投入葱、姜末、水蓼,加入精盐、味精及清汤,炒至入味出锅即成。

［功效］解毒杀虫。

食用禁忌

一次食用量不宜过大。

水葫芦

水葫芦,又名水浮莲、凤眼莲,为雨久花科凤眼莲属多年生水生草本植物。水葫芦须根发达,悬垂水中。株高 30～50 厘米,有短缩茎。基部丛生叶片,叶卵形至肾圆形,光滑,叶柄膨大成葫芦形气囊,使植株浮于水面。在浅水处,根扎入土中时,叶柄无气囊。花茎单生,短穗状花序,有花 6～12 朵,花被 6 枚,两轮,紫蓝色,上面的一枚花被较大,中央有鲜黄色斑点,花期夏、秋。蒴果卵形,包藏于宿存的花被中。

原产于南美,我国南北各地均有栽培。喜生于温暖向阳和富含有机质的静水中,不耐寒。

[野菜性味] 味淡,性凉。

[营养成分] 水葫芦每 100 克鲜品含蛋白质 1.1 克、脂肪 0.7 克、纤维素 1.4 克、钙 30 毫克、磷 80 毫克,还含有多种维生素。

[采用方法] 食用　嫩叶、叶柄可食。其食用方法很多,可炒食、烧食,亦可做汤。

养生食谱

炒水葫芦

[原料] 水葫芦嫩叶 400 克,葱花、精盐、味精、植物油各适量。

[做法] 将水葫芦择洗干净,入沸水锅焯一下,捞出洗去苦味,切段。油锅烧热,下葱花煸香,放入水葫芦、精盐炒至入味,点入味精,出锅食用。

[功效] 为风热、湿气、烦热、痈肿等症的食疗保健品。

水葫芦烧豆腐

[原料] 水葫芦嫩叶 300 克,豆腐 200 克,葱花、精盐、味精、猪油各适量。

[做法] 将水葫芦择洗干净,入沸水锅焯一下,捞出洗去苦味,切段。豆腐切小块。油锅烧热,下葱花煸香,放入豆腐、精盐和适量水烧至入味,再加入水葫芦烧至入味,点入味精即成。

[功效] 滋阴润燥,清热解毒。

水葫芦炒肉片

[原料] 水葫芦嫩叶 300 克,猪瘦肉 200 克,葱丝、姜丝、花椒、料酒、白糖、精盐、味精、湿淀粉各适量。

[做法] 将带叶柄的水葫芦择洗干净,切成丝,放入开水中焯一下,捞出控干水分。锅放油烧热,放入花椒、葱丝、姜丝炝锅,然后放入用湿淀粉抓过的肉丝煸炒,再下入水葫芦丝,放入料酒、白糖、精盐、味精翻炒熟,即可出锅。

[功效] 清热利湿,滋阴润燥。

打碗花

打碗花,又名小旋花、大碗花,为旋花科打碗花属多年生草本植物。其根状茎白色,略粗肥,径4~8毫米。茎蔓生、缠绕或匍匐,纤细,茎部分枝。单叶互生,叶柄长,基部叶全缘、近椭圆形。茎上部叶片近三角形或戟形、侧裂片展开,通常2裂,中裂披针形卵状三角形,顶端钝尖,基部叶片呈心形。花单生,花梗较叶柄长,两片苞片,近卵圆形,绿色。花冠漏斗状,淡红白色,花期5~8月。蒴果卵圆形,光滑无毛,种子黑褐色,果期8~10月。

全国大部分地区均有分布,生长在耕地旁、荒地、路旁、溪边、湖边等潮湿地。

[野菜性味] 味微甘、淡,性平。

[营养成分] 每100克打碗花嫩茎叶中含有脂肪9克,糖类5克,膳食纤维3.1克,钙422毫克,磷40毫克,铁10.1毫克,胡萝卜素5.28毫克,烟酸2毫克,维生素B_1 0.02毫克,维生素B_2 0.59毫克,维生素C 54毫克,锰26微克,锌27微克。

[采用方法] 食用 4~5月份采摘嫩茎叶,沸水焯后可炒肉、炒鸡蛋、炖肉、做汤。根茎亦可食用,可于秋后到清明时将根状茎挖出,洗去泥土杂质,煮食或炒食,还可酿酒或制饴糖。

药用 全草入药,水煎冲服与研泥抹敷均可。

[保健功效] 调经活血,滋阴补虚,健脾益气。

[药用功效] 打碗花内服可治脾虚消化不良、白带多、月经不调、尿血、小儿疳积、小便频数、淋病、咯血、鼻出血、腰膝酸痛、咳嗽等症。

传统验方

月经不调,白带过多 打碗花、艾叶各30克,吴茱萸、白芍、黄芪各20

克,官桂 15 克,研粉末制成丸,每丸 3 克,每日 3 次,每次 1 丸。

消化不良 打碗花 10 克,党参 9 克,白术、刺五加各 12 克,焦三仙 15 克,用水煎服,早、晚各 1 次。

小儿疳积 打碗花 20 克,水煎当茶饮。

肺虚咳嗽,咯血,鼻出血 打碗花 30 克,生地黄 9 克,麦冬、沙参各 15 克,玄参、贝母各 12 克,丹皮 6 克,用水煎服,早、晚各 1 次。

小便不利 打碗花全草 30 克,冬瓜皮 20 克,用水煎服。

糖尿病 打碗花 15 克,玉米须 10 克,用水冲服。

高血压 打碗花全草 50 克,用水煎服。

牙痛 打碗花(鲜花)0.9 克,白胡椒 0.9 克。将鲜打碗花捣烂,白胡椒研成细粉,两药混匀,塞入龋齿蛀孔;风火牙痛放在痛牙处,上下牙咬紧,几分钟后取出漱口,一次不愈,可再使用一次。

养生食谱
打碗花炒鸡蛋

[原料] 打碗花嫩茎叶 100 克,鸡蛋 5 个,葱末 15 克,姜末 10 克,猪油 75 克,精盐、味精、料酒各适量。

[做法] 将打碗花嫩茎叶择洗干净,入沸水锅中焯一下,捞出洗净,沥干水分,切成碎末放碗内,打入鸡蛋,加葱末、姜末、精盐、味精、料酒搅匀。炒锅放火上,下入猪油,油热时下入鸡蛋液,炒成块,出锅放盘内。

[功效] 色泽黄绿,清香质嫩,营养丰富。

凉拌三色

[原料] 鲜打碗花苗 150 克,绿豆芽 100 克,胡萝卜 50 克,蒜、姜泥 20 克,香醋 30 毫升,香油 15 毫升,精盐、味精、料酒各适量。

[做法] 将打碗花苗择洗干净,切成段;绿豆芽择洗干净;胡萝卜洗净切丝,分别放沸水锅内焯透,捞出沥干水分,共放盆内。将精盐、味精、料酒、香醋、香油同蒜姜泥共调成酸辣汁,放入盆内,调拌均匀即可盛盘食用。

[功效] 此菜三色,味酸辣,清香爽口。

麻辣打碗花苗

[原料] 打碗花苗 250 克,葱花 20 克,姜末 10 克,红辣椒 2 个,麻辣油

7毫升,精盐、味精、料酒、香醋、香油各适量。

[做法] 将打碗花苗去杂洗净,切段,放沸水锅内焯透,捞入凉水中过凉,挤干水分放盆内。炒锅加香油,油热时放入葱花、姜末、红辣椒(切丝),煸炒出香味,倒入菜盆内,再加入精盐、味精、料酒、香醋、麻辣油、香油调拌均匀,装盘食用。

[功效] 菜嫩色绿,麻辣清香,味美爽口。

食用禁忌

脾虚便溏者不宜多食。

车前草

车前草,又名车前菜、当道、牛遗、牛舌草、车轮菜、蛤蟆草、猪耳草、车轱辘菜等,为车前科车前属多年生草本植物。株高10～20厘米。根状茎粗短,有须根。叶基生或莲座状,叶片椭圆形、宽椭圆形或具疏短柔毛,有5～7条弧形脉;叶柄长2～10厘米,基部扩大成鞘。花序数个,自叶丛中生出,直立或斜上,高20～30厘米,被短柔毛;穗状花序,密生小花;苞片三角形,背面突起;花冠筒状,膜质,淡绿色,先端四裂,裂片外卷。花期7～8月。蒴果椭圆形,有毛,盖裂。果期9～10月。

原产于亚洲东部,我国各地均有分布,以江西、安徽、江苏的产量较多。生于田野、路旁、花圃、池塘、河边、山谷等处。

[野菜性味] 味甘,性寒。

[营养成分] 车前草每100克嫩叶芽含有膳食纤维3.3克,糖类1克,蛋白质4克,脂肪1克,钙309毫克,磷175毫克,铁25.3毫克,胡萝卜素5.85毫克,维生素B_2 0.09毫克,维生素B_5(泛酸)0.25毫克,维生素C 23毫克。此外,还含有胆碱、钾盐、柠檬酸、草酸、桃叶珊瑚苷、车前苷、胆碱等

成分。

[采用方法] 食用　每年 4~5 月份采摘嫩茎叶或幼苗,先用开水烫软,再用水泡几小时后捞出,凉拌、炒食、做馅、做汤或与面蒸食。

药用　车前草叶、籽俱入药。车前子为其所结种子,秋季采收。

[保健功效] 现代药理研究表明,车前草及车前子不仅有显著的利尿作用,而且具有明显的祛痰、抗菌、降压效果,还有抗肿瘤作用。车前草及车前子中的车前苷能使呼吸加深,可治疗肺热咳嗽、痰多等病症。车前草、车前子中所含的腺嘌呤的磷酸盐有刺激白细胞增生的作用,可用于防治各种原因引起的白细胞减少症。其所含琉璃酸对金黄色葡萄球菌、卡他球菌及绿脓杆菌、变形杆菌、痢疾杆菌有抑制作用,同时还有抑制胃液分泌和抗溃疡作用。

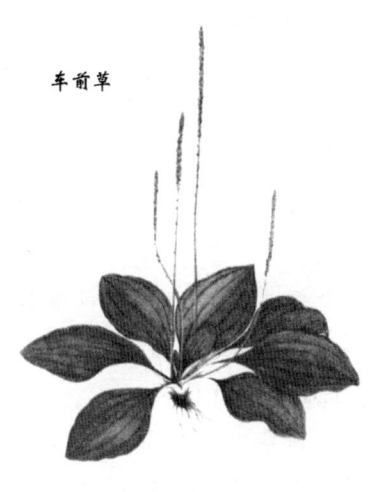

车前草

[药用功效] 车前草具有利水通淋、清热明目、清肺化痰、凉血止血的功效,适用于小便不利、暑热泄泻、目红肿痛、血热出血等症。

传统验方

慢性肾盂肾炎　车前草 30 克,柴胡、黄芩、金银花、蒲公英、滑石各 15 克,生地黄、续断各 12 克,枳实、当归各 9 克,生甘草 3 克,用水煎服。

慢性肝炎　鲜车前叶 30 克,鲜芹菜 100 克,萝卜 100 克,共洗净切碎捣汁,加蜂蜜炖服,每日 1 剂。

慢性气管炎　车前草 30 克,加适量水煎成 100 毫升,每日服 30 毫升,3~4 天为一疗程。

慢性支气管炎　车前草、杏仁、桑白皮各 15 克,用水煎服。

感冒　车前草、陈皮各 20 克,水煎热服。

尿血、尿道炎　车前草、地骨皮、墨旱莲各 15 克,用水煎服。

小便不通　鲜车前草洗净捣烂,取汁1小杯,加蜜适量调服。

高血压　车前草、鱼腥草各50克,用水煎服。

痢疾,肠炎　①车前草、马齿苋、铁苋菜、水蓼草各等份,洗净捣烂取汁,每次20~30毫升,或用水煎服。每日2~3次。②鲜车前草60克,鸡蛋1个,炒熟食用。

频繁遗精　车前叶50克,杜仲15~20克,猪肾1个去筋膜切片。先将车前叶、杜仲共煎汤去渣,再同猪肾煮熟,调味服之,每日1剂,连服5日为一疗程。

风热目暗涩痛　车前子、黄连各30克,研为末,饭后温酒服3克,每日2次。

风热型青光眼　车前草10克,红枣10枚,细辛1.5克,羚羊角粉0.5克。前二味先煎,然后下入细辛再煎,去渣取汁,送服羚羊角粉。每日1剂,连服5~6日。

胆囊炎　①车前草30克,竹叶3克,鲤鱼1条,水煮,喝汤吃鱼,每日1次。②车前子10克,白芥子30克(炒黄),鸡内金30克,共研末,每服2~3克,每日2~3次。

烫伤　车前草、红薯叶各适量,洗净焙干研为细末,入米酒和匀,涂擦于患处,每日数次,连续7~10日。

养生食谱

车前草炖猪小肚

[原料] 鲜车前草90克,猪小肚200克,精盐、味精、胡椒粉、葱、姜、料酒、肉汤各适量。

[做法] 将车前草择洗干净。猪小肚用精盐多揉几次,再用水洗后,下沸水中氽透,用水洗去异味。煮锅内放入猪小肚、车前草、精盐、味精、胡椒粉、姜、葱、料酒、肉汤,加入适量水,炖至熟烂,食肚片喝汤。

[功效] 清热利湿,利尿通淋。

车前竹叶甘草汤

[原料] 车前叶100克,淡竹叶12克,甘草10克,冰糖适量。

［做法］将车前叶、淡竹叶、甘草水煎去渣后,加入冰糖稍炖。

［功效］甘甜清鲜,消炎利尿。

车前茶

［原料］鲜车前草 200 克,蜂蜜 30 毫升。

［做法］将车前草清洗干净,晾干,捣烂取汁约 100 毫升,调入蜂蜜,1 次饮完。

［功效］甘甜可口,利水退肿,祛痰止咳,清热明目。

食用禁忌

肾气虚脱、脾胃虚寒者不宜食用。

小根蒜

小根蒜,又名山蒜、野葱、泽蒜、苦蒜,为百合科葱蒜属多年生草本植物。小根蒜地下鳞茎白色,直径 1~2 厘米,外皮灰黑色。叶细长呈管状,微有棱,具叶鞘,叶 3~5 枚,叶片长 15~30 厘米。夏季抽生花茎,顶生伞形花序,半球形或球形,密生紫黑色小球芽,又杂生少数的花,花小,淡紫色。

广布于我国的华北、华东、华中及西南地区。喜阴湿的环境,在原野、山坡、树林下、丘陵、山谷和草丛中生长较好。

［营养成分］小根蒜每 100 克可食部分含蛋白质 3.4 克,脂肪 0.4 克,糖类 25 克,钙 100 毫克,磷 53 毫克,铁 4.6 毫克,胡萝卜素 0.09 毫克,维生素 B_1 0.08 毫克,维生素 B_2 0.14 毫克,烟酸 1.0 毫克,维生素 C 36 毫克。

［采用方法］食用　小根蒜于春、秋、冬均可采收,除根外均可食用。其用法同葱、蒜,可做菜肴的调味品,或直接做菜食用。

药用　北方多于春季、南方多在夏秋间采收,连根挖起,除去茎叶及须根洗净,用沸水煮透,晒干或烘干。

［保健功效］滋阴润燥,补充营养。

［药用功效］小根蒜中药处方用名薤白、薤白头,即小根蒜或薤的地下鳞茎。具有理气、宽胸、通阳、散结之功效,治胸痹心痛彻背、脘痞不舒、干呕、泻痢后重、疮疖等症。

传统验方

蛇毒虫咬,湿疹　小根蒜50克,捣成汁外用,涂于患处,可解患毒。

妇女血瘀,温中下气　常服小根蒜,或制作菜肴时用其做调料服用。

心绞痛　薤白9克,瓜蒌18克,丹参18克,片姜黄6克,桂枝6克,五灵脂9克,桃仁12克,红花16克,远志6克,沉香末3克(分2次冲),水煎,分2次服。

肠胃气滞,泻痢后重　薤白9克,柴胡9克,白芍12克,枳实6克,甘草3克,用水煎服。

赤白痢下　薤白1把,切碎,煮粥食用。

咽喉肿痛　薤根醋捣,敷肿处。

鼻渊　薤白9克,木瓜花9克,猪鼻管120克,用水煎服。

妊娠胎动,腹内冷痛　薤白50克,当归120克,水5升,煮至2升,分2次服。

养生食谱

小根蒜回锅肉

［原料］小根蒜250克,熟猪后腿肉150克,水发木耳250克,豆瓣酱50克,酱油50毫升,白糖50克,料酒、味精、精盐、植物油各适量。

［做法］将小根蒜洗净,切段。猪肉切成桃叶片。炒锅放油烧至八成热时,投入猪肉煸炒,烧至出油,下入豆瓣酱、酱油、料酒,炒出红油再下入小根蒜、白糖、味精、精盐,小根蒜入味后出锅即成。

［功效］滋阴润燥,行气散结。

小根蒜炒鸡蛋

［原料］小根蒜250克,鸡蛋3个,精盐、味精、植物油、清汤各适量。

［做法］将小根蒜择洗干净,切段。鸡蛋打入碗内调匀。炒锅放油烧

热后投入小根蒜煸炒,加入精盐,炒至入味,倒入鸡蛋液,使其与小根蒜混合成块,再加入精盐、味精及清汤,炒至鸡蛋熟透,出锅即成。

［功效］滋阴润燥,行气散结。

小根蒜炒肉丝

［原料］小根蒜200克,猪瘦肉300克,料酒、精盐、味精、酱油各适量。

［做法］将小根蒜择洗干净,切段。猪瘦肉洗净切丝,放碗内,加入精盐、料酒、味精、酱油稍腌。油锅烧热,倒入猪肉丝煸炒至熟,放入小根蒜炒至入味,出锅即成。

［功效］滋阴润燥,行气散结。

败酱草

败酱草因其用手揉有陈败豆酱气息而得名;为败酱科败酱属多年生草本植物白花败酱、黄花败酱或其近缘植物的带根全草。白花败酱又名胭脂麻。黄花败酱又名野黄花、土龙草、黄花龙牙等。

白花败酱茎直立,株高约100厘米。具倒生的白色粗毛。基生叶丛生,宽卵形或近圆形,边缘具粗锯齿,叶柄长;茎生叶对生,卵形、菱状卵形或窄椭圆形,顶端渐尖,基部楔形下延,有1~2对羽状裂片,两面疏生长柔毛,脉上甚密。花序顶生,聚伞花序,花冠5裂,花白色,瘦果倒卵形。

黄花败酱株高70~150厘米。根状茎粗,横卧或斜生,具须根。茎直立,节间长,上部光滑,下部有倒生粗毛。基生叶大,椭圆形或长卵形,有长柄;茎生叶对生,羽状深裂或全裂,裂片5~7对,披针形,顶裂片较大,边缘具不整齐锯齿,叶面疏生粗毛或近无毛。伞房花序顶生,花黄色,多数,花萼不明显,花冠5裂,内侧生白色长毛。瘦果椭圆形,具三棱。花期7~9月,果期8~10月。

白花败酱多见于东北、华北、华东、华南及西南地区;黄花败酱分布较广,几乎遍布全国各地。它们均喜生于路旁、灌丛、林缘及山坡草地。

[野菜性味] 味苦,性平。

[营养成分] 两种败酱草营养成分接近。白花败酱草每100克鲜叶含蛋白质1.5克,脂肪1.0克,糖类10克,胡萝卜素6.02毫克,维生素B_2 0.16毫克,维生素C 52毫克。

[采用方法] 食用 4~6月采其幼苗或嫩茎叶,用沸水焯一下,换水浸泡去苦味后,可炒食、做馅、和面蒸食或晒成干菜。

药用 于夏季花期采收全株,晒干用。

[保健功效] 滋阴润燥,清热利水。

[药用功效] 有清热解毒、排脓破瘀之功效。治肠痈、下痢、赤白带下、产后瘀滞、腹痛、目赤肿痛、痈肿疥癣等病症。

传统验方

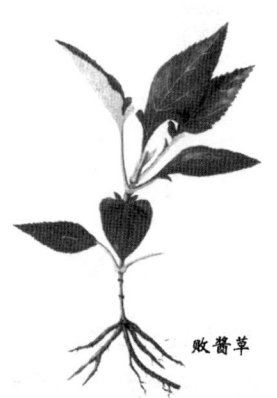

败酱草

阑尾炎 ①败酱草30克,杏仁10克,鸡血藤30克,用水煎服,每日2次。②败酱草50克,蒲公英20克,紫花地丁20克,冬瓜仁20克,用水煎服。

腮腺炎 鲜败酱草叶适量,洗净加生石膏15~30克,共捣烂如泥,用鸡蛋清调和,外敷患处。

盆腔炎 ①败酱草30克,红藤30克,用水煎服。②败酱草全株50克,金银花、蒲公英、紫花地丁各20克,水煎去渣,每日分2次服用。

黄疸型肝炎 败酱草50克,佛手15克,用水煎服,1次服用,共服1周。

赤白痢疾 ①鲜败酱草60克,冰糖15克,用开水炖服。②鲜败酱草30克,委陵草30克,水煎加红糖调服。

乳腺炎 鲜败酱草、鲜蒲公英各适量,洗净捣烂,外敷患处。

赤眼 败酱草1把,荆芥、草决明、木贼草各6克,白蒺藜5克,用水煎服。

痈疽肿毒 鲜败酱草12克,地瓜酒12毫升,开水适量炖服。将渣捣烂,以蜜调敷患处。

产后腹痛 败酱草30克,山楂30克,水煎加红糖调服。适于瘀滞者。

养生食谱

凉拌败酱草

［原料］败酱草嫩茎叶500克,精盐、味精、酱油、麻油适量。

［做法］将败酱草嫩茎叶择洗干净,入沸水锅焯透,捞出用水洗去苦味,挤干水分,切碎放入盘内,加入精盐、味精、酱油、麻油,拌匀即成。

［功效］清热解毒,排脓破瘀。

败酱草炒肉丝

［原料］败酱草嫩茎叶400克,猪肉250克,料酒、精盐、味精、葱花、姜丝、酱油、植物油各适量。

［做法］将败酱草嫩茎叶择洗干净,入沸水锅内焯一下,捞出用水浸泡去除苦味,挤干水分,切成段。猪肉洗净切丝放碗内,加入料酒、精盐、味精、酱油、葱花、姜丝拌匀腌片刻。油锅烧热,倒入肉丝煸炒至入味,投入败酱草炒至入味,出锅即可。

［功效］清热解毒,滋阴润燥。

炒败酱草

［原料］败酱草嫩叶500克,精盐、味精、葱花、猪油各适量。

［做法］将败酱草嫩叶择洗干净,入沸水锅内焯一下,捞出洗去苦味,挤干水分,切段。油锅烧热,下葱花煸香,投入败酱草煸炒,加入精盐炒至熟而入味,点入味精,出锅即成。

［功效］具有清热利水之功效。

蕨 菜

蕨菜,又名蕨、鳖脚、龙头菜、如意草、如意菜、荒地蕨、松耕蕨、猫爪子、高沙利、山蕨菜、粉蕨、拳头菜等,为凤尾蕨科蕨属多年生草本植物。蕨菜地下根状茎匍匐生长。叶从地下茎长出,新生叶上部卷起,如手掌握物,外有茸毛,叶片展开后为三回羽状复叶。第一回羽片呈卵状三角形,对生;第二回羽片长圆状披针形,羽状分裂,柄极短,小羽片互生,线状长圆形,革质,无毛或仅在背面中脉上有疏毛,细脉羽状分枝,叶缘向内卷曲。初夏,叶里面长着繁殖器官——子囊群,呈赭褐色。子囊内含有大量孢子,子囊成熟破裂,孢子散出。

广布于热带、亚热带、温带地区,我国各地均有分布。野生蕨类适合生长在山地草坡、稀疏阔针混交林或阔叶林间空地及边缘,喜湿而不耐旱。在湿润、腐殖质深厚的地方生长茂盛。适应性较强,在条件较差的地区亦能生长。蕨菜发芽适温为20℃左右,生长适温为17～20℃。

[野菜性味] 味甘,性寒。

[营养成分] 每100克蕨菜干品中,含蛋白质6.6克、脂肪0.9克、粗纤维23.5克、糖类52.2克、灰分5.6克、钾59毫克、磷253毫克、钙851毫克、镁82毫克、铁23.7毫克、锰2.31毫克、锌18.11毫克、铜2.79毫克、硒6.34微克、维生素B_2 0.16毫克、烟酸2.7毫克、维生素C 3毫克。此外,还含18种氨基酸、胆碱、1-茚满酮类化合物、多种蕨素和蕨苷、蕨类酰胺、固酮类物质等。

[采用方法] 食用 蕨菜食用部位为未展开的幼嫩叶芽,于4～6月份采收,用沸水焯1～3分钟后即可炒食或凉拌,也可晒成干菜,吃时再用温水泡发后烹制各种美味菜肴。蕨菜亦可制成腌制品,或加工制成罐头等。现在市场上有蕨菜罐头及软包装袋的成品供人们四季享用。蕨菜吃时应

先浸泡或水洗后再做成菜肴。蕨根含35%~40%的淀粉,可制粉皮、粉条供食用。

药用　全株可入药,秋冬采收,洗净切段晒干。内服可用鲜品15~30克,煎汤;干品6~15克研末。外用可用适量,研末敷。

[保健功效]　蕨菜所含蕨菜素对细菌有抑制作用,能清热解毒、杀菌消炎,可治发热不退、肠风热毒、湿疹、疮疡等。蕨菜的某些有效成分能扩张血管,降低血压;粗纤维能促进胃肠蠕动,下气通便。蕨菜能清肠排毒,止泻利尿,民间常用治泄泻痢疾及小便淋沥不通。蕨菜做成粉皮、粉条食用,能补脾益气,强身健体,增强机体的抗病能力。

[药用功效]　清热利湿、化痰止咳、滑肠降气、健胃安神、解毒敛疮。主治食膈、气膈、肠风热毒、黄疸、白带、泻痢腹痛、风湿痹痛、头昏失眠、发热不退、小便疼痛、高血压、痨嗽咯血、疮疡不敛、湿疹、痔疮等。

传统验方

水肿　蕨菜30克,做汤饮服。

毒蛇咬伤,蜂蜇伤　蕨菜根烧成灰,用香油调和,涂于伤处。

脱肛　蕨菜全草3~6克,煎汤,每日分2次服。

肠风热毒　蕨菜焙干后研为末,每日服6克,每日3次,用米汤送下,数日可愈。

筋骨疼痛　蕨菜25克,木瓜9克,白酒适量,用水煎服。

发烧不退　蕨菜根30克洗净,用水煎服。

风湿性关节炎,大便溏泄　蕨菜15克,用水煎服。

白带　①蕨根、白鸡冠花、白茶花各9克,用水煎服。②鲜蕨根45克,白鸡冠花15克,山茶花9克,猪瘦肉适量,用水煎服。

产后痢疾　新生蕨菜不拘量,阴干为散,每次服0.6克,空心陈米饮下。

肠风热毒,瘦弱干咳,脾虚腹胀,胃气上逆等　鲜蕨菜100克切段,入沸水中稍焯过凉;火腿肉、水发香菇、柿椒、冬笋各50克及生姜15克均切细丝,冬笋丝入沸水中焯熟。炒勺置旺火上,加油烧六成热,一次投入蕨菜、火腿肉丝、香菇丝、冬笋丝、柿椒丝、生姜丝,煸炒出味,加精盐、料酒和清汤炒匀,稍后撒上胡椒粉、味精,淋入湿淀粉和香油拌匀食。

泻痢腹痛 ①蕨粉90~120克,用冷水少许调匀,加红糖,开水冲服。②鲜蕨根、地锦草、车前草各45克,用水煎服。③痢疾,蕨菜(全草)30克,蒜花、黄花根各9克,水煎,加红糖服。④热泻,蕨菜(全草)适量研细,每次6克,加白糖,开水冲服。

肺痨咯血 鲜蕨菜(全草)30克捣蓉,开水冲服。

疮口不敛 蕨菜(全草)、煅石膏、海螺壳、地衣各适量,研细,香油调搽患处。

食膈,气膈,肠风热毒等 蕨菜450克用水浸后切段,入沸水中略焯过凉,控水,入小盆中,加豆腐丝50克,再入准备好的蒜末5克,加调料拌匀食用。

食膈,肠风热毒,瘦弱干咳,腰膝酸软等 鲜蕨菜200克去掉叶柄上的茸毛和未展开的叶苞,入光叶柄至沸水锅内焯一段时间后捞出切段。猪里脊肉150克,切丝。锅烧热,加肉丝煸炒至水干,烹酱油,入葱花、姜末各10克煸熟,再加料酒略煸炒,投蕨菜炒至入味,调味精可食。

高血压,头昏失眠 蕨菜15克,用水煎服;或用油盐炒熟当菜吃。

虚劳羸瘦,胃呆食少,体倦,肠风热毒,咳嗽有痰 鲜蕨菜100克切末,鸡脯肉、虾仁各25克斩蓉,鲜蘑菇30克切丁。以上各物入碗内,入葱花、姜末各20克,加精盐、味精、花椒油、麻油拌成馅。鸡蛋4个磕入碗,入湿淀粉调匀,用手匀摊成12个小圆皮,并剩下些鸡蛋糊。把蛋皮从中间一切两半,放上馅卷成卷,蘸上面粉后,再蘸上剩下的鸡蛋糊,最后蘸上面包渣(200克)。锅内放油烧至五成热,将卷下锅炸成金黄色,捞出沥油即可食用。

湿疹 用水洒患处,以蕨粉撒上,或以甘油调搽。

养生食谱

肉丝豆干蕨菜

[原料] 鲜蕨菜150克,熟猪肉丝50克,豆干丝50克,精盐、味精、酱

油、麻油各适量。

[做法]将鲜蕨菜去掉叶柄上的茸毛和未展开的叶苞,入沸水锅中焯一段时间捞出,洗净后切成细丝装盘,放上肉丝、豆干丝,加入精盐、味精、酱油、麻油,拌匀即成。

[功效]清热利湿,化痰止咳,是肠风热毒、瘦弱干咳患者的食疗佳品。

蕨菜烧牛肉

[原料]鲜蕨菜500克,熟牛肉150克,泡辣椒3~5个,葱1棵,酱油、味精、精盐、植物油各适量。

[做法]将蕨菜择洗干净,入沸水锅中焯一下,捞出用凉水浸泡10分钟,切成4厘米长的段。泡辣椒剪成0.5厘米长的节,去籽洗净。将蕨菜五六段码在一起,用泡辣椒节套成捆,清炒后呈放射状码入大平盘内。熟牛肉切成一字块,葱切成4厘米长的段。将牛肉烧成葱油口味出锅,装入码好蕨菜捆的大平盘中央即成。

[功效]具有滋阴补虚之功效。

炝炒蕨菜

[原料]蕨菜500克,水发木耳25克,干辣椒3个,清汤25毫升,植物油50毫升,葱、姜、精盐、味精各适量。

[做法]将蕨菜择洗干净,在沸水锅内焯一下,捞出控干水分,然后于四五成热的油锅中过一下。辣椒切成节。炒锅留热油50毫升,用辣椒节炸锅,随即将蕨菜和调料下入快速翻炒,烹入清汤,出锅即成。

[功效]具有开胃、理气、化痰之功效。

食用禁忌

蕨菜性味寒凉,脾胃虚寒者慎用。蕨菜不可食用太多,其所含硫胺酶等对人体的整个造血系统有害,能抑制红细胞的生成,抑制红细胞对铁的摄取,减少白细胞和血小板数目。

鸭儿芹

鸭儿芹,又名野蜀葵、三叶芹、鸭脚板草等,为伞形科鸭儿芹属多年生草本植物。株高30～90厘米,全体无毛,有香气。根状茎很短,根细长密生。茎直立,呈叉式分枝。叶互生,三出复叶,小叶无柄,菱状倒卵形,边缘有锯齿。复伞形花序,呈圆锥状、疏松、早落。花白色,有时淡紫色,花梗细、直立。花期4～5月。双悬果长椭圆形。

分布于我国长江以南各地。喜湿,生于水边、低山林边、沟边、田边湿地及沼泽地带,干燥阳坡上很少见。

[野菜性味] 味苦,性辛。

[营养成分] 鸭儿芹每100克嫩茎叶含蛋白质2.7克,脂肪0.5克,糖类9.0克,纤维素2.2克,钙338毫克,磷46毫克,铁20.1毫克,胡萝卜素7.85毫克,维生素B_1 0.06毫克,维生素B_2 0.26毫克,烟酸0.7毫克,维生素C 33毫克。

[采用方法] 食用　春季采摘嫩茎叶食用。可凉拌、素炒,可与猪肉、牛肉同炒,亦可做粥、汤、羹。其质地柔嫩,味道鲜美,营养丰富。

药用　全株入药,内服煎汤,外敷研末。

[保健功效] 活血杀菌,补充营养。

[药用功效] 鸭儿芹全草含有鸭儿烯、开加烯、开加醇等挥发油,具清热解毒、活血化瘀、止痛止痒之功效。主治感冒咳嗽、风火牙痛、肺炎、跌打损伤等症。

传统验方

小儿肺炎　鸭儿芹15克,马兰12克,用水煎服。

疮毒　鸭儿芹、马兰、东风菜、莴苣各适量,用水煎服。

流行性脑脊髓膜炎　①鸭儿芹 50 克,忍冬藤 60 克,用水煎服。②鸭儿芹 15 克,瓜子金 9 克,金银花藤 60 克,用水煎服。

带状疱疹　鸭儿芹、桉叶、匍匐堇各 30 克,酢浆草 60 克,研为细末,醋调敷。

皮肤瘙痒　①鸭儿芹适量煎水洗。②鸭儿芹 15 克,防风 12 克,用水煎服。

黄水疮　鸭儿芹、香黄藤叶、金银花叶、丹参、闹羊花各等份,共研细末,用连钱草、三白草鲜品捣烂绞汁,调涂于患处。

肺炎,肺脓肿　鸭儿芹、百合、双花各 12 克,生地黄 6 克,玄参、知母、川贝、桔梗各 9 克,用水煎服,每日 2 次。

气虚水肿　鸭儿芹 15 克,百合 12 克,生地黄、熟地黄各 6 克,泽泻、茯苓、沙参各 9 克,用水煎服,每日 2 次。

养生食谱

凉拌鸭儿芹

[原料] 鸭儿芹 250 克,精盐、味精、蒜瓣、醋、麻油各适量。

[做法] 将鸭儿芹择洗干净,入沸水锅中焯透捞出,切成段放入盘中。将蒜瓣捣成蒜泥,加入味精、精盐、醋、麻油拌匀,盛入盘中即成。

[功效] 有杀菌、消炎、活血、消肿之功效。

炒鸭儿芹

[原料] 鸭儿芹 500 克,精盐、味精、葱花、植物油各适量。

[做法] 将鸭儿芹择洗干净,入沸水锅焯一下,捞出洗净,切段。锅烧热加植物油,油热后下入葱花煸香,投入鸭儿芹煸炒几下,加入精盐,炒至入味,撒入味精即成。

[功效] 具有消炎、解毒、活血、消肿之功效。

鸭儿芹烧豆腐

[原料] 鸭儿芹 300 克,豆腐 200 克,精盐、味精、葱花、植物油各适量。

[做法] 将鸭儿芹择洗干净,入沸水锅焯一下,捞出洗净,切段。豆腐切成小块。锅烧热加植物油,油热后下葱花煸香,放入豆腐、鸭儿芹、精盐,

炒至入味，撒入味精即成。

［功效］具有杀菌、消炎、活血、消肿之功效。

鸭舌草

鸭舌草,又名水锦葵、猪耳草、鸭嘴菜、肥猪草等,为雨久花科雨久花属多年生草本植物。鸭舌草地下茎短,茎直立或斜向上,有分枝,高40厘米左右,全株光滑。叶片卵形至卵状披针形,先端渐尖,基部圆形或浅心形。叶柄极长,中下部鞘状,中部常膨大。总状花序从叶鞘膨大部分抽出,有花3～6朵,花梗初直立,后下弯,花为蓝色并略带红色。秋季开花。蒴果长卵形,基部有一轮宿存花被,先端有短喙。

广布于我国西南、华东、中南及河北、陕西、甘肃等地。多生于稻田、池边、水田、水沟的浅水中。

［野菜性味］味甘,性凉。

［营养成分］每100克鸭舌草可食部分含蛋白质0.6克,脂肪0.1克,胡萝卜素6.17毫克,维生素C 78毫克,维生素B_2 0.44毫克,烟酸0.6毫克,钙40.0毫克,磷80.0毫克。

［采用方法］食用　于春、夏季节采摘嫩茎叶,开水烫后,单炒或配肉或配其他菜一起炒食;或开水氽后,加调味品凉拌。

药用　内服煎汤,外敷捣烂。

［保健功效］对金黄色葡萄球菌、链球菌、大肠埃希菌、白色葡萄球菌均有抑制作用。

［药用功效］鸭舌草具有清热解毒之功效,可用来治疗肠炎、痢疾、咽喉肿痛、牙龈脓肿、急性扁桃体炎等。外用可治蛇虫咬伤、疮疖等。

传统验方

慢性气管炎　①鸭舌草全草30克,加水煮沸15分钟后加入蜂蜜9～

15毫升,再煮沸5分钟,为1次量,日服2次,连服30天。②鸭舌草20克,桔梗、百部、桑白皮各9克,前胡、白芥子各6克,用水煎服,每日2次。

肠炎,痢疾　鸭舌草30克,白术9克,赤石脂9克,五倍子6克,莲子肉12克,用水煎服,日服2次。

咽喉肿痛,齿龈脓肿　鸭舌草15克,煮水当茶饮。

养生食谱

清炒鸭舌草

[原料]鸭舌草嫩茎叶350克,精盐、味精、葱花、猪油各适量。

[做法]将鸭舌草择洗干净,入沸水锅中焯一下,捞出投凉,切段。锅放油,油热后下葱花煸出香味,投入鸭舌草、精盐,炒至入味,点入味精即成。

[功效]具有清热解毒之功效,适用于痢疾、肠炎、丹毒、疔疮等症。

鸭舌草炖猪肘肉

[原料]鸭舌草嫩茎叶200克,猪肘肉200克,精盐、味精、酱油、料酒、葱段、姜块各适量。

[做法]将鸭舌草择洗干净。猪肘肉洗净切块。锅内加适量水,放入猪肘肉煮沸,撇去浮沫,加入葱段、姜块、料酒、精盐、酱油,炖至肉熟透,投入鸭舌草,炖至入味,点入味精即成。

[功效]具有清热解毒、滋阴润燥之功效,为吐血、虚弱干咳、体虚乏力、疔疮、丹毒、便秘等症患者的食疗菜肴。

豆　槐

豆槐,又名槐树、白槐、细叶槐、金药树等,为豆科槐属落叶乔木。高达25米,树皮深灰色,粗糙纵裂。枝棕色,幼时绿色。单数羽状复叶,互生,卵状长圆形或卵状披针形。圆锥花序顶生,花乳白色,花冠蝶形,花期4~5月。荚果有节,呈连珠状。种子1~6粒,肾形。果期6~7月。

我国大部分地区都有分布,多生于山坡、平原或植于庭园。

[野菜性味] 味苦,性微寒。

[营养成分] 每100克鲜槐花含蛋白质3.1克,脂肪0.7克,糖类15克,纤维素2.2克,钙83毫克,磷69毫克,铁3.6毫克,胡萝卜素0.04毫克,维生素B_1 0.04毫克,烟酸6.6毫克,维生素C 66毫克。

[采用方法] 食用 花未开时,采其花蕾,含芸香苷,其味芳香,可泡开水当茶饮,亦可用槐米煮粥,清香爽口。槐花可制糕饼和烹菜肴食用,是营养保健佳品。其嫩叶可食,古人食槐常采槐的嫩叶,焯熟后用冷水浸泡、淘洗,除去涩味,再拌以姜、葱等调味品,当菜食用。

药用 槐以花、叶、果实(槐角)、树脂(槐胶)、根皮及树皮(槐白皮)、根、枝入药。

[保健功效] 豆槐花蕾含芦丁14%,并含桦木素及槐二醇。花含芦丁比花蕾少。芦丁能增强毛细血管抵抗力,改善血管壁脆性,防止脑出血。糖尿病及肾炎患者服用之后可预防视网膜出血或毛细血管脆弱而导致的顽固性出血。

[药用功效] 槐角为槐树的果实,冬至前后成熟时采收,晒干生用或炒炭用。性味苦、寒。槐角能加快血液凝固的速度,减低血管壁的渗透性,有止血作用,对肠出血、痔疮出血、膀胱出血等有治疗作用。

槐枝能治崩漏带下、心痛、目赤、痔疮、疥疮等症。槐根用于治疗痔疮、喉痹、蛔虫病等。槐叶则可治疗肠风、溲血、痔疮、湿疹等。槐胶治肝藏风、筋脉抽掣及急风口噤或四肢不收、顽痹,或破伤风、腰脊强硬等。

传统验方

痔疮出血 槐花、侧柏叶、地榆各9克,用水煎服。

牙齿疼痛 槐皮、荆芥穗各15克,精盐少许,煎汤,趁热含漱,稍凉则吐,重复数遍。

月经过多 陈槐花10克,地榆、当归各10克,加水500毫升,煎至150

毫升,分2次服。

鼻出血　槐花、乌贼鱼骨各10克,半生炒,研为细末,取少许吹入鼻中。

小便尿血　槐花60克,郁金60克,研为末,每服6克,淡豉汤送服。

感冒鼻塞　鲜槐叶30克,洋葱10克,淡豆豉9克,加水450毫升,煎至150毫升,分2次服。

颈淋巴腺结核　槐米60克,糯米30克,炒黄研末,每天空腹食10克。

烫伤　槐角烧存性,研为细末,用麻油调敷患处。

慢性湿疹　鲜槐叶适量捣烂如泥,洗净患部,将槐叶泥敷于患处,每日换药1次。

眼热目暗　槐子60克,黄连60克,捣烂烘干,炼成蜜丸如桐子大,饭后食20粒,每日3次。

养生食谱

槐花炸大虾

[原料]　鲜嫩槐花160克,大虾肉500克,鸡蛋3个,精盐、白糖、料酒、味精、猪油、葱、姜、椒盐、面粉、面肥各适量。

[做法]　将大虾肉从中间下刀片成两片,去掉背上黑线,洗净控去水分。葱切段,姜切片,鸡蛋去黄留清。将槐花洗净,挤去水分,放入盆内加少许精盐、味精、料酒腌上。将面粉、面肥、鸡蛋清、精盐用水调匀,加猪油调成蛋清糊。将片好的虾肉用精盐、料酒、白糖、味精、葱段、姜片拌匀腌上。锅烧热,放入猪油适量,油三四成热时,把腌入味的虾裹上蛋清糊,入锅炸至糊透虾熟,外面呈金黄色时捞入盘内。将鲜槐花裹上蛋清糊,放入油锅炸熟,捞出沥油,整齐地围在虾的周围即成。在盘子边上放椒盐蘸食。

[功效]　色金黄,花香,酥脆嫩鲜。

槐花芝麻肉饼

[原料]　鲜嫩槐花500克,干淀粉250克,豆腐150克,猪肉100克,精盐、味精、鸡蛋、葱末、姜末、熟芝麻、植物油各适量。

[做法]　将槐花洗净,沥干水分,切成碎末。猪肉洗净剁成碎末,连同

豆腐放在盆内,加入葱末、姜末、味精、精盐、鸡蛋、干淀粉调成馅。芝麻淘洗干净后炒熟,再将槐花馅挤成丸子沾上一层芝麻,按成圆饼。炒锅烧热,放入植物油,烧至六成热时,将槐花圆饼逐个投入油锅,炸至金黄色捞出,沥去油放于盘内即成。

[功效] 色泽金黄,酥脆鲜香,具有滋阴益肾、清肝明目、凉血止血之功效。

槐花包子

[原料] 鲜嫩槐花1000克,面粉1000克,猪肉500克,骨头汤700毫升,酱油350毫升,香油150毫升,葱花100克,面肥125克,面碱适量,糯米粉少许。

[做法] 将槐花和猪肉分别洗净,剁成碎末。肉末放入盆内,分3次加入酱油,每次均要拌匀,再加入糯米粉,拌开后倒入骨头汤,放入槐花碎末、葱花、香油,搅拌均匀成馅。面发好后,加面碱揉匀,稍醒。将面团揪成30克一个的面剂,擀成圆皮,包上25克重的馅,直接放入笼屉内。蒸笼上气后,小屉上锅,旺火蒸10分钟左右即成。

[功效] 包子馅满、汤多、味鲜、松软香滑,为营养滋补之食品,可防治诸多出血症。

炸槐花

[原料] 鲜槐花150克,熟土豆泥250克,京糕50克,芝麻50克,鸡蛋1个,植物油500毫升,面粉50克,精盐、味精、胡椒粉、番茄酱各适量。

[做法] 将槐花择洗干净,用开水焯一下捞出,挤干水分,剁碎放入盆中,加精盐、胡椒粉、味精拌匀,再加入土豆泥、面粉,搅拌均匀,搓成条分为50个方剂。京糕切成50个小方丁。将槐花土豆泥方剂逐个按成饼,放上一块京糕丁,包成圆球,滚上芝麻。炒锅放植物油,油烧至五成热时,逐个放入槐花土豆芝麻球,炸黄捞出。待油八成热时,放入复炸一次,至熟捞出控油。食用时每份10个槐花土豆芝麻球,番茄酱随小碟单放。

[功效] 香酥酸甜,花香诱人。

葛

葛,又名野葛、葛藤、葛麻叶、甜葛藤、粉葛藤等,为豆科葛属中形成块根的多年生缠绕藤本植物。葛根系发达,分为吸收根和贮藏块根,吸收根为须根,水平或横向生长,分枝多;贮藏块根肉质,表皮粗糙,黄白色,有皱褶,肉白色。茎一般圆形,绿色,易发生侧蔓,老茎光滑无毛,灰褐色。其藤可长达10米,全株密被黄褐色粗毛。三出复叶,具托叶,宽菱形,侧生小叶偏斜,先端短渐尖,全缘或宽波状,三裂。总状花序,腋生,有节结,萼钟形。花冠突出,紫蓝色,花期4~8月。子房无柄或近无柄。荚果线状,扁平,劲直,膜质,密被红褐色长粗毛。种子卵圆形而扁,赤褐色有光泽。

世界上有20种,分布于亚洲东南部。我国有12种,分布遍及全国各地,多为野生。

[野菜性味] 味甘,性凉。

[营养成分] 葛每100克块根内含蛋白质2.1克、糖类27.1克,营养价值较高。

[采用方法] 食用　葛根可制成葛粉、葛膏、葛冻、葛泥、葛汁、葛晶。由葛粉制成的口服液、葛冻罐头、葛根混合精、葛粉大红肠,深受妇女、儿童和老年人的欢迎。每年初夏的嫩葛花可食用,能制成多种美味可口的菜肴供人们享用。

药用　葛以葛花、葛根(块根)、葛藤茎(葛蔓)、叶(葛叶)、葛谷(种子)入药。葛花于立秋后花未全开时采收,晒干用。

[保健功效] 生津除烦,滋阴祛风,对高血压、动脉硬化等患者改善脑循环有特效,为中老年人预防脑血管硬化及卒中等症的食疗保健佳品。

[药用功效] 葛花味甘、性凉,有解酒、醒脾功效。可治疗伤酒发热烦渴、不思饮食、呕逆吐酸、吐血、肠风下血。

葛根味甘、辛,性凉。含异黄酮成分葛根素、葛根素木糖苷、大豆苷、大豆苷元,并含有β-谷固醇、花生酸及多量淀粉。从葛根中提炼出的异黄酮有增加脑及冠脉血流量、解痉的作用。煎剂或浸膏有降血糖、解热及雌激素样作用。

传统验方

饮酒过量,呕吐头痛　葛花 15 克,白豆蔻 15 克,白术 6 克,干姜 6 克,用水煎服。

酒醉　葛花 9 克,开水冲泡,代茶频饮。

饮酒伤胃,发热烦渴　葛花 30 克,黄连 3 克,滑石 30 克,粉甘草 15 克,共研细末,制成水丸,每次 3 克,开水送服。

吐血、便血　葛花 15 克,白芨 15 克,槐花 15 克,用水煎服。

疹出不透　葛根、连翘、牛蒡子各 6 克,蝉蜕 3 克,用水煎服。

早期突发性耳聋　葛根 9~15 克,甘草 3 克,水煎分服。

外感风热之感冒、咽喉肿痛　葛根 250 克,凉瓜 250 克,两味洗净,切块,用水煎服。每日 1 次,连服 2~3 日。

冠心病心绞痛　葛根 30~60 克,红花 15~30 克,桃仁、郁金各 15 克,用水煎服。每日 2 次,20 日为一疗程。

慢性鼻窦炎,前额痛,鼻塞　粉葛根 12 克,辛夷 3 克,桔梗 6 克,白芷 6 克,用水煎服。

热证烦渴　葛根、知母各 9 克,生石膏 15 克,甘草 3 克,用水煎服。

养生食谱

四喜葛花

[原料] 嫩葛花 400 克,鸡蛋 3 个,干淀粉适量,豆腐 100 克,葱末 50 克,姜末 25 克,五香粉 15 克,精盐、味精、料酒、酱油各适量,鸡油 30 克,香油 20 毫升,鸡汤适量,植物油 750 毫升(实耗 75 毫升)。

[做法] 将葛花去杂洗净,挤干水放盆内,加精盐适量,腌一下,挤去腌水放菜墩上,用刀粗剁几下放盆内。豆腐制成泥,放盆内,加入葱末、姜末、精盐、味精、料酒、五香粉、酱油、鸡油、香油,拌匀,再打入鸡蛋,下入淀粉和

适量鸡汤,搅拌成硬糊状,分为4份,团成4个团子,滚匀干淀粉,再团实团光,放在盘内。炒锅放入植物油,油五成热时将团子下锅,炸成红黄色,捞出摆在海碗内,加入精盐、味精、料酒、鸡汤,上笼屉蒸熟取出,合在汤盘内,余汁滗在锅内,汁沸时勾入小流水芡,调好口味,浇在团子上即成。

［功效］色泽红黄,浓烂而不腻,花香味美。

鸡蛋琉璃葛花

［原料］鲜嫩葛花100克,鸡蛋4个,葱末20克,姜末15克,精盐、味精、料酒各适量,植物油75毫升。

［做法］将葛花去杂洗净,控干水分,放海碗内,加入葱末、姜末,打入鸡蛋,放入精盐、味精、料酒,搅拌上劲。炒锅放火上,下入植物油,油热时将油走匀,倒入鸡蛋液,翻炒成块,出锅盛盘即成。

［功效］蛋花软嫩,鲜香适口。

挂霜葛花饼

［原料］鲜嫩葛花200克,鸡蛋1个,团粉40克,面粉适量,白糖200克,猪油少许,植物油750毫升(实耗100毫升)。

［做法］将葛花去杂洗净,控干水分,剁碎放盆内,打入鸡蛋,加入团粉、面粉搅匀成稠糊,用手挤成红枣大小的丸子,然后按成饼。锅中下入植物油,油热时将葛花饼下入,炸成金黄色,捞出沥油。锅内油清出,下入猪油少许,油热时将油走匀锅底倒出,放入白糖,加水淹住白糖,用锅铲不停地炒搅,见糖化,汁起明发亮,用铲一撩成片时,下入炸好的葛花饼,起锅离火,将锅端到风凉处,用锅铲翻匀,凉透出白霜后,装盘食用。

［功效］形如落霜,外焦里嫩,甜香可口。

榆 钱

榆钱为榆树的翅果,又名榆荚、榆实、榆仁。该树树干直立,枝多开展,形成圆形树冠。株高可达15米。单叶互生,叶片椭圆状或椭圆状披针形,先端渐尖,边缘多具单锯齿,两面无毛,间或脉腋有簇生毛。春季花先叶开放,多数成簇状聚伞花序,生于去年枝的叶腋,花两性,有短梗。果期4～5月。

榆树广布于我国北部,长江以南也广为栽植。为阳性树种。耐寒,耐旱,耐湿,适应性强,在石灰质冲积土及黄土中生长迅速。

[野菜性味] 味微辛,性平。

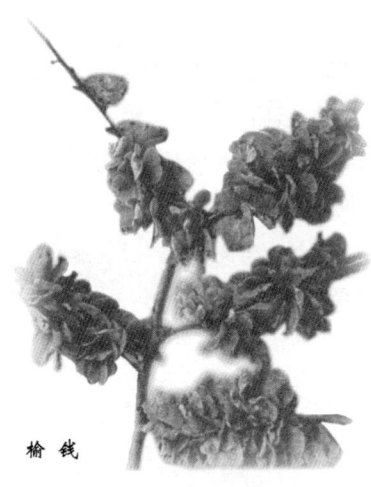

榆钱

[营养成分] 榆钱营养丰富,每100克中含蛋白质4.8克、脂肪0.4克、膳食纤维4.3克、糖类3.3克、钙62毫克、磷104毫克、铁7.9毫克。此外,还含有维生素A 0.73毫克、维生素B_1 0.04毫克、维生素B_2 0.12毫克、烟酸0.9毫克、维生素C 11毫克。

[采用方法] 食用 榆钱生食有甜香味,自古就是应时野蔬。早春三月榆树开花,四月榆钱长大,同时叶芽开始长出嫩叶,此时榆钱呈现绿色,采摘最为适时。烹饪榆钱以鲜食为佳,亦可干制。干制方法是采后择洗干净,放入沸水锅内焯熟,捞出沥水凉凉,倒入筐内或席上,摊开晒干装入塑料袋扎口,于干燥处保存,食用时用开水泡发,再用凉水淘洗两遍即可。榆钱可做主食,亦可烹调多种菜肴,有拌、炝、腌、炒、煎、炸、蒸、煮、做汤、制馅、熬粥

等多种烹饪方法。

药用 春末采绿色未成熟的翅果,晒干生用。

[保健功效] 食之能助消化、安心神、防便秘,还可杀虫。

[药用功效] 具有止咳化痰、消除湿热、利水通淋、祛湿杀虫的功效,适用于神经衰弱、失眠、体虚水肿、白带等症。

传统验方

小儿惊痛,热伤风 榆钱4~9克,用水煎服。

小便不利 榆钱9克,葫芦15克,用水煎服。

失神,神经衰弱,食欲不振 榆钱15克,水煎温服。

妇女带下 榆钱30克,用水煎服。

养生食谱

榆钱蘑菇塌豆腐

[原料] 榆钱10朵,豆腐2块,鸡蛋2个,精盐、味精、料酒、香油、姜汁、猪油、淀粉、植物油、鲜蘑菇各适量。

[做法] 将豆腐在盐水中泡5分钟,洗净,切成长3.5厘米、宽3厘米的薄片,放入盘内,用精盐、料酒、姜汁腌渍,再用牙签扎些小孔,使其入味。将榆钱择洗干净。鸡蛋打入碗内,用筷子搅匀。蘑菇用水浸泡后洗净。炒锅放植物油,油六成热,把腌渍好的豆腐撒上一层淀粉,裹上鸡蛋液,逐片下入油中,炸至金黄色时捞出沥油,去渣后整齐地摆放在盘中。再起锅放入猪油烧至六成热,烹入料酒,鸡汤,放入蘑菇片,用精盐、味精、姜汁调好味,同时将已炸好的豆腐整齐地下入锅中,撒入榆钱,用小火慢煨。待锅内的汤收干时,淋上香油,将豆腐拖入盘内即成。

[功效] 豆腐金黄,榆钱黄绿,软嫩鲜香,有益气和中、润肺止咳之功效。

榆钱炒肉片

[原料] 榆钱20朵,猪肉(肥少瘦多)200克,水发木耳25克,葱片10克,姜末5克,鸡蛋半个,精盐、味精、料酒、酱油、鲜汤、淀粉、植物油各适量。

[做法] 将榆钱、木耳择洗干净。肉洗净切片放碗内,打入鸡蛋半个,

加淀粉少许,拌匀上浆。炒锅放火上,加入植物油,油四成热时下入肉片,用勺搅开,见肉片伸开而发白,捞出沥油。锅内留底油少许,下入葱片、姜末炸出香味,再放入肉片、榆钱、木耳、精盐、酱油、味精、料酒、鲜汤,炒匀后勾入小流水芡,调好味即成。

[功效] 色泽鲜艳,脆嫩鲜香。

荇 菜

荇菜,为荇菜科荇菜属多年生浮生草本植物。茎圆柱形,细长,多分枝,具不定根。叶互生,稍厚,椭圆形或椭圆状卵形,基部深心形,全缘,有的稍呈波状,具叶柄,柄长短变化很大,常漂浮水面。伞形花序腋生,花小,萼片5枚,深裂,花冠黄色,长达2厘米,呈钟状,5裂。花期6～9月。蒴果椭圆形,前端尖锐。

分布于我国华东、西南、华北、东北、西北等地。生于池塘、河边、溪边。喜阳光充足的环境,浅水或不流动的水池,以及肥沃的土壤。

[野菜性味] 味甘、辛,性寒。

[营养成分] 荇菜每100克鲜茎叶含蛋白质1.22克,脂肪0.6克,糖类11.8克,纤维素1.2克,胡萝卜素3.7毫克,维生素C 59毫克,维生素B_2 0.15毫克,烟酸0.46毫克,钙96毫克,磷30毫克,铁3.5毫克。

[采用方法] 食用 春季采摘嫩茎叶,开水烫后炒食,或滚水氽后加调料拌食,和面蒸食或晒干菜。

药用 内服煎汤,外用捣泥。

[保健功效] 常食可润肺和胃,提高排出体内毒素的速度。

[药用功效] 荇菜有发汗透疹、清热利尿、消肿解毒之功效。内服可治感冒发热无汗、麻疹透发不畅、荨麻疹、烦热、消渴、热淋、小便不利、小儿便秘,外用可治疗丹毒痈肿、毒蛇咬伤等病症。

传统验方

感冒发热无汗　荇菜 15 克,防风 9 克,荆芥 9 克,葱白 7 根,水煎,早、晚各服 1 次。

透发麻疹　荇菜 9 克,紫菜 9 克,水煎当茶饮。

小便不畅　荇菜 15 克,酢浆草 10 克,通草 3 克,水煎后服用。

皮肤痈疽、疮疖、毒蛇咬伤　荇菜鲜草捣烂外敷患处。

养生食谱

荇菜炒肉丝

[原料] 荇菜嫩茎 150 克,肉丝 150 克,淀粉、蛋清、精盐、味精、葱、姜、植物油、料酒、酱油各适量。

[做法] 将荇菜择洗干净,切段,入沸水锅中焯一下,捞出浸入凉水中泡 15 分钟,捞出控干水分。将肉丝放碗内,加入蛋清、淀粉拌匀上浆。锅中放油,油热时投入肉丝,炒至散开,烹入料酒、葱、姜、酱油,投入荇菜和精盐,炒至入味即可食用。

[功效] 滋阴润燥,清热利尿。

荇菜烩豆腐

[原料] 荇菜嫩叶 150 克,豆腐 150 克,火腿片 100 克,葱、姜、精盐、味精、胡椒粉、植物油、清汤各适量。

[做法] 将荇菜择洗干净,入沸水锅中焯一下,捞出浸入凉水中泡 20 分钟,捞出控干水分。豆腐切条,在沸水里烫一下。炒锅放油,油热后投入葱、姜,煸炒出香味后投入豆腐条、火腿片、精盐、味精、胡椒粉、清汤,烩至入味,再投入荇菜,开锅后装盘即成。

[功效] 发汗透疹,清热利湿。

蒜蓉荇菜

[原料] 荇菜嫩叶 200 克,蒜蓉、精盐、味精、香油各适量。

[做法] 将荇菜择洗干净,入沸水锅中焯一下,再浸入凉水中泡 30 分钟,捞出挤干水分,切碎装盘,浇上蒜蓉、精盐、味精、香油,拌匀即成。

[功效] 清淡爽口,消肿解毒。

灰 菜

灰菜,又名藜、灰灰菜、灰条菜等,为藜科藜属一年生草本植物。株高50~120厘米。茎直立,圆柱形,具棱和绿色纵条纹,分枝较多。单叶互生,具长柄,菱状卵形,基部楔形,上部渐窄,先端钝或尖,边缘具不整齐的锯齿,有时缺刻状,叶背通常有粉粒,上部叶较小,呈披针形,近全缘。圆锥花序,花两性,黄绿色,花期7~9月。胞果圆球形,果皮有皱纹,种子黑色,光亮。果熟期8~10月。

我国各地均有分布。生于田野、荒郊、草原、河岸、路边及宅院旁。适应性强,对土质要求不严格,在肥沃的地头、田坎生长更旺。

[野菜性味] 味甘,性平,有小毒。

[营养成分] 灰菜每100克嫩茎叶含蛋白质3.5克,脂肪0.8克,糖类6克,粗纤维1.2克,钙209毫克,磷70毫克,铁0.9毫克,胡萝卜素5.36毫克,维生素B_1 0.13毫克,维生素B_2 0.29毫克,烟酸1.4毫克,维生素C 69毫克。每克干品含钾32.1毫克,钙9.2毫克,镁6.1毫克,磷3.07毫克,钠21.57毫克,铁384微克,锰51微克,锌53微克,铜17微克。

[采用方法] 食用 幼苗及嫩茎叶可食。4~5月份采摘高8~10厘米的幼苗和嫩茎叶,沸水焯一下,换清水浸泡半日,炒食、凉拌、做汤。阴干后可贮存。

药用 6~7月份采收,鲜用或晒干用。

[保健功效] 常食可增强人体免疫力。

[药用功效] 灰菜全草含挥发油、齐墩果酸、β-谷固醇。叶含草酸盐,根含甜菜碱、固醇、油脂等,种子含油5.5%~14.9%,花序含阿魏酸、香荚酸。具有祛风解毒、清热利湿、杀虫止痒之功效,可治痢疾、腹泻、湿疮痒疹、毒虫咬伤。

传统验方

白癜风　灰菜500克,捣烂后用香油调膏擦。

痢疾,腹泻　①灰菜500克,加茄泥、麻油、精盐、酱油等拌食。②灰菜全草30~60克,用水煎服。

毒虫咬伤　灰菜茎叶,捣烂外涂。

龋齿　鲜灰菜适量,水煎漱口。

高血压,卒中　灰菜全草阴干,每日15~18克,水煎代茶常饮。

小儿头疮(脂毒)　灰菜干品火烧存性,研细末,麻油调涂。

皮肤湿毒,周身发痒　灰菜全草、野菊花等份,煎汤熏洗。

养生食谱

凉拌灰菜

[原料]灰菜250克,精盐、味精、酱油、蒜泥、麻油各适量。

[做法]将灰菜择洗干净,入沸水锅内焯一下,捞出放入水中多次洗净,挤干水分放入盘内,加入精盐、味精、酱油、麻油、蒜泥,拌匀即成。

[功效]具有清热、利湿、杀虫之功效。

灰菜炒肉丝

[原料]灰菜250克,猪肉100克,精盐、料酒、味精、葱花、酱油、湿淀粉、蛋清、姜末、植物油各适量。

[做法]将灰菜择洗干净,入沸水锅焯一下,捞出用水多次洗净,切成段。猪肉洗净切丝,放碗内,加蛋清、精盐、酱油、味精、湿淀粉、料酒拌匀,上味上浆。锅放油,油热时放入肉丝炒熟,投入灰菜,烹入葱花、姜末、料酒、精盐、酱油、味精,翻炒匀即成。

[功效]具有滋阴润燥、清热利湿之功效。

食用禁忌

大量食用灰菜后,有人会发生过敏现象,即日光性皮炎或皮肤痒感。

麦 冬

麦冬,又名沿阶草、书带草、麦门冬,为百合科沿阶草属多年生草本植物。麦冬株高 15~40 厘米。须根较粗,顶端或中部膨大成纺锤状肉质小块根。地下匍匐茎细长。叶线形,基生成丛,先端尖,革质,深绿色,平行脉明显。花茎自叶丛中抽出,直立,总状花序顶生,花常俯垂,白色或淡紫色。浆果蓝黑色。花期 5~8 月,果期 8~9 月。

原产于我国,分布于广东、广西、福建、浙江、江苏、江西、湖南、湖北、四川、云南、贵州、安徽、河南、陕西南部和河北以南地区。生于海拔 2000 米以下的山坡阴湿处、林下或溪旁。

[野菜性味] 味甘、微苦,性微寒。

[营养成分] 每 100 克麦冬块根含蛋白质 3.3 克,脂肪 0.5 克,糖类 10 克,钙 130 毫克,磷 15 毫克,铁 1.2 毫克,烟酸 1.5 毫克,维生素 C 34 毫克。

[采用方法] 食用 麦冬的食用部位是块根,食用方法很多,可配以肉菜类烧食,亦可做汤、粥、饮料等。

药用 夏季采挖,除去须根,晒干。

[保健功效] 滋养肾肺,常食可增强人体正气和抗病能力,延年益寿。另外,麦冬粉对伤寒杆菌、大肠埃希菌、枯草杆菌、白色葡萄球菌有较强的抗菌作用。

[药用功效] 具有养阴生津、润肺清火之功效。用于肺燥干咳、津伤口渴、心烦失眠、内热消渴、咽喉肿痛、便秘等症。

传统验方

肺胃阴伤,咽燥口渴,苔光舌红或肺痿咳吐涎沫 ①麦冬 15 克,半夏 4.5 克,党参 9 克,甘草 3 克,粳米 15 克,红枣 4 枚,用水煎服。②用麦冬

500 克,天冬 500 克,水熬取液,浓缩成清膏,加白蜜 250 毫升收膏,每次用开水冲服 1~2 匙,每日 3 次,饭前服。

津伤口渴,干咳痰少　麦冬 9 克,沙参 9 克,生地黄 15 克,玉竹 12 克,冰糖 15 克(烊化),用水煎服。

阴虚胃痛　红枣 10 枚,陈皮 6 克,麦冬 15 克,甘草 3 克,用水煎服,每日 1 剂,连服 8~9 日。

阴虚火旺而干咳少痰、痰中带血且色鲜红　百合 20 克,鲜白茅根 30 克,麦冬 10 克,粳米 100 克,冰糖适量。将诸味洗净,先煎麦冬、白茅根,取汁与百合、粳米共煮粥,冰糖调味,每日 2 次。

养生食谱

麦冬黄瓜填肉

[原料] 麦冬 5 克,黄瓜 1 根,猪肉 50 克,精盐、味精、料酒、酱油、葱花、姜丝、白糖、鸡汤各适量。

[做法] 将麦冬洗净,切碎。将猪肉洗净,剁成蓉,碗内加入料酒、精盐、酱油、味精、葱花、姜丝、白糖,再加入麦冬拌匀成馅。将黄瓜洗净,去两头,用筷子将瓤挖净,把拌好的馅填入黄瓜的空心内。锅内放鸡汤,放入黄瓜,加入各种调料,大火烧沸,改为小火烧煮至肉熟,出锅将黄瓜切成段,浇上原汁即成。

[功效] 具有养阴润肺之功效。

蛤蜊麦冬汤

[原料] 蛤蜊 100 克,麦冬 15 克,地骨皮 12 克,小麦 30 克,葱、生姜片、精盐、味精各适量。

[做法] 将麦冬、地骨皮、小麦洗净,用纱布包裹。将蛤蜊肉洗净放锅内,再放入药袋,加水适量,小火煎煮 40 分钟,弃药袋,放入葱、生姜片、精盐、味精,稍煮片刻,去葱、生姜,吃蛤蜊喝汤。

[功效] 适于脑力衰退、遗精盗汗、烦热寐差者食用。

番薯叶

番薯叶为番薯(红薯、地瓜、红苕、白薯)的叶子,有全缘、带齿和深浅不同的缺刻。叶形有心脏形、掌状形、戟形、三角形等。叶脉网状,有绿、紫、浅紫等色。

[野菜性味] 味甘、涩,性微凉。

[营养成分] 每100克番薯嫩叶含蛋白质4.8克,脂肪0.7克,糖类8克,纤维素1.7克,钙170毫克,磷47毫克,铁3.9毫克,胡萝卜素6.74毫克,维生素B_1 0.13毫克,维生素B_2 0.28毫克,烟酸1.4毫克,维生素C 43毫克。

[采用方法] 食用　番薯叶的食用方法很多,既能鲜食又能干制。深秋出番薯前后,将叶子摊在阳光下,晒干收起,用时温水泡开,捞出控水后进行烹制。

[保健功效] 番薯叶中含有丰富的纤维素,能促进肠蠕动,有通便作用,帮助排出代谢毒物,预防肠癌,延缓衰老。胡萝卜素含量较高,对预防肺癌、胃癌、肠癌、喉癌、皮肤癌均有一定作用。

养生食谱

炒鲜薯叶

[原料] 鲜番薯叶300克,红辣椒1个,葱片15克,姜片10克,精盐、味精、料酒各适量,猪油50克,鲜汤少许。

[做法] 将鲜番薯叶洗净,放沸水锅中焯一下,捞出用凉水淘洗一下,挤干水分,抖散。红辣椒去蒂洗净,切成块。炒锅下入猪油,油热时下入葱片、姜片和辣椒块,煸出香味,放入番薯叶炒匀,加入精盐、味精、料酒和鲜汤,翻匀即成。

[功效] 菜质软嫩,香辣爽口。

凉拌鲜薯叶

[原料] 鲜番薯叶250克,豆腐皮50克,葱花20克,姜末10克,精盐、酱油、味精、料酒各适量,蒜泥15克,香醋35毫升,香油15毫升。

[做法] 将蒜泥、香醋、香油、姜末、精盐、酱油、味精、料酒共放碗内,调成酸辣汁。将鲜番薯叶洗净,放沸水锅内焯透,捞出用凉水过凉,挤干水分,切成条片。豆腐皮切成菱形块,同鲜番薯叶放盆内,再放入葱花,下入酸辣汁调拌均匀即成。

[功效] 菜嫩色绿,清香酸辣,味美适口。

野豌豆

野豌豆,又名大巢菜、野苕子,为豆科一、二年生草本植物。株高20~50厘米。羽状复叶,先端有卷须,小叶8~16枚,椭圆形或倒卵形,托叶戟形。花1~2朵,生于叶腋,花萼钟状,花冠蝶形,紫色或红色。荚果长条形,种子棕色,圆球形。花期4月。

遍布于我国各地,主产于云南省及其以东各地。生于路旁、灌木林地、麦田及山脚草地。

[野菜性味] 味甘,性平。

[营养成分] 野豌豆每100克可食部分含蛋白质3.8克,脂肪0.5克,糖类9.0克,粗纤维5.5克,钙271.0毫克,磷20.0毫克。

[采用方法] 食用 每年早春可采其嫩茎叶做汤或炒食。5~7月可制成干菜备用,种子可炒熟食用。

药用 煎汤饮用。

[保健功效] 滋阴健中,补益气血,清神强志。

[药用功效] 具有清热利湿、活血祛瘀之功效,主治消渴、黄疸、水肿。

传统验方

消渴,水肿,小便不利　野豌豆苗30克,煎汤饮,每日3次。

肾病水肿　野豌豆苗30克,当归15克,白术9克,泽泻9克,茯苓6克,用水煎服,每日3次。

养生食谱

蒜泥野豌豆

[原料] 野豌豆嫩叶500克,精盐、味精、蒜泥、麻油各适量。

[做法] 将野豌豆嫩叶择洗干净,入沸水锅中焯一下,捞出洗净,挤干水分切碎,放入盘内,加入精盐、味精、蒜泥、麻油拌匀即成。

[功效] 具有清热利湿、活血祛瘀之功效,可用于水肿、心悸、梦遗、眼目昏花等症。

龙芽草

龙芽草,又名仙鹤草、瓜香草等,为蔷薇科多年生草本植物。株高30~60厘米。茎直立,上部分枝,全体被柔毛及腺毛。叶互生,间断奇数羽状复叶,小叶3~4对,长椭圆形或倒卵形,无柄,大小不等,先端急尖至圆钝,基部楔形,边缘锯齿,两面被绒毛。穗状花序单一或2~3个生于茎顶,花黄色,花瓣5枚。瘦果倒卵圆锥形,有10条肋,顶端有数层钩刺。花期7~9月,果期8~10月。

我国各地均有分布,主产于浙江、江苏、湖北等省。生于荒地、山坡、路旁、草地、水边、河边等较湿润的地方。

[野菜性味] 味苦、涩,性平。

[营养成分] 龙芽草每100克可食部分含胡萝卜素7.01毫克,维生素B_2 0.63毫克,维生素C 157毫克。此外,全草还含有仙鹤草素、仙鹤草内

酯、木犀草黄素-7-β-D-葡萄糖苷、芹素-7-β-D-葡萄糖苷、挥发油等。

［采用方法］食用　早春时节采其嫩茎叶,开水焯过后,用水漂洗数次,除去苦涩味后炒食。

药用　内服煎汤或取汁饮,外敷捣泥。

［保健功效］龙芽草液对金黄色葡萄球菌、大肠埃希菌、绿脓杆菌、福氏痢疾杆菌、伤寒杆菌均有抑制作用。

龙芽草有很强的抗癌作用,既可杀伤癌细胞,又有利于正常细胞。常食能提高人体抗病能力,强身健体。

［药用功效］龙芽草有收敛止血、消炎止痛的作用,是中医常用的止血良药。可治疗呕血、咯血、尿血、便血、创伤出血、功能性子宫出血、胃肠炎、赤白痢疾等症。

传统验方

吐血,咳血,尿血　龙芽草 30 克,茜草 9 克,用水煎服。

痛经　龙芽草 21 克,用水煎服。

腹泻,痢疾　龙芽草 30 克,用水煎服,或加白糖 30 克冲服。

淋巴结核　龙芽草、夏枯草各 21 克,用水煎服。

内耳眩晕　龙芽草 60 克,用水煎服,连服 1～4 天。

贫血衰弱,精力委顿　龙芽草 30 克,红枣 10 枚,用水煎服,每日数次。

疮疖肿毒　龙芽草 30～60 克,加黄酒、水各半,煎服。同时将鲜龙芽草酌加蜂蜜捣烂,敷患处。

阴道滴虫　龙芽草全草制成浓缩液,以药棉蘸药液,每日搽阴道 1 次,7 日为一疗程。

食道癌　采龙芽草鲜茎叶捣取汁,加白糖、兑酒少量饮服。

养生食谱

炒龙芽草

［原料］龙芽草嫩茎叶 500 克,精盐、味精、葱花、猪油各适量。

［做法］将龙芽草嫩茎叶择洗干净,入沸水锅内焯一下,捞出后用水漂洗数次,挤干水分,切成段。油锅烧热,下葱花煸出香味,投入龙芽草煸炒,

加入精盐炒至入味,点入味精即成。

[功效] 具有止血健胃之功效,能提高人体防病抗病能力、强身健体。

龙芽草炒猪肝

[原料] 龙芽草嫩茎叶250克,猪肝250克,料酒、精盐、味精、葱花、姜丝、植物油各适量。

[做法] 将龙芽草嫩茎叶择洗干净,入沸水锅中焯一下,捞出后用清水漂洗数次,挤干水分,切成段。猪肝洗净后切片。油锅烧热,投入葱花、姜丝煸香,放入猪肝煸炒,烹入料酒,放精盐炒至猪肝熟而入味,投入龙芽草炒至入味,撒入味精即成。

[功效] 具有补肝健胃、止泻养血之功效。

野萱草

野萱草,又名红萱、野金针菜、野黄花菜,为百合科萱草属多年生草本植物。具有短的根状茎和肥大的纺锤状块茎。叶基生,条形,光滑无毛。夏季花茎自植株基部抽出,长30～50厘米。每茎有花2～3朵,亦有单花。小花梗短,花橙黄色,有芳香。花被下部合生成花被筒。上部6裂片,花盛开时裂片反卷。雄蕊伸出,花柱伸出比雄蕊更长。蒴果椭圆形。

分布于全国各地,特别是东北三省、内蒙古东部、河北、山东、山西及甘肃东部等地较多。适应性强,对气候条件的选择不严,主要生长于山坡、丘陵和草地等处。若在肥沃的田头、地边长势更为旺盛。

[野菜性味] 味甘,性凉。

[营养成分] 野萱草每100克可食部分含蛋白质2.9克,脂肪0.5克,糖类17.6克,粗纤维1.5克,钙73.0毫克,磷69.0毫克,铁1.4毫克,胡萝卜素17.0毫克,维生素B_1 0.19毫克,维生素B_2 0.13毫克,维生素C 33.0毫克,烟酸1.1毫克。

［采用方法］食用　夏季及初秋采大花蕾做菜,鲜食及干制均可。其嫩叶亦可炒食。鲜花蕾中含有毒物质秋水仙碱,故不可直接食用,必须在100℃开水中浸烫后才能脱毒食用。制成干品时要上笼屉蒸熟后,晒干供食用。

药用　根入药,煎汤或捣汁服。

［保健功效］有利湿热、宽胸、消食之效,能增强食欲,提高防病抗病能力。

［药用功效］根入药,有镇痛、消肿之作用,可治疗胸膈烦热、黄疸、小便赤涩等症。

传统验方

全身水肿　野萱草根50克,煎水当茶饮。

大热鼻出血　野萱草根捣汁,与生姜汁合服。

黄疸　野萱草捣汁服。

砂淋,下水气　野萱草根煮水服。

养生食谱

野萱草炒尖椒

［原料］野萱草嫩叶300克,尖椒200克,精盐、味精、葱花、植物油各适量。

［做法］将野萱草嫩叶择洗干净,切段。尖椒洗净,去籽切丝。油锅烧热,投入葱花煸香,再放入野萱草、尖椒煸炒,加入精盐炒至入味,再撒入味精即成。

［功效］具有祛风散寒、兴奋开胃、发汗行血之功效,适用于食欲不佳、消化不良、小便赤涩等症。

野萱草炒鸡蛋

［原料］野萱草嫩叶300克,鸡蛋150克,精盐、味精、葱花、植物油各适量,清汤少许。

［做法］将野萱草嫩叶择洗干净,切段。鸡蛋打入碗内,加精盐搅匀。油锅烧热,投入葱花煸香,倒入鸡蛋液煸炒,炒至成块出锅。油锅烧热下野

萱草煸炒,加入精盐炒至入味,投入炒好的鸡蛋,烹入少量清汤,点入味精即成。

[功效] 具有润肺利咽、清热解毒、滋阴润燥、养血熄风之功效,适用于咽喉肿痛、目赤、虚劳吐血、胸膈烦热、小便赤涩、热毒肿痛等症。

冬虫夏草

冬虫夏草,又名虫草、冬虫草、夏草冬虫等,为麦角菌科虫草属植物。冬虫夏草寄生在居于土壤中的鳞翅目蝙蝠蛾科蝙蝠蛾属昆虫虫草蝙蝠蛾幼虫的体内。蝙蝠蛾一旦交配产下蛾卵后即死去。蛾卵经过1个月左右即蜕皮变成小虫,钻入地下生长发育。当幼虫在地下长大时,虫草菌菌丝侵入虫体,吸收虫体内的蛋白质、脂肪、体液为自身营养,待菌丝充满虫体,吸尽营养,导致虫体僵化而死,形成菌核。翌年初夏,在适宜的条件下,自虫体头部长出1条色泽紫褐、状似棒槌的子座,露出土外。全长4～11厘米,头部稍膨大呈窄椭圆形,与柄部近等长或稍短,表面深棕色,断面白色;柄基部留在土中与幼虫头部相连;幼虫深黄色,细长圆柱状,长3～5厘米,有20～30环节,腹部有足8对,形似蚕。到夏至后,子囊孢子相继成熟,并散发出孢子,又侵染活的虫体。冬虫夏草是冬虫夏草菌的子座及其寄生蝙蝠蛾科昆虫虫草蝙蝠蛾的幼虫尸体的复合体。

主产于我国青海、西藏、甘肃、云南、四川等省区。生于海拔2000～4000米的高山灌木丛中或山坡草地上富含腐殖质的疏松土壤中。

[野菜性味] 味甘,性温。

[营养成分] 冬虫夏草含脂肪8.4%、粗蛋白25.3%、糖类28.9%、D-甘露醇7%,并含冬虫夏草素、维生素B_{12}、虫草多糖等成分。

[采用方法] 食用 冬虫夏草是餐桌上的野味佳肴,也常作肉食制品的熏烤腌料。

药用 水煎服用或隔水炖服。

[保健功效] 冬虫夏草浸出液有显著的平喘作用,静脉注射有降血压作用。从冬虫夏草中提取的虫草素,是一种具有抗生作用和抑制细胞分裂作用的物质,能抑制癌细胞的增生。冬虫夏草可加强体内网状内皮系统的吞噬功能,提高免疫球蛋白G的含量,增强免疫力。

[药用功效] 冬虫夏草具有补肺益肾、止血化痰之功效。主治虚劳咯血、阳痿遗精、腰膝酸痛、虚喘、盗汗、自汗、贫血、老年慢性咳嗽气喘、肺结核等症。

传统验方

肺癌 冬虫夏草5克,白梨50克,水煎服,每日1剂,常服。

肺结核咯血 冬虫夏草6克,百合20克,仙鹤草10克,用水煎服。

病后体虚 冬虫夏草9克,用水煎服,每日1剂,连渣服用。

失眠、心慌、气短 冬虫夏草9克,酸枣仁5克,用水煎服。

月经不调,头晕眼花,腰腿酸痛 冬虫夏草、川续断、杜仲各15克,当归、白芍、熟地黄各20克,用水煎服。

养生食谱

虫草炖鸭

[原料] 白鸭子1只,冬虫夏草10~20克,精盐、味精、料酒各适量。

[做法] 将鸭子宰杀,去毛去内脏,清洗干净,剁除脚爪,放沸水锅内氽一下。将冬虫夏草用温水洗净,沥干水分,放入鸭子腹中,再将鸭放入大炖盅内,加开水适量,倒入料酒,隔开水炖至熟烂,最后取出冬虫夏草,放入精盐、味精调味,吃肉喝汤,亦可食冬虫夏草。

[功效] 具有滋补肺肾、止咳平喘之功效。

虫草炖龟肉

[原料] 龟肉250克,冬虫夏草30克,沙参90克,精盐、味精各适量。

[做法] 将龟放入盆内,放入40℃温水,使其自行排尽尿尿,然后将龟去头、足,剖开龟壳,除去内脏,用水洗2~3次。将冬虫夏草和沙参用温水泡20分钟,清洗干净,同龟一齐放在炖盅内,加开水适量,隔水炖至龟肉熟

烂,早、晚适量食用。

［功效］具有补益肺肾、养阴润燥、止血化痰之功效。

虫草炖紫河车

［原料］冬虫夏草15~20克,紫河车1个,精盐、味精各适量。

［做法］将冬虫夏草用温水泡20分钟,再用水洗干净。将紫河车去杂洗净,与冬虫夏草同放入煲中,加入适量水,炖6小时,放入精盐、味精即可食用。

［功效］具有益肺肾、补元气、理血脉、止劳咳之功效,对于病后体虚、咳喘有一定疗效。

芡 实

芡实,又名鸡头米、鸡头、鸡头子、芡等,为睡莲科芡属一年生水生草本植物。芡实分两种,江苏洪泽湖及宝应湖所产者多属有刺种,称为北芡。江苏苏州金鸡湖及太湖一带所产的是无刺种,称为南芡。芡实的根须状,长达120厘米,白色中空。茎为短缩茎,组织疏松呈海绵状。叶环生于短缩茎上,成三角形螺旋形上升。初生叶线状,后由箭形叶逐渐过渡到圆形叶。北芡种叶片正反面及叶柄上均有刺,南芡则仅在叶背叶脉上有刺。花自短缩茎苞叶中抽出,先抽一花,而后又抽一叶,叶片停止生发后,短缩茎中心连续生花,一株先后共生花18~20朵,花萼4片,绿色,花瓣24片,紫或白色。果实圆球形,顶端有宿存突出的花萼。北芡果实上有密刺,南芡果实上无刺。种子多数,深褐色,球形,种壳坚硬,外有浆汁假种皮。花期6~9月,果期7~10月。

产于河北、山东、江苏、安徽、江西、湖北、四川、贵州及东北各省。

［野菜性味］味甘、涩,性平。

［营养成分］芡实每100克含蛋白质4.4克,脂肪0.2克,糖类31.1

克,粗纤维0.4克,钙9毫克,磷110毫克,铁0.4毫克,维生素B_1 0.4毫克,维生素B_2 0.08毫克,烟酸2.5毫克,维生素C 6毫克和少量胡萝卜素。

[采用方法] 食用 夏末秋初,芡实陆续成熟,可进行采集。采集过早,种仁软,质量差;采集过迟,果实开裂,种子散落水中。采集的标准是用手摸果柄变软,手捏果实可听到响声,这种果实是成熟的果实。芡实食法多样,可炖食,多做汤、粥。

药用 芡实花果期较长,果实成熟期不一致。一般于8月下旬至9月,当果实呈红褐色时,分期分批乘船割取水上的成熟果实。用木棒击破外果皮,取出种子,用水洗净,晒干或阴干。然后碾开硬壳,簸净果壳,除去杂质,取净仁晒干。

[保健功效] 益智健脑、延年益寿、固肾涩精、补脾止泻。可治遗精、淋浊带下、小便不禁、大便泄泻、虚热久病、胞衣不下、腰膝疼痛、耳目不清等症。

养生食谱

芡实桂花汤

[原料] 芡实种仁150克,白糖、糖桂花各适量。

[做法] 将芡实种仁去杂洗干净,铝锅(铁锅变色)内加水适量,烧沸后将芡实种仁倒入煮沸,当芡实由白色变透明时即可。将白糖、糖桂花放在碗内,将芡实连汤一起盛入碗内即成。

[功效] 为延年益寿保健品,可长期食用。

芡实炖老鸭

[原料] 芡实120克,老鸭1只,料酒、精盐、味精、酱油、葱段、姜片、胡椒粉各适量。

[做法] 将芡实种仁去杂洗干净。将老鸭宰杀,去毛、内脏洗净,入沸水锅中焯一段时间,捞出洗去血污。将芡实种仁装入鸭腹,放入锅内加水适量煮至沸,撇去浮沫,加入料酒、精盐、味精、酱油、葱段、姜片,改用小火炖至鸭肉熟烂,撒入胡椒粉,出锅即成。

[功效] 具有滋阴养胃、健脾利水、固肾涩精之作用。

刺儿菜

刺儿菜,又名小蓟、刺蓟等,为菊科刺儿菜属多年生草本植物。株高20~50厘米。根状茎细长,白色,肉质。茎直立,具白色棉毛,上部有少数分枝。叶互生,长椭圆形或椭圆状披针形,边缘具伏生的齿裂,具刺,两面被疏或密的蛛丝状毛,上部叶较小。头状花序单生于茎顶,雌雄异株,花冠紫红色。瘦果椭圆形或长卵圆形,稍扁,冠毛羽状。花期7~8月,果期8~9月。

我国大部分地区均有分布,生于路旁、沟边、田间、荒丘、山坡、草地等处。

[野菜性味] 味甘、微苦,性凉。

[营养成分] 刺儿菜每100克嫩茎叶含蛋白质4.5克,脂肪0.4克,糖类4克,粗纤维1.8克,钙254毫克,磷40毫克,铁19.8毫克,胡萝卜素5.99毫克,维生素B_1 0.04毫克,维生素B_2 0.33毫克,烟酸2.2毫克,维生素C 44毫克。每克干品含钾25.2毫克,钙35.6毫克,镁2.87毫克,磷2.99毫克,钠0.14毫克,铁295微克,锰27微克,锌28微克,铜16微克。

[采用方法] 食用　幼苗可食,于4~5月采高10~15厘米的嫩幼苗,沸水焯一下,换水浸泡后,可炒食、做馅、做汤、煮菜粥、腌制等。尽管刺儿菜的叶缘长满了刺,但因其营养丰富,加之春季采摘嫩叶并不刺手,煮熟食之也不刺喉,所以是人们喜爱的野菜之一。

药用　夏、秋两季开花前采收,晒干用或鲜用。内服可用干品5~10克,或鲜品30~60克,煎汤。外用可捣敷或煎水洗。

[保健功效] 刺儿菜水煎液、醇提取物对心脏有兴奋作用,可明显升压,这种作用是通过其收缩血管作用实现的;能促进凝血酶原转变成凝血酶,诱发血小板的凝集,缩短凝血时间;可抑制多种细菌,并有轻微的利尿

和镇静作用;煎剂可抑制溶血性链球菌、肺炎链球菌、白喉杆菌、人型结核杆菌。刺儿菜还能清热、消炎、止血、恢复肝功能、促进肝细胞再生,故凡肝炎、热淋、尿血及其他肝病、尿道疾病患者均可当菜常食。

[药用功效] 具有凉血、止血之功效。主治吐血、衄血、尿血、血淋、便血、血崩、急性传染性肝炎、创伤出血、疗疮、痈毒、功能性子宫出血等。

刺儿菜还是治疗传染性肝炎的佳品,将其捣烂绞汁,用温开水冲服,或用水煎服皆可,能使某些转氨酶下降。刺儿菜和薏苡根一起水煎服,长期饮用,可减少肾炎尿蛋白的量。

传统验方

胎堕后或产后瘀血不尽、出血不止　刺儿菜全草、益母草各60克,加水煎汤,去渣再煎至浓稠服。

夏日烦热口干,小便不利　刺儿菜嫩全草150克,切段捣汁服。

血热吐血,口干而渴　鲜刺儿菜根、鲜牛蒡根、鲜藕、鲜地黄各等份,绞汁1碗,加蜂蜜1汤匙,搅和均匀,不拘时少量饮用。

血热所致的衄血、吐血、便血或月经先期、月经过多等　刺儿菜根150克,捣烂绞汁服或沸水冲服。

烫火伤　鲜刺儿菜根适量,洗净绞汁,涂患处。

疮疖红肿　鲜刺儿菜60克,明矾6克,共捣烂外敷。

妇女阴痒　刺儿菜煎汤,日洗3次。

腮腺炎　鲜刺儿菜根适量,醋少许,共捣取汁涂患处。

外伤出血　鲜刺儿菜捣烂或干品研末,外敷。

肺痈　鲜刺儿菜、金银花各60克,用水煎服。

一切极痛下疳　鲜刺儿菜、鲜地骨皮各250克,煎浓汁浸之,3～4日即愈。

刀伤出血　刺儿菜苗捣烂涂敷,干则换之。

小儿风疹　刺儿菜15克,冰糖5克,用水煎服,每日1～2次。

小儿浸淫疮,疼痛不可忍,发寒热　刺儿菜末,新水调敷,干即易。

丹毒　刺儿菜、丝瓜叶、生地黄各30克,加水共煎服,每日2次。

牙龈肿痛　鲜刺儿菜根 30 克捣烂,咬在牙痛处,20 分钟后止痛。

风疹　刺儿菜、车前子(布包)、灰藿子各 12 克,用水煎服。

出血症　①心热吐血口干,鼻出血,咯血,生藕汁、生牛膝汁、生地黄汁、刺儿菜根汁各 50 毫升,白蜜 1 匙。上药混合搅匀,不拘时细呷。②心热吐血口干,鼻出血,咯血,刺儿菜、生地黄、藕节各 15 克,用水煎服。③舌上出血,或大衄,七窍出血,刺儿菜 1 把,研绞取汁,以酒 125 毫升调服。若无生汁,可捣干者为末,冷水调下 10 毫升。

甲状腺肿大　刺儿菜、桐油、红糖各适量,捣烂调匀,敷喉部肿处。

养生食谱

清炒刺儿菜

[原料] 刺儿菜 500 克,精盐、味精、葱花、植物油各适量。

[做法] 将刺儿菜幼苗择洗干净,入沸水锅中焯一下,捞出洗去苦味,挤干水切成段。油锅烧热,下葱花煸香,加入刺儿菜、精盐,炒至入味,点入味精即成。

[功效] 具有凉血、祛瘀、止血之功效。

蒜泥刺儿菜

[原料] 刺儿菜 500 克,蒜泥、精盐、味精、葱花、植物油各适量。

[做法] 将刺儿菜幼苗择洗干净,入沸水锅焯一下,捞出挤干水,切成段。油锅烧热,下葱花煸香,投入刺儿菜、精盐、味精炒至入味,再放入蒜泥调匀即成。

[功效] 具有止血功效,适用于吐血、鼻出血、尿血、血崩、急性传染性肝炎、痈毒等症。

食用禁忌

脾胃虚寒、体虚多病者慎食。

鸡眼草

鸡眼草,又名掐不齐,为豆科鸡眼草属一年生草本植物。根纤细。茎直立,斜上或近伏卧,分枝甚多,幼枝疏生白毛。复叶,具3枚小叶,小叶倒卵形或椭圆形,先端微凹或截形,基部楔形,全缘。上面无毛,下面中脉及叶缘有白色纤毛,侧脉平行,2片托叶,卵状或卵状披针形,宿存。花1~3朵簇生于叶腋;花梗有毛,具节;萼片钟状,淡绿色,花冠上部暗紫色,花期7~8月。荚果卵形,种子黑色,果期8~9月。

分布于我国的河北、山东、江苏、浙江、江西、河南、湖北、湖南、广西、广东、四川、贵州等省区,生于路边、田边、溪边、林缘等地。

[野菜性味] 味甘、淡,微寒。

[营养成分] 鸡眼草每100克嫩茎叶含蛋白质6.1克,脂肪1.4克,糖类13克,粗纤维10.5克,胡萝卜素12.6毫克,维生素C 270毫克,维生素B_2 0.80毫克。每克干品含钾6.4毫克,钙12.4毫克,镁2.14毫克,磷5.80毫克,钠0.49毫克,铁109微克,锰327微克,锌25微克,铜9微克。

[采用方法] 食用 嫩茎叶可食,于5~6月份采嫩茎叶,沸水中焯一下,换水浸泡后,炒食、做汤,亦可晒干,掺入面中蒸食。种子也可食,8~9月份采收种子,捣碎,淘净后用水浸泡3~5天,煮粥或做饭,还可磨面食用。

药用 内服水煎,外用捣泥。

[保健功效] 活血利尿,健脾利湿。

[药用功效] 鸡眼草含有木樨草黄苷等化学成分,其水煎液对弗氏杆菌、宋氏杆菌、志贺菌、舒氏痢疾杆菌均有一定的抗菌作用。具有清热解毒、止泻之功效,主治感冒发热、胃肠炎、痢疾、热淋、白浊、泌尿系感染、跌打损伤、疔疮等。

传统验方

传染性肝炎　鲜鸡眼草180克,洗净,加水煎煮20~30分钟,去渣分3次服,连服10日。对黄疸消退及肝功能恢复有一定的作用。

急性胃肠炎、痢疾　鸡眼草、铁苋、仙鹤草各30克,辣蓼15克,用水煎服。

赤白久痢　鲜鸡眼草60克,凤尾蕨15克,水煎,饭前服。

红白痢疾　鸡眼草15克,六月霜6克,水煎,去渣,口服(红痢加红糖服,白痢加白糖服)。

突发性吐泻腹痛　取鸡眼草嫩茎叶口中嚼之,汁咽下。

夜盲症　鸡眼草9~12克,炒黄研粉,拌猪肝蒸服。

胃痛　鸡眼草30克,用水煎服。

疟疾　鸡眼草30~90克,水煎,分2~3次服,每日1剂,连服3日。

中暑　鸡眼草适量,取汁,凉水饮之。

小便不利　鲜鸡眼草30~60克,用水煎服。

热淋　鸡眼草20~30克,加米酒和水煎服。

小儿疳积　鲜鸡眼草15克,用水煎服。

妇人白带　鸡眼草20~30克。精猪肉60~90克,炖汤,以汤煎药服。

跌打损伤　鸡眼草捣烂外敷。

养生食谱

炒鸡眼草

[原料]　鸡眼草嫩茎叶500克,猪肉200克,葱花、精盐、植物油、姜丝、料酒、味精各适量。

[做法]　将鸡眼草择洗干净,入沸水锅中焯一下,捞出洗去苦味,挤干水分切段。猪肉洗净切块。锅内加入植物油烧热,下入猪肉煸炒至水干,烹入料酒,加入精盐、葱花、姜丝和适量水烧至熟入味,投入鸡眼草再烧至入味,撒入味精即成。

[功效]　有健脾利湿、清热解毒之功效。

藿 香

藿香,又名野藿香、土藿香、山薄荷,为唇形科藿香属多年生草本植物。藿草株高60~150厘米,有芳香气味。茎直立,四棱,上部被极短的细毛。单叶对生,具长柄,叶卵形或三角状卵形,边缘具钝锯齿。轮伞花序呈穗状,顶生或腋生,花小,花冠唇形,淡紫红色。小坚果卵状矩圆形,具三棱,褐色。花期6~7月,果期7~8月。

我国黑龙江、吉林、辽宁、河北、河南、江苏、浙江、广东、福建、云南等地均有分布。生于山坡或路旁。

[野菜性味] 味辛,性微温。

[营养成分] 藿香每100克嫩茎叶含蛋白质8.6克,脂肪1.7克,糖类10克,钙580毫克,磷104毫克,铁28.5毫克,胡萝卜素6.38毫克,维生素B_1 0.1毫克,维生素B_2 0.38毫克,烟酸1.2毫克,维生素C 23毫克,维生素C 23毫克。

[采用方法] 食用 嫩叶可食。开水烫后可凉拌或油炸,也可做成饮料和粥。

药用 夏、秋两季采收全草,晒干。切段入药,或鲜用,亦有单用其梗或叶者。可取叶4.5~15克煎汤或入丸、散剂,也可水煎含漱,还可烧存性研末调敷。

[保健功效] 藿香所含挥发油能促进胃液分泌,增强消化力,对胃肠有解痉止痛作用,对小肠蠕动有双向调节作用,可辟秽化湿、和中开胃、止呕、止痢。藿香可扩张微血管而略有发汗作用,可解除表邪,治疗外感表证;可抑制常见致病真菌及金黄色葡萄球菌、甲型溶血性链球菌、肺炎双球菌、绿脓杆菌、大肠埃希菌、痢疾杆菌。藿香所含的甲基胡椒酚和茴香脑可升高白细胞,抗菌,解痉。对肿瘤患者及长期接触放射线或因药物所致的低白

细胞患者有升高白细胞、提高免疫力的作用。

[药用功效] 和中开胃,快气止呕,辟秽化湿,解暑。主治感冒暑湿、寒热头痛、胸脘痞闷、呕吐泄泻、疟疾、痢疾、口臭等。

传统验方

急性胃肠炎　藿香叶10克,生姜汁10毫升,水煎加红糖调服。

妊娠呕酸　藿香6克,香附6克,竹茹6克,水煎加精盐少许服。

伤暑吐泻　藿香10克,滑石15克,丁香3克,生姜6克,用水煎服。

疟疾　①藿香15克,高良姜15克,共研粗末,分4次用水煎服。②高良姜、藿香各25克,研为末,均分为4次服(每次以水1碗煎至250毫升,温服,未定再服)。

创伤出血　藿香、煅龙骨各适量,研为细末,撒敷伤口包扎。

口臭　鲜藿香花或叶少许,取汁含漱,有芳香化浊的作用。

刀伤流血　藿香、龙骨少许为末,外敷。

小儿牙疳溃烂出脓血,口臭,嘴肿　藿香入枯矾少许为末,搽牙根上。

冷露疮烂　藿香叶、细茶等份,烧灰,油调涂叶上贴之。

胎气不安,气不升降,呕吐酸水　香附、藿香、甘草各10克研末,每次10克,入精盐少许,沸汤调服。

香口去臭　藿香煎汤,时时含漱。

暑月吐泻　滑石(炒)100克,藿香12.5克,丁香2.5克,研为末,每次5~10克,淅米泔调服。

暑湿脘痞,纳呆食少,热病初愈　藿香嫩叶300克入开水锅中稍焯,沥水。水发海蜇皮150克切细丝,入开水中稍烫,速过凉沥水,放藿香叶上,拌以精盐、味精、酱油以及辣椒油10毫升、香油5毫升食用。

暑湿感冒,头痛,寒热,脘痞腹胀,纳呆食少,泄泻便溏　藿香10克,紫苏叶、白芷、茯苓、大腹皮各3克,白术、半夏曲、陈皮、生姜、厚朴、桔梗、炙甘草各6克,粳米100克,红糖50克。上药研细末,每次取10克,用布包好煎取汁后去渣;粳米煮粥,粥将熟时入药汁煮1~2沸。

脾胃虚弱,呕吐,胸脘痞闷,食欲不佳　锅内加水适量,入姜片5克、红枣5枚煮20分钟,再加藿香嫩叶25克煮10分钟,调入白糖搅匀即可。

感冒暑湿,寒热头痛,胸脘痞闷,呕吐泄泻,痢疾 藿香嫩叶250克入沸水锅略焯沥水,加精盐、味精、酱油、麻油拌匀食用。

霍乱吐泻 陈皮(去白)、藿香叶(去土)各等份,每次取25克,水375毫升,煎至260毫升,不拘时温服。

养生食谱

藿香丸子

[原料]藿香嫩茎叶100克,猪肉300克。鸡蛋3个(取清)、酱油、绍酒各10毫升,湿淀粉30毫升,植物油1000毫升(实耗100毫升),精盐、味精、花椒粉各适量。

[做法]将猪肉洗净剁成肉蓉。藿香择洗干净,去硬梗切末,同放碗内,加酱油、绍酒、湿淀粉、蛋清、精盐、味精搅匀成馅。炒锅内放油,中火烧至六成热,用手将馅抓成直径为2.5厘米的丸子,入油锅炸至六成熟时捞出。将油烧至八成热时,放入丸子再炸至熟捞出。装盘后撒上少许花椒粉即成。

[功效]解表化湿。色泽红黄,外酥里嫩,香味浓郁。

藿香炒鸡蛋

[原料]藿香嫩茎叶300克,鸡蛋3个,精盐、味精、葱花、猪油各适量。

[做法]将藿香嫩茎叶择洗干净,入沸水锅焯一下,捞出洗净,挤干水分切段。鸡蛋磕入碗内搅匀。油锅烧热,下葱花煸香,倒入鸡蛋液煸炒,加入精盐炒至熟而入味,出锅待用。猪油入锅烧热,下葱花煸香,投入藿香煸炒,加入精盐炒至入味,倒入炒好的鸡蛋,点入味精,推匀出锅即成。

[功效]和中开胃,解暑化湿。

食用禁忌

藿香辛温香散,易耗伤阴液,阴虚火旺、胃弱欲呕、胃热作呕、中焦火盛热极、温病热病者少食。

何首乌

何首乌,又名首乌、赤首乌、生首乌,为蓼科蓼属多年生缠绕性草本植物。何首乌茎藤长达3米以上。块根肥大,质坚,形状不规则,外皮暗褐色。茎细长,光滑无毛,上部多分枝。单叶互生,心形,全缘;叶柄基部有膜质叶鞘抱茎。圆锥花序顶生或腋生,花小而多,白绿色,瘦果三角形,黑色,包于翅状花被之内。花期7~8月,果期8~10月。

主产于河南、湖北、湖南、江苏、安徽、贵州、广东、广西、四川、浙江、福建等地,多为野生,生长于草坡、路边、半阴半阳的坡地、石隙及灌木丛中。过去何首乌在人们的心目中只是一味药用价值较高的中药,现在已有不少专家学者将何首乌划归为野菜类。在南方省区,何首乌已被当作一种食品原料制作出了各种增智、延缓衰老、美容的保健食品。

[营养成分] 何首乌每100克可食部分胡萝卜素含量为7.30毫克,维生素B_2 1.05毫克,维生素C 131毫克。另含淀粉28.73%,糖2.67%。

[采用方法] 食用 春、秋季节采摘嫩叶开水烫后或单炒,或配其他荤素菜一起炒食。秋季可采其块根洗净煮粥食用,具有保健作用。

药用 于秋、冬季茎叶黄枯后挖取块根,其藤(中医称"夜交藤")于秋季收割一次,捆成小把,直接晒干或阴干。

[保健功效] 强身增智,延缓衰老,美发美容。

[药用功效] 何首乌含有大黄酚、大黄素、大黄酸、大黄素干醚、脂肪油、淀粉、糖类、土大黄苷、卵磷脂等有效成分,能促进人体淋巴母细胞的转化,尚有降低血清胆固醇、抗动脉硬化、抗光毒等作用。其块根具有补肝肾、养血祛风、涩精止遗之功效,适用于治疗肝肾阳亏、发须早白、血虚头晕、腰膝软弱、筋骨酸痛、遗精等病症。

藤的主要功效是养心安神、养血通络,适用于失眠及贫血、周身酸痛等症。

传统验方

头发早白,血虚发白　何首乌、生地黄各16克,女贞子、墨旱莲各13克,用水煎服,每日1剂;亦可用制首乌、熟地黄各16克,用水煎服,每日1剂。

心绞痛　何首乌、黄精各12克,柏子仁9克,石菖蒲、郁金各6克,延胡索3克,用水煎服,每日1剂。

心肌梗死　何首乌、沙参各15克,麦冬、玉竹、五味子各9克,用水煎服。

血胆固醇过高症　何首乌、草决明、生山楂、泽泻各10克,用水煎服,每日1剂。

自汗不止　何首乌末水调,封脐中。

破伤出血　何首乌末敷之即止。

肝肾精血不足,头晕眼花,腰膝酸软　何首乌、枸杞子各20克,杜仲、熟地黄各10克,用水煎服。

大肠风毒,泻血不止　何首乌60克,捣细为散,每日饭前以温粥饮调下3克。

老年性便秘　何首乌、肉苁蓉、火麻仁各25克,当归、牛膝、炒枳壳各15克,用水煎服。

养生食谱

何首乌炒鸡丁

[原料] 何首乌50克,净鸡肉500克,净冬笋50克,鲜辣椒100克,料酒、精盐、味精、酱油、淀粉、植物油各适量。

[做法] 将何首乌刷洗干净,放入砂锅煮熟,滗出煎汁待用。将鸡肉洗净,切成丁,放入碗中,加入料酒、味精、精盐、淀粉上好浆。冬笋用温水泡开,再用水洗净,沥干水分,切成丁。鲜辣椒去蒂、除籽、洗净,切成丁。炒锅放油,油热后将浆好的鸡丁下油锅炸,熟后倒入漏勺。锅中留底油,加入鸡丁、料酒、精盐、酱油、何首乌汁、冬笋丁、鲜辣椒丁,快速颠炒,入味后用

淀粉勾芡,出锅即成。

[功效] 何首乌能增强人体免疫力,常食可乌须发、悦颜色、延寿命。

首乌猪肝

[原料] 何首乌60克,猪肝250克,笋片50克,罐头蘑菇50克,豌豆苗100克。鸡蛋2个,精盐、料酒、味精、葱段、姜片、蒜片、白糖、酱油、淀粉、麻油、鸡汤各适量。

[做法] 将何首乌刷洗干净,放入砂锅内,加水适量,置于火上烧沸后改用小火煨熬,取汁备用。将猪肝洗净,切成宽的肝片。蘑菇切成薄片。豌豆苗择洗干净。将鸡蛋磕入碗中,放淀粉、首乌汁搅匀,再放入肝片,注入酱油、料酒、精盐、白糖、味精浸泡待用。炒锅放植物油,待油8成热时,投入搅拌好的肝片,翻炒一会儿,再放入姜片、蒜片、葱段、笋片、豌豆苗、蘑菇片、鸡汤,快炒5分钟后出锅食用。

[功效] 具有补肝、养血、益肾、明目之功效,健康人常食能益智补脑。

薇 菜

薇菜,又名牛毛广,为多年生草本植物。薇菜株高60~100厘米。根伏茎短粗,直立或斜生,有时有杈状分枝。营养叶甚大,具长柄,簇生于根茎顶端。叶片长圆状被针形毛,二回羽状分裂,常具锈褐色茸毛。第一回羽片无柄,线状长圆形,羽状深裂先端渐尖;第二回羽片近长圆形,略呈镰刀状,全缘。叶脉羽状,中脉基部明显突出,细脉分杈。孢子叶较营养叶萌发早,一般在成株的中部抽生孢子叶1~7枚。孢子叶大型、粗壮,羽状分裂。第二次羽片长圆形,其上密生褐色孢子囊,5月下旬孢子成熟,繁殖下一代。

分布于我国辽宁、吉林、黑龙江、贵州、四川、湖南、广西、福建、江西等省区。生于海拔800~1800米地带,常见于林中或灌木丛中的湿地。

[野菜性味] 味苦,性微寒。

[营养成分] 薇菜每100克可食部分含蛋白质3.1克,脂肪0.2克,糖类4克,纤维3.8克,维生素B_2 0.25毫克,维生素C 69毫克,胡萝卜素1.97毫克。每100克干品中含钾3.12克,钙190毫克,镁293毫克,磷711毫克,铁12.5毫克,锰8.1毫克,锌6.2毫克,铜1.8毫克。

[采用方法] 食用　春季采摘尚未展开而呈拳卷状的嫩叶,洗净焯水后可拌、腌、炒、炖及做汤等。

药用　内服水煎,外用捣泥。

[保健功效] 润肺理气,补虚舒络。此外,现代药理研究表明,薇菜煎剂对甲型、乙型、丙型流感病毒均有明显抑制作用,也可抑制腺病毒、脊髓灰质炎病毒、流行性乙型脑炎病毒及单纯疱疹病毒等。

[药用功效] 止血杀虫,清热解毒。可治疗吐血、赤痢便血、子宫功能性出血、遗精、流行性感冒等病症。

传统验方

感冒发热　薇菜根20克,葱根20克,用水煎服,每日早晚各服200毫升。

肺虚咳嗽　薇菜根250克,香菇60克,鸡腿150克,炖服,隔日1次。长期服用可滋阴润肺、益气补虚。

妇女崩漏,月经过多　薇菜50克,川芎12克,沙参20克,玄参15克,元胡10克,枣仁15克,远志15克,人参10克,白芍12克,茯苓9克,用水煎服,早晚各1次。

养生食谱

薇菜里脊片

[原料] 干薇菜50克,猪里脊肉150克,精盐、味精、料酒、酱油、白糖、胡椒粉、葱花、姜末、植物油各适量。

[做法] 将干薇菜用温水泡发,洗净切段。猪里脊肉洗净切片。油锅烧热,放入里脊片煸炒至水干,烹入酱油,加入葱花、姜末煸炒至肉将熟,加入精盐、白糖、料酒、胡椒粉和适量水。煸炒至肉片熟而入味,放入薇菜炒

熟,点入味精即成。

［功效］滋阴润肺,补益脾肾。

薇菜蛇丝

［原料］薇菜嫩茎叶150克,熟蛇丝100克,精盐、味精、料酒、清汤、葱花、姜末、植物油各适量。

［做法］将薇菜嫩茎叶择洗干净,入沸水锅中焯透,入水中浸泡20分钟,捞出挤干水分,切段。油锅烧热,投入葱花、姜末煸出香味,放入薇菜和蛇丝,烹入料酒,加入精盐、味精、清汤炒至入味即成。

［功效］薇菜与蛇肉配菜,具有补虚舒络、润肺理气、清热解毒之功效。

薇菜鱼片

［原料］薇菜嫩苗200克,黑鱼片150克,精盐、味精、料酒、胡椒粉、葱花、姜末、植物油、淀粉、蛋清各适量。

［做法］将薇菜根茎择洗干净,入沸水锅中焯一下,捞出挤干水分,切段。鱼片上味、上浆,在四成热的油锅中滑熟,控去油。油锅烧热,投入葱花、姜末煸香,再放入薇菜、黑鱼片,烹入料酒,加精盐、味精、胡椒粉炒至入味即成。

［功效］薇菜与黑鱼配菜,可用于治疗吐血、咯血、赤痢便血、子宫功能性出血等病症。

拌薇菜

［原料］薇菜250克,精盐、味精、酱油、蒜蓉、麻油各适量。

［做法］将薇菜去杂洗净,放入沸水锅内焯一下,捞出后多次换水洗净,挤干水分,放入盘内,加入蒜蓉、精盐、味精、酱油、麻油拌匀即成。

［功效］清淡爽口,清热利湿,止泻杀虫,活血祛瘀。

食用禁忌

脾胃虚寒者不宜多食。

小黄花菜

小黄花菜,又名黄花菜、金针菜,为百合科黄花菜属多年生草本植物。小黄花菜具纺锤形的肉质根状茎和绳索状须根,叶基生,线形,长20~60厘米,宽3~14毫米。花序自叶丛间抽生。细长,几乎不分枝,顶端具1~2朵花,少数为3朵花,花无柄或近无柄,淡黄色,细漏斗状钟形,花瓣6片,盛开时花向外反曲,花具香气。蒴果椭圆形或矩圆形,具三棱,成熟时3瓣裂,种子黑色。花期6~8月,果期7~9月。

分布于我国的东北、内蒙古东部、河北、山东、山西、陕西和甘肃东部等地,喜生于山坡草地、杂草甸、林缘、林下和灌木丛中。

[野菜性味] 味甘,性凉。

[营养成分] 小黄花菜每100克嫩幼苗中含蛋白质2.63克,脂肪0.89克,纤维3.59克,胡萝卜素0.3毫克,维生素B_2 0.77毫克,维生素C 340毫克。每100克鲜花中含胡萝卜素1.95毫克,维生素B_2 0.118毫克,维生素C 131毫克。每100克干花中含钾2 420毫克,钙660毫克,镁227毫克,磷588毫克,钠45毫克,铁96毫克,锰8.7毫克,锌5.2毫克,铜1.1毫克。

[采用方法] 食用 3~5月幼苗出土4~5片叶时可采其嫩苗炒食或做汤,6~8月盛花期可分批采其大花蕾或刚开的花。小黄花菜的花蕾为著名的干菜金针菜、黄花菜,其花中含有秋水仙碱(有毒),一般新鲜时不宜食。秋水仙碱经干制或盐渍均可去除。

药用 全草可入药,煎汤或研末内服。

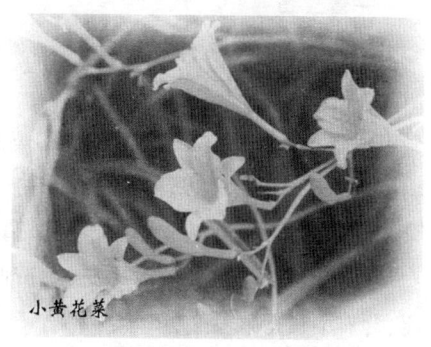

小黄花菜

[保健功效] 健脑抗衰,补虚解忧。

[药用功效] 小黄花菜含有谷固醇、秋水仙碱,花粉中含有海藻糖酶,可治风湿性关节痛、腰痛、咯血吐血、通身水肿等病;其根还有利水、凉血、宽胸膈之效。

传统验方

风湿性关节痛　小黄花菜根50克,加水煎后去渣,冲入适量黄酒温服。

咯血,吐血　小黄花菜根25克,藕节50克,加水煎服,每日2次。

腰痛　小黄花菜50克,加适量水煎汁,加红糖调味,于早饭前1小时服,连服3~4天。

通身水肿　小黄花菜根叶晒干,研为末,每次服10克,用米汤送服。

养生食谱

双黄三丝

[原料] 水发小黄花菜150克,韭黄150克,猪肉丝150克,葱花、姜末、精盐、味精、料酒、胡椒粉、蛋清、淀粉、清汤、植物油各适量。

[做法] 将小黄花菜择洗干净,切成寸段。韭黄洗净,也切成寸段。猪肉丝上味、上浆,在四五成热的油中滑熟,控出油。炒锅烧热放油,油热后投入葱花、姜末煸出香味,再投入肉丝、小黄花菜、韭黄翻炒,加入精盐、味精、料酒、胡椒粉、清汤炒至入味即成。

[功效] 可防治神经衰弱、反应迟钝、记忆力减退、食欲不振、消化不良、便血、便秘、体虚乏力等病症。

一青二黄

[原料] 水发小黄花菜150克,鸡蛋2个,青椒丝100克,葱花、姜末、精盐、味精、清汤、植物油各适量。

[做法] 将小黄花菜洗净切段,鸡蛋磕入碗内,搅匀。油锅烧热后倒入鸡蛋液炒成蛋花。炒锅再放油,油热投入葱花、姜末煸出香味,加入小黄花菜和青椒丝翻炒熟,放入精盐、味精、清汤和炒好的鸡蛋,炒至入味即成。

[功效] 适用于咽痛、目赤、虚劳吐血、热毒肿痛、痢疾、便血、小便赤涩、营养不良等病症。

小黄花菜炖鸡

［原料］小黄花菜 100 克,鸡 1 只,葱段、姜片、精盐、味精、料酒、胡椒粉各适量。

［做法］小黄花菜用水泡发、洗净。鸡宰杀后去毛去杂,洗净,入沸水锅内氽一下,捞出洗去血污。锅内放适量水,放入鸡烧沸,加入精盐、料酒、葱段、姜片,炖至鸡肉熟烂,加入小黄花菜,烧至入味,放入味精、胡椒粉即成。

［功效］适用于食欲不振、消化不良、消渴、水肿、腰膝酸痛、便血等病症。

紫 苏

紫苏,又名白苏、赤苏、鸡冠紫苏,为唇形科紫苏属一年生草本植物。株高 0.5~1 米。茎直立,有分枝,茎节间较密,绿色或带紫色,密被长柔毛。单叶,卵形或卵圆形,绿色或紫色。顶端锐尖,基部圆形或广楔形,叶缘有粗锯齿,叶面常呈泡泡皱缩状。总状花序顶生或腋生,花萼钟状,花白色至紫红色。上唇微缺,下唇 3 裂。小坚果近球形,灰褐色,内含种子 1 粒。种皮极薄。花期 8~9 月,果期 9~10 月。

紫苏几乎分布于全国各地,主要分布在江苏、浙江、贵州、河北、山西、北京、安徽、吉林、黑龙江等地;常呈半野生状态自然生长,生于田间、路旁、沟边及住宅附近。

［野菜性味］味辛,性温。

［营养成分］每 100 克紫苏含蛋白质 0.2 克,脂肪 11.9 克,糖类 16.4 克,粗纤维 56.6 克,灰分 4.7 克,维生素 B_1 0.12 毫克,维生素 B_2 0.23 毫克,钾 65 毫克,钠 362.8 毫克,钙 78 毫克,磷 68 毫克,铁 2.6 毫克,锰 1.87 毫克,锌 2.84 毫克,铜 1.84 毫克,硒 0.82 微克。皱皮紫苏全草主要含挥发油、精氨酸;叶含异蛋白、苏烯酮。尖紫苏全草含挥发油、芳香醇、薄荷醇、

薄荷酮、紫苏醇、二氢紫苏醇、丁香油酚,籽含脂肪油、维生素 B_1 等。

[采用方法] 食用　每年春季可采集嫩茎叶,用开水焯后炒食、凉拌或做汤。李时珍在《本草纲目》中载:"紫苏嫩时采叶,和蔬茹之或盐及梅卤作殖食甚香,夏月作熟汤饮之。"

药用　夏季采叶与茎晒干或阴干,秋季采籽入药。茎叶可取 6～12 克煎汤内服,也可捣敷或水煎洗患处。籽,可取 4～9 克捣汁或入丸、散剂。

[保健功效] 紫苏叶有镇静作用,紫苏籽油能促进学习记忆功能。紫苏有发汗解热的作用;能抗菌,抑制葡萄球菌、大肠埃希菌、痢疾杆菌;促进胃液分泌,增进胃肠运动;可减少支气管分泌物,缓解支气管痉挛,镇咳;并可促进肠蠕动,升高血糖;所含盐能滋养、保护皮肤。

[药用功效] 紫苏全草含有 5% 的挥发油,内含紫苏醛、精氨酸、腺嘌呤、紫苏酮、左旋柠檬烯、α-蒎烯、榄香素、紫苏红色素等,有很强的杀菌作用。紫苏叶味辛,性温,有行气宽中之作用,可治疗胸闷、恶心、呕吐、腹胀等病症。紫苏的叶和梗还有安胎的作用。茎叶主治风寒感冒、咳嗽气喘、胸腹胀满、胎动不安、鱼虾中毒。籽治咳逆痰喘、气滞便秘。紫苏发表又散寒,理气解郁且化痰。

传统验方

食蟹中毒　紫苏叶 60 克,生姜 3 大片,煎汤频饮。

水肿　紫苏梗 24 克,大蒜 9 克,老姜皮 15 克,冬瓜皮 15 克,用水煎服。

妊娠呕吐　紫苏茎叶 15 克,黄连 3 克,用水煎服。

孕妇胎动不安　苎麻根 30 克,紫苏梗 10 克,用水煎服。

急性胃肠炎　紫苏叶 10 克,藿香 10 克,陈皮 6 克,生姜 3 片,用水煎服。

伤风发热　紫苏叶、防风、川芎各 4.5 克,陈皮 3 克,甘草 1.8 克,加生姜 2 片,用水煎服。

乳痈肿痛　紫苏煎汤频服,并捣烂敷患处。

下痢后烦,气暴上　香豉 250 克,生紫苏 1 把(冬用苏子 150 克),以水 5 升煮取 2 升,1 次服完。

子悬(胎气不和,胀满疼痛)　大腹皮、川芎、白芍药、陈皮(去白)、紫苏叶、当归(去芦,酒浸)各50克,人参、炙甘草各25克,上细切。每次取20克,加水375毫升,生姜5片,葱白7寸,煎至260毫升,空腹温服。

飞丝入口,令人口舌生疮　紫苏叶细嚼,白汤咽下,如此数次即愈。

卒中全身麻痹　紫苏75克研末,置5.4升水中浸,粳米360克用紫苏浸出液熬米成粥,加大葱、胡椒、生姜适量调服。

丹毒　紫苏叶适量捣敷患处。

气上不得卧　①紫苏叶、人参(去芦头)、陈皮(去白)、五味子各50克,研为粗末。每次取5克,加水250毫升,生姜3片,煎至175毫升,去渣温服,不拘时。②橘皮、生姜、紫苏、人参、五味子各250克,捣碎,以水7升煮取3升,分3次服。

水肿　紫苏梗40克,大蒜根15克,老姜皮、冬瓜皮各25克,用水煎服。

风寒气滞,形寒发热,头痛无汗,胸膈满闷,妊娠霍乱,鱼蟹积等　紫苏叶、香附子(去毛炒香)各200克,炙甘草50克,陈皮100克,共为粗末。每次取15克,加水375毫升煎至260毫升,去渣热服,不拘时,每日3次。

风寒咳嗽　粳米500克煮粥,入新鲜紫苏叶10～15克、生姜10～15克(切片)稍煮,早、晚食用,连服3～5日。

伤风发热　紫苏叶、防风、川芎各7.5克,陈皮5克,甘草3克,加生姜2片煎服。

寻常疣　将疣及周围皮肤消毒洗净,取紫苏叶摩擦局部,每次10～15分钟,敷料包扎,每日1次,连用2～6次。

饮食失度而成积,胸腹间如有所梗　紫苏、杏仁各等份,水煎浓服。

乳痈肿痛　紫苏煎汤频服,并捣汁封之。

金疮出血,伤损血出不止　①陈紫苏叶蘸所出血捣敷,血不化脓,且愈后无疤痕。②嫩紫苏叶、桑叶同捣敷。

养生食谱

凉拌紫苏叶

[原料]紫苏嫩叶300克,精盐、味精、酱油、麻油各适量。

［做法］将紫苏叶择洗干净,放沸水锅内焯透,捞出后用水洗一下,挤干水分切成段,放入盘内,加入精盐、味精、酱油、麻油拌匀即成。

［功效］具有解表、散寒、理气之功效,食之能预防感冒、强身健体、润泽皮肤、明目、健美。

紫苏叶汁

［原料］紫苏叶30枚,杏1个,苹果1个,柠檬1/4个。

［做法］将紫苏叶择洗干净,控干水分,切成碎末。将杏、苹果洗净,去皮,去核,磨碎,与紫苏叶碎末一起挤压成汁。将汁液直接放入水杯内,再挤入柠檬汁即可饮用。

［功效］具有理气、散寒之功效,可缓解贫血引起的不适症状。

紫苏粥

［原料］紫苏叶15克,粳米100克,红糖适量。

［做法］将大米淘洗干净,放在锅内,加入适量水,先用大火煮沸,后改小火煮至粥熟。将紫苏叶择洗干净,用刀切成段,直接倒入粥锅内,搅匀,稍煮,加入红糖搅匀即成。

［功效］具有开宣肺气、发表散寒、行气宽中之功效,适用于感冒风寒、咳嗽、胸闷不舒等症。

食用禁忌

风寒表实者宜服,温热病及气弱表虚者忌服。

苦　菜

苦菜,又名苦荬菜、苣荬菜,为菊科苦苣属一年生或二年生草本植物。苦菜株高25～70厘米。茎直立,中空,具乳汁,外有棱条并有分枝,无毛或上部有腺毛。叶互生,羽状深裂,无毛,边缘有刺状尖齿,下部叶柄有翅,抱茎,中上部叶无柄。茎叶折断有乳汁渗出。头状花序,在茎顶又排成伞房状,头状花序总苞呈暗绿色钟状,舌状花黄色。瘦果长椭圆状,褐色或红褐色,有白色冠毛。花期4~8月,果期6~9月。

我国大部分地区都有野生,生于荒地、山坡、沙滩、路边、田野、草丛、沟边等处。

[野菜性味] 味苦,性寒。

[营养成分] 每100克苦菜嫩幼苗中含蛋白质2.8克,脂肪0.6克,膳食纤维5.4克,糖类4.6克,钙66毫克,磷41毫克,铁9.4毫克。此外,还含有维生素A 0.54毫克、维生素B_1 0.09毫克、维生素B_2 0.11毫克、烟酸0.6毫克、维生素C 19毫克,以及蒲公英固醇、甘露醇、蜡醇、胆碱、酒石酸等多种成分。

[采用方法] 食用　每年春、秋季采嫩幼苗及嫩茎叶,幼株有20厘米左右时最为鲜嫩。焯水后可拌、炝、腌、炒、烧、蒸、做汤等。凉拌或做馅食用,味道鲜美可口。苦菜虽有苦味,但苦度适中,苦里回甘。适当地吃一些苦味食品,不仅能改善食品味道,而且能醒脑提神、清心解烦、增加食欲。

药用　苦菜全草、根、花、籽均可入药。

[保健功效] 苦菜含有甘露醇、生物碱、苷类、苦味素,所含铁元素是形成血红素的主要成分,铜元素是促进血红素形成和血球成熟的重要因素,两者协同,可预防治疗缺铁性贫血。所含锌能促进幼儿生长发育,促进男子精子活力,有助于伤口愈合。

现代药理研究发现,苦菜有促进肝细胞再生、改善肝功能的作用,还有抗肿瘤的作用。苦菜中含有丰富的胡萝卜素、维生素C以及钾盐、钙盐等,所以对预防和治疗贫血、维持人体正常的生理活动、促进生长发育和消暑保健有较好的作用。苦菜中含有蒲公英固醇、胆碱等成分,对金黄色葡萄球菌耐药菌株、溶血性链球菌有较强的杀菌作用,对肺炎双球菌、脑膜炎球菌、白喉杆菌、绿脓杆菌、痢疾杆菌等也有一定的杀伤作用,故对黄疸性肝炎、咽喉炎、细菌性痢疾、感冒发热及慢性气管炎、扁桃体炎等均有一定的疗效。苦菜水煎剂对急性淋巴型白血病、急慢性粒细胞白血病患者的血细胞脱氧酶有明显的抑制作用,所以苦菜汁配伍中药可用于治疗宫颈癌、直肠癌、肛门癌等癌症。

［药用功效］苦菜具有清热解毒、破瘀活血、消肿止痢的功效,适用于阑尾炎、痢疾、血淋、痔瘘、疔肿、蛇咬、肠炎、子宫颈炎、乳腺炎、咽炎、扁桃体炎等症。

传统验方

口腔炎　鲜苦菜数棵,洗净放口内细嚼,含10～20分钟,每日2次。

咽喉肿痛　干苦菜30克,山豆根12克,加水煎煮,吃菜喝汤,连服数日。

急性黄疸型肝炎　鲜苦菜100克加水煎煮,吃菜喝汤,连服20日。

泌尿系统感染　苦菜、瞿麦、萹蓄各30克,竹叶20克,水煎服。

外痔,血栓痔　苦菜50克捣烂成泥,掺少许面粉,调匀敷患处。

急性结膜炎,角膜溃疡　鲜苦菜根茎折断,溢出之白乳汁,滴于眼角内。

慢性气管炎　苦菜500克煎汤,加入红枣20枚,再煮至枣皮展开后取出,汤液熬膏。每次一匙,红枣1枚,早晚各1次。

尿路结石,血尿　苦菜根30～50克,加水煎汤服。

黄疸　苦菜花子6克研细,用水煎服,每日2次。

肝硬化　苦菜、酢浆草各30克,同猪肉共炖服。

小儿疳积　苦菜30克,同猪肝炖服。

乳腺炎　鲜苦菜捣烂外敷,或用水煎服。

瘊子　苦菜捣汁常点患处,可自落。

养生食谱

凉拌苦菜

［原料］鲜苦菜450克,葱花、蒜泥、精盐、味精、香油、黄酱各适量。

［做法］将苦菜择洗干净,生蘸黄酱食用;或将苦菜用开水烫后,换水浸泡数小时,除去苦味,挤干水分切碎,拌入葱花、蒜泥、精盐、味精、香油、黄酱食用。

［功效］具有清火去毒、开胃之功效。

苦菜炒肉片

[原料] 鲜苦菜 250 克,猪肉 150 克,葱花、姜末、精盐、味精、料酒、酱油各适量。

[做法] 将苦菜择洗干净,入沸水锅中焯一下,捞出洗去苦味,沥干水分,切成段;猪肉洗净,切片;精盐、味精、料酒、酱油、葱花、姜末同放碗内搅匀成芡汁。锅烧热,下猪肉煸炒,倒入芡汁烧至肉熟入味,投入苦菜烧至入味即成。

[功效] 具有清热解毒、滋阴润燥之功效。

食用禁忌

脾胃虚寒者忌食。

沙 参

沙参,又名南沙参、白参等,为桔梗科沙参属多年生草本植物。株高 70~100 厘米。茎单一。根肥厚多肉,长达 20 厘米,似胡萝卜根。叶互生,下部叶片圆形,具长柄,上部叶片呈广卵圆形,无柄或近无柄。自枝梢叶腋间开花,总状花序,花柄短,花冠蓝紫色,花萼呈钟形,裂片 5 枚。蒴果近球形,含种子多粒。花期 7~8 月,果期 8~9 月。

主要分布于华中、华东及西南各地,但东北及华北等地也有生长。多野生于山坡、林边的草丛中或岩石缝隙中。

[野菜性味] 味苦,性微寒。

[营养成分] 沙参每 100 克嫩叶含蛋白质 0.8 克、脂肪 1.6 克、糖类 16 克、粗纤维 5.4 克、钙 585 毫克、磷 180 毫克、胡萝卜素 5.87 毫克、烟酸 2.7 毫克、维生素 C 104 毫克,肉质根含苷及糖。

[采用方法] 食用 春、夏季节采其嫩叶煮汤或炒食,秋季采收肉质

根,煮熟后在水中浸泡除去苦味做菜食。

药用　煎汤内服。

[保健功效] 沙参含有丰富的胡萝卜素、维生素 C、钙、磷等,能够增强人体免疫力。

[药用功效] 沙参具有清肺止咳、养阴除热之功效,主治肺虚久咳、咳痰不畅、肺热咳嗽、咯血咳痰等症。

传统验方

肺阴咳痰　沙参 15 克,玉竹 9 克,麦冬 10 克,桑叶 6 克,扁豆 6 克,花粉 4 克,用水煎服,早晚各 1 次。

肺热咳喘　沙参 15 克,知母 15 克,瓜蒌 15 克,甘草 6 克,用水煎服。

养生食谱

清炒沙参叶

[原料] 沙参嫩茎叶 500 克,葱花、精盐、味精、植物油各适量。

[做法] 将沙参嫩茎叶择洗干净,入沸水锅中焯一下,捞出控干水分切段。锅内放植物油,油烧热后下入葱花煸出香味,投入沙参嫩茎叶、精盐,炒至入味,点入味精即成。

[功效] 具有强身健体之效。

沙参炖母鸡

[原料] 沙参 50 克,母鸡 1 只,葱段、姜片、料酒、精盐、味精、酱油各适量。

[做法] 将沙参洗净。鸡宰杀,去毛杂,洗净后入沸水锅中汆一下,捞出后洗去血污。锅中加适量水,放入鸡煮沸,撇去浮沫,加入沙参、葱段、姜片、料酒、精盐、味精、酱油,改用文火炖至鸡肉熟烂。

[功效] 具有补脾胃、养阴液之功效。

石生繁缕

石生繁缕,又名抽筋菜,为石竹科繁缕属多年生草本植物。株高30~50厘米。茎细,横断面圆形,折断拉扯时能抽出茎内中轴。嫩茎节间长2.5厘米左右,老茎节间长达8厘米。茎浅绿色,节处淡紫色,光滑无毛。叶片较小,呈卵状椭圆形或长卵形,对生,浅绿色,叶缘全缘,叶先端渐尖。叶柄短,花轴上叶无柄。复聚伞花序,有细长总花梗,花小、白色。种子极小,扁圆形,棕黄色。夏季生长旺盛,9月份开花结籽,11月份地上部分枯死。

主要分布于我国黄河、长江流域和珠江流域,多生长在井旁、地边、菜地中,适应性很强,耐寒、耐热、耐湿。

[野菜性味] 味甘、微咸,性平。

[营养成分] 石生繁缕每100克可食部分含蛋白质1.9克,胡萝卜素1.23毫克,维生素B_1 24毫克,维生素C 24.5毫克,钙380毫克,磷42毫克,铁1.8毫克。

[采用方法] 食用 食用部位为嫩茎叶,可炒食或煮汤,比荠菜味道更鲜美。

药用 用水煎服或炖服。

[保健功效] 活血催乳,清热凉心。

[药用功效] 石生繁缕可解毒,用于治疗产后瘀滞腹痛、乳汁不多、暑热解毒、呕吐、肠痈、淋病、恶疮肿毒、跌打损伤等症。

传统验方

产后瘀滞腹痛 石生繁缕25克,王不留行15克,络通9克,黄芪12克,当归9克,川芎9克,元胡12克,用水煎服。

暑热引起之上感、呕吐、腹痛、腹泻　石生繁缕 30 克,丹皮 15 克,赤芍 9 克,知母 15 克,苍术 12 克,厚朴 9 克,半夏 6 克,用水煎服,1 日 2 次。

痢疾　石生繁缕 30 克,诃子 9 克,白术 15 克,用水煎服,每日早晚各 1 次。

肠痈,痈肿　石生繁缕 20 克,双花 30 克,连翘 15 克,地丁 15 克,甘草 9 克,蒲公英 12 克,用水煎服,1 日 2 次。

产后缺乳、体虚　石生繁缕 30 克,王不留行 30 克,猪蹄 2 个,炖服。

养生食谱

清炒石生繁缕

[原料] 石生繁缕嫩茎叶 250 克,葱花、精盐、味精、猪油各适量。

[做法] 将石生繁缕择洗干净。锅内放猪油,油烧热后下入葱花煸出香味,投入石生繁缕煸炒,加入精盐炒至熟而入味,点入味精推匀即成。

[功效] 可用于产后瘀滞腹痛、乳汁不多、暑热解毒、呕吐、肠痈淋病等症。

石生繁缕豆羹

[原料] 石生繁缕嫩茎叶 250 克,黄豆 150 克,葱花、精盐、味精各适量。

[做法] 将黄豆择洗干净,用水泡涨,制成豆汁。石生繁缕择洗干净切成小段。将豆汁倒入锅中烧沸,改用小火烧熟,放入石生繁缕,加入精盐、葱花、味清,烧至入味即成。

[功效] 常用于呕吐、肠痈等症。

东风菜

东风菜,又名山蛤芦,为菊科东风菜属多年生草本植物。东风菜株高约 120 厘米。茎直立。叶互生,心脏形,基部叶具长狭叶柄,边缘具有小尖锯齿;中、上部叶有楔形宽翅的叶柄,叶两面有粗毛。头状花序,排成圆锥伞房状,总苞片约3层,边缘膜质,外层雄花约10枚,舌状,白色,中央具多数管状两性花,花冠筒状,黄色。瘦果倒卵形或椭圆形,有厚肋5条。花期7~8月,果期8~9月。

分布于我国东北、河北、山西、陕西、安徽、江苏、浙江、湖北、广东等地,喜阴湿环境,多生于山坡、草地和草木丛中。

[野菜性味] 味甘、辛,性寒。

[营养成分] 每100克东风菜含蛋白质2.7克,粗纤维2.8克,胡萝卜素4.69毫克,烟酸0.8毫克,维生素C 28毫克。

[采用方法] 食用 4~5月间采其嫩茎叶,开水焯1分钟,再用水浸泡4小时,然后炒食或做汤。

药用 全草及根茎俱入药。可煎汤、炖或取汁内服,也可捣烂如泥外敷。

[保健功效] 东风菜富含胡萝卜素和维生素C,有助于增强人体免疫力,使人健康少病。此外,它还有扶正祛病、润肤明目的功效。

[药用功效] 东风菜根含鲨烯、无羁萜、α-菠菜固醇等成分,具有疏风、祛湿、行气、健脾、消食之功效。东风菜性味甘、寒,无毒,具有清热解毒、祛风止痛之功效,可治疗肝热目赤、咽喉痛、风湿性关节疼痛或跌打损伤。

传统验方

肝热目赤,多泪 东风菜15克,千里光15克,加水煎汤服。

中暑引起的腹痛 东风菜根茎以水和黄酒等量合煎,每日服2次。

跌打损伤,瘀血肿痛 东风菜全草捣烂外敷贴患处。

止血,止痛 东风菜根及全草加等量黄酒,水炖服。

刀伤 东风菜根捣绒敷伤处。

目赤肿痛 东风菜15克,菊花、桑叶各10克,蔓荆子6克,用水煎服。

体虚乏力,阴虚干咳,消渴,眼目昏花,夜盲症等 东风菜250克切段,猪肉100克切丝。锅烧热,入肉丝煸炒,再加酱油、葱花、姜末各10克煸炒,入料酒、精盐炒至肉熟,投东风菜炒至入味可食。

咽喉肿痛　东风菜 15 克,桔梗 6 克,生甘草 5 克,用水煎服。

夏天痧气脘痛　东风菜根茎 50 克切小段,置砂锅内,入水和黄酒,煎熬成汤,沸后撇沫。每日温服 2 次。

蛇伤,疖疮　①东风菜干根研粉外敷。②东风菜全草捣烂敷。③若被蕲蛇咬伤,取鲜东风菜适量,捣汁 1 小杯,内服,渣外敷于处理过的伤口周围。

跌打损伤　①东风菜适量捣敷患处。②东风菜根泡酒服。

感冒头痛　东风菜 15 克,荆芥穗、紫苏叶各 6 克,用水煎服。

腰痛　东风菜根 25 克,用水煎服。

养生食谱

东风三丝

[原料] 东风菜嫩茎叶 250 克,猪肉丝 100 克,鲜红椒丝 50 克,鸡蛋清、淀粉、葱花、姜末、精盐、味精、清汤、植物油各适量。

[做法] 将东风菜择洗干净,放沸水锅中焯一下,捞出浸泡,挤干水分,切丝。蛋清和淀粉调成浆,肉丝上味、上浆,在五成热的油中滑熟。油锅烧热,投入红椒丝、葱花、姜末,煸出香味,再投入东风菜,放入精盐、味精、清汤、翻炒入味即成。

[功效] 色泽美观,营养丰富,适用于体虚、乏力、两眼昏花、夜盲等病症。

清拌东风菜

[原料] 东风菜嫩茎叶 500 克,味精、酱油、蒜泥、麻油各适量。

[做法] 将东风菜择洗干净,入沸水锅中焯一下,捞出,浸泡,洗净,挤干水分,切段,放入盘内,加入味精、酱油、蒜泥、麻油拌匀即成。

[功效] 可扶正祛病,润肤,明目,健美。

珍珠菜

珍珠菜,又名扯根菜、虎尾,为报春花科珍珠菜属多年生草本植物。株高30~90厘米,着生黄色柔毛。叶互生,叶片卵状椭圆形或宽披针形,全缘,先端渐尖,基部渐狭,两面疏生黄色卷毛及黑色斑点。总状花序,生于茎的顶端。花甚密,白色,花萼裂片宽披针形,花冠裂片倒卵形。蒴果卵圆形。花期4~6月,果期7~8月。

产于我国大部分地区,广泛分布于东北、华北、华南、西南及长江中下游地区,常生于荒地、山坡、草地、路边和草木丛中。

[野菜性味] 味辛、涩,性平。

[营养成分] 珍珠菜每100克可食部分含蛋白质3.1克,粗纤维2.4克,胡萝卜素3.79毫克,维生素C 149毫克,烟酸0.9克。

[采用方法] 食用 5~6月采其嫩茎叶用开水烫熟,浸泡在水中半日,然后再炒食或做汤。

药用 水煎内服。

[保健功效] 增强人体免疫力。

[药用功效] 内服具有活血、调经之功效,可治疗月经不调、白带多、水肿、小儿疳积、痢疾、风湿痹痛、乳痛、跌打损伤等症;外用可治疗痈疖、蛇咬伤等症。

传统验方

小儿疳积 珍珠菜15克,焦三仙9克,白术6克,枳实3克,水煎当茶饮。

痢疾 珍珠菜30克,白术15克,元芩9克,莲子心6克,研为末,早、晚各服1次,每次服3克。

水肿，腰酸软　珍珠菜18克,黄芪15克,当归9克,泽泻9克,牛膝6克,丹皮12克,茯苓9克,车前子12克,甘草6克,用水煎服,早晚各服1次。

月经不调　珍珠菜15克,当归6克,赤芍9克,川芎3克,附子3克,白术6克,扁豆9克,用水煎服,每日2次。

养生食谱

炒珍珠菜

[原料] 珍珠菜嫩茎叶400克,精盐、味精、葱花、植物油各适量。

[做法] 将珍珠菜择洗干净,入沸水锅中焯一下,捞出浸泡半日,挤干水分,切成段。锅内放植物油,油烧热后下葱花煸香,投入珍珠菜煸炒,加入精盐炒至入味,点入味精即成。

[功效] 具有活血调经、利水消肿之功效。

珍珠菜炒鸡蛋

[原料] 珍珠菜嫩茎叶300克,鸡蛋3个,精盐、味精、葱花、植物油各适量。

[做法] 将珍珠菜择洗干净,入沸水锅中焯一下,捞出浸泡半日,挤干水分,切成段。鸡蛋磕入碗内,搅匀。锅内放植物油,油烧热后下入葱花煸香,倒入鸡蛋液,加入精盐炒成小块,出锅待用。油锅烧热,加入珍珠菜、精盐炒至入味,倒入炒好的鸡蛋,点入味精稍炒即成。

[功效] 珍珠菜与鸡蛋相配,具有润肺、活血、利水之功效,适用于妇女月经不调、白带多和小儿疳积、水肿、痢疾等病症。

笔管草

笔管草,又名华北鸦葱,为菊科鸦葱属多年生草本植物。株高约100厘米。茎中空,有沟纹,密被蛛丝状毛,后逐渐脱落。叶长条形,上有纵脉

5～7条,无毛或微被蛛丝状毛,基部微扩大,抱茎,上部叶较小。头状花序,总苞部分呈圆柱状,苞片多层,全部为舌状花,花冠黄色。瘦果上部狭窄有纵肋。冠毛羽状,暗黄色。花期7～9月,果期8～10月。

分布于我国辽宁、吉林、黑龙江以及黄河流域各地,较喜阴湿,多生于山坡的灌木丛中、涝洼和盐碱地以及田边、山谷等处。

[营养成分] 笔管草每100克嫩叶含蛋白质3.1克,粗纤维3.2克,胡萝卜素6.54毫克,维生素C 51毫克,烟酸1毫克。

[采用方法] 食用 5～7月采嫩茎叶、花柄,用开水烫后水浸泡数小时,再炒食或和面粉蒸食。根亦可食。

药用 水煎、炖服、研末冲饮均可。

[保健功效] 可增强人体免疫力,强身少病,润肤健美。

[药用功效] 笔管草具有消肿解毒、健脾益胃之功效,可治疗五劳七伤、疔疮痈肿、两目昏花、夜盲、皮肤粗糙、腹泻、心悸、无力、头昏等病症。

传统验方

脾胃虚弱,腹泻 笔管草20克,当归20克,山药20克,炖服,隔日1次,长期服用有效。

肺虚咳嗽 笔管草500克,炒黄豆200克,共研为末,每次6克,早、晚各服1次。

口腔溃烂 笔管草500克,煮水当茶饮。

养生食谱

清炒笔管草

[原料] 笔管草嫩茎叶500克,精盐、味精、葱花、植物油各适量。

[做法] 将笔管草择洗干净,入沸水锅内焯一下,捞出水洗去除苦味,挤干水分,切段。锅内放植物油,油烧热后,下葱花煸香,投入笔管草煸炒,加入精盐炒至入味,点入味精,出锅即成。

[功效] 对五劳七伤、疔疮痈肿、两目昏花、夜盲、皮肤粗糙等病有疗效。

锦鸡儿

锦鸡儿,又名娘娘袜子、金雀花,为豆科锦鸡儿属落叶灌木。小枝黄褐色,有角棱。托叶刺状三角形,叶轴脱落或宿存硬化成针刺状,小叶2对,倒卵形,先端圆或微凹,有刺尖。花单生叶腋,色黄而带红,凋谢时褐红色;花冠蝶形,旗瓣狭卵形,翼瓣先端圆,龙骨瓣阔而纯。荚果稍扁,无毛,内含种子数粒。花期5~6月,果熟期8~9月。

分布于我国河北、山东、陕西、江苏、湖北、四川、云南等地,常生于山坡向阳处。

[野菜性味] 味甘,性平。

[营养成分] 每100克锦鸡儿鲜品含蛋白质2.5克,脂肪1.2克,糖类4.3克,粗纤维3.6克,钙112毫克,烟酸1.6毫克。

[采用方法] 食用 可炒食或煮粥,做汤亦可。

药用 锦鸡儿花、根均入药。花于初放时采之,置阴干备用;根鲜用或干用。

[保健功效] 健脾补肾,滋阴润燥,补中益气,补血生津。

[药用功效] 锦鸡儿含生物碱、苷类、皂苷类和淀粉,对多种类型高血压有缓解作用。

传统验方

头晕头痛 锦鸡儿30克,天麻2克,用水煎服。

跌打损伤 锦鸡儿干研末,每次6~9克,酒适量送服。

干血痨 锦鸡儿120~150克或鲜

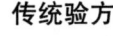
锦鸡儿

锦鸡儿 1000 克上笼蒸熟,分 30 次服完。

虚痨咳嗽 蜜炙锦鸡儿 30 克,枇杷、羌活各 9 克,用水煎服。

关节风湿痛 锦鸡儿根 30~60 克,猪蹄 1 个,黄酒、水各半炖服。

高血压 锦鸡儿鲜根洗净,去掉表皮切成片,每日 24~30 克,水煎加白糖,分 3 次服。

妇女白带多 锦鸡儿根 15~30 克,红糖适量,用水煎服。

妇女月经不调 锦鸡儿根 30 克,党参 9 克,用水煎服。

湿热瘙痒 锦鸡儿根皮 30~60 克,炖鸡服。此方对痨伤血虚生风症亦有效。

养生食谱

蛋蓉锦鸡儿

[原料] 锦鸡儿 150 克,熟火腿 25 克,鸡蛋 2 个,精盐、味精、胡椒粉、麻油、高汤各适量。

[做法] 将锦鸡儿择去花蒂,洗净沥干水分。火腿切成米粒大小。鸡蛋磕入碗内,不断地搅打,直至打到能插立筷子不倒为止。炒锅中注入高汤,放入适量精盐、味精、胡椒粉调好味。待汤沸后,将锦鸡儿放入鸡蛋液中拌匀,徐徐放入汤锅里,边放边用手勺搅动,使鸡蛋液成片状,淋上麻油,起锅盛入碗内撒上熟火腿粒即成。

[功效] 香味袭人,增进食欲,具有健脾补肾、滋阴润燥之功效。

锦鸡儿粥

[原料] 锦鸡儿 20 克,粳米 100 克,白糖 50 克。

[做法] 将锦鸡儿去蒂,洗净。粳米淘洗干净,加水烧开,熬煮成粥,再放入锦鸡儿和白糖稍熬即成。

[功效] 甜香适口,并有补中益气、和血生津之功效。

野韭菜

野韭菜,又名山韭菜、宽叶韭,为百合科葱属多年生草本植物。须根生长粗壮。有根状茎。叶基生,条形至宽条形,具明显中脉。夏季花薹自叶间抽出,为顶生伞形花序。花被6片,白色,披针形。花丝基部合生并与花被片贴生。子房倒卵状球形。花期7~8月。

分布于我国华中、华南及西南各地,生长于湿润的山坡地、地边、路旁。

[野菜性味] 味甘辛,性温。

[营养成分] 每100克嫩茎叶中含蛋白质3.7克,脂肪0.9克,糖类3克,膳食纤维1.1克,胡萝卜素1.41毫克,维生素B_1 0.03毫克,维生素B_2 0.11毫克,烟酸0.11毫克,维生素C 11毫克,钙129毫克,磷47毫克,铁5.4毫克。此外,还含有丰富的硫化物、蒜素和苷类等成分。

[采用方法] 食用　野韭菜的花、茎、叶全年可食,可用于拌、炒、做汤、熬粥、制馅等。秋季还可掘其须根食用。用野韭菜花腌制的酱菜,味道清香宜人,开胃醒脾。

药用　煎煮或研末冲服均可。

[保健功效] 现代药理研究表明,野韭菜对机体有一定的营养价值。其丰富的膳食纤维能促进肠蠕动,通便;还能与肠道内的胆固醇结合,将胆固醇排出体外,因而有降低胆固醇的作用。野韭菜中所含的挥发性精油及硫化物,既是野韭菜香气的来源,又具有降低血脂、扩张血管的作用,对高脂血症及冠心病有一定的疗效。野韭菜中的硫化物、苷类等物质,还是一类性兴奋剂,具有兴奋性器官的作用,可治疗肾虚遗精、滑精、阳痿、早泄等症。研究人员还证实,野韭菜对葡萄球菌、痢疾杆菌、伤寒杆菌、大肠埃希菌、绿脓杆菌等有抑制作用,可用以治疗肠炎、下痢等症。

[药用功效] 有温中、行气、散血、解毒、提神、健胃之功效,主治阳痿、

遗精、胸痹、噎膈、反胃、吐血、衄血、尿血、痢疾、消渴、痔漏、脱肛、跌打损伤等症。

传统验方

扭伤腰痛　生野韭菜或野韭菜根30克切细,用黄酒100毫升煮沸后趁热饮服,每日1~2剂。

腰膝冷痛,遗精梦泄　野韭菜白250克,胡桃肉60克,麻油炒熟,日食之,服1个月。

小便频数,脱发　野韭菜晒干为末,日服2次,每次6克,服用半年见效。

老人脾胃虚弱　野韭菜50克,鲫鱼100克,分次煮服,早、晚各1次。

养生食谱

野韭菜鲫鱼羹

[原料]　野韭菜200克,鲫鱼2条(重约400克),湿淀粉50毫升,葱花、生姜末各15克,精盐4克,味精2克,黄酒15毫升,胡椒粉5克,麻油2毫升,植物油30毫升。

[做法]　将野韭菜洗净切段。鲫鱼去鳞、鳃、内脏,冲洗干净。炒锅内放油,烧至五成热时,放入葱花、生姜末炝锅,然后加水1000毫升,再放精盐、味精、黄酒、胡椒粉、鲫鱼。煮至鱼肉刚熟,捞出片去鱼骨,将净鱼肉放回锅内,下入湿淀粉煮成糊状,再放入野韭菜烧至入味,淋入麻油,出锅即成。

[功效]　质地黏滑,健脾益胃,补肾壮阳。

拌野韭菜

[原料]　野韭菜300克,味精、精盐、麻油各适量。

[做法]　将野韭菜去杂洗净,入沸水锅焯一下,捞出挤干,切段,放盘内,加入味精、精盐、麻油,食时拌匀即成。

[功效]　鲜香碧绿,温中行气,散血解毒,补肾益阳。

野韭菜拌香干

[原料]　野韭菜400克,香干100克,精盐3克,味精2克,酱油5毫升,

香醋 10 毫升,麻油 15 毫升。

[做法] 将野韭菜洗净,切段,用沸水烫一下,摊开凉透,香干切成 3 厘米长的丝,放在盘内,加入精盐、味精、酱油、香醋、麻油调拌均匀即成。

[功效] 双色相间,质地细嫩,鲜酸辣香,醒脾开胃。

食用禁忌

阴虚火旺、疮疡目疾、消化不良者忌食。

飞　廉

飞廉,又名大刺菜、仙鹅抱蛋、大刺苟等,菊科飞廉属二年生草本植物。飞廉茎直立,高 80～100 厘米,具纵条纹及绿色的薄翼,茎与薄翼上有刺密生。叶互生,叶片羽状深裂,裂片边缘有刺,叶片正面绿色,微有毛,背面初时有蛛丝状毛,后渐变无毛。上部叶渐小。头状花序 2～3 枚,生于枝顶或单生于叶腋,花序柄短,具刺及蛛丝状毛。总苞钟形,苞片多层,花筒状,紫红色。瘦果长椭圆形,淡褐色,具纵纹,冠毛白色。花期 7～8 月,果期 8～9 月。

我国各地均有分布,常生于荒野、路边、田地、河岸、山坡草地等处。

[野菜性味] 味甘,性凉。

[营养成分] 飞廉每 100 克嫩叶含蛋白质 1.5 克,脂肪 1.4 克,糖类 4 克,粗纤维 1.4 克,胡萝卜素 3.05 毫克,维生素 B_2 0.32 毫克,维生素 C 31 毫克。

[采用方法] 4～5 月幼苗刚出土时采集嫩苗,沸水焯后,用水浸泡,可炒食、做汤、做馅,亦可盐渍。夏季亦可采其花序柄炒食或盐渍。

[保健功效] 飞廉具有清热解毒、止血、止痢之功效,此外还具有治腰肌扭伤、降低血压之作用。

养生食谱

清炒飞廉

[原料] 飞廉嫩叶500克,精盐、味精、葱花、植物油各适量。

[做法] 将飞廉择洗干净,入沸水锅内焯一下,捞入水中洗净,挤干水分,切段。锅内放植物油,油烧热后投入葱花煸出香味,投入飞廉煸炒,加入精盐、味精炒至入味出锅即成。

[功效] 具有凉血、止血、祛瘀、消痈肿之功效。

飞廉冬笋

[原料] 飞廉嫩叶100克,熟冬笋300克,熟胡萝卜20克,精盐、味精、植物油、湿淀粉、鸡汤各适量。

[做法] 将飞廉择洗干净入沸水锅中焯一下,捞入凉水里冲凉后,挤干水分切成粗末。熟冬笋切成劈柴状,熟胡萝卜切成末。锅中放油烧热,投入冬笋块略煸,加入鸡汤、精盐、味精,烧开后放入飞廉,用湿淀粉勾稀芡,开锅后放入胡萝卜末即可出锅装盘。

[功效] 色泽美观,增加食欲,可治疗肾炎水肿、肝硬化腹水以及吐血、便血、崩漏、高血压等症。

飞廉炒鸡蛋

[原料] 飞廉嫩叶200克,鸡蛋3个,精盐、味精、葱花、植物油各适量。

[做法] 将飞廉择洗干净,入沸水锅中焯一下,捞入凉水中冲凉后挤干水分,切碎。鸡蛋磕入碗内搅匀。锅中放植物油,油烧热后投入葱花煸出香味,再投入飞廉嫩叶煸炒,加入精盐炒至入味,倒入鸡蛋液炒匀。炒至成块时划成小块,加入少量水再炒,入味后点入味精,出锅装盘。

[功效] 具有清热解毒、滋阴润燥之功效,适用于虚劳吐血、衄血、咽喉肿痛、目赤、痢疾、营养不良等病症。

莼　菜

莼菜,又名马蹄草、水葵、湖菜等,为睡莲科莼菜属多年生水生草本植物。莼菜地下茎细长、白色,匍匐于水底泥中,地上茎分枝甚多,细长。叶互生,叶柄长,叶片漂浮于水面上。叶片椭圆形,全缘,绿色,叶面光滑,叶背绛红色,叶脉呈放射状,茎和叶背均有透明的胶质,尤以嫩梢和幼叶上最多。花梗自叶腋抽出,顶生一小花,紫红色,萼片和花瓣各3枚。果实革质,具宿萼,于水中成熟,不开裂。果实卵形。花期6~8月。

原产于我国东南部,分布于江苏、浙江、湖南及西南等地,生于池塘、湖泊中。以杭州西湖莼菜最负盛名。

[野菜性味]　味甘,性寒。

[营养成分]　每100克莼菜中含有蛋白质1.4克,脂肪0.1克,膳食纤维0.5克,糖类3.3克,灰分0.2克,胡萝卜素330微克,维生素A 55微克,维生素D 20.01毫克,烟酸0.1毫克,钙42毫克,磷17毫克,铁2.4毫克,锌0.67毫克。此外,还含有多种氨基酸,如亮氨酸、苯丙氨酸、蛋氨酸、脯氨酸、苏氨酸等。莼菜叶背分泌的琼脂样黏液中含有阿拉伯糖、岩藻糖、半乳糖、果糖、葡萄糖醛酸、甘露糖、鼠李糖、木糖等。

[采用方法]　食用　莼菜采其未露水面的嫩茎叶供食用,润滑不腻,清香可口,最宜于做汤,还可拌、煸、炒,亦可与荤菜相配。购买市场出售的罐装莼菜后应用水浸泡,去防腐剂,焯水后再制作食品。

[保健功效]　莼菜具有清热、利水、消肿、解毒之功效。此外,现代药理研究表明,莼菜中含有的黏液质具有抗癌及降血压的作用。

养生食谱
莼菜羹
[原料]　莼菜250克,净冬笋15克,香菇20克,榨菜15克,精盐、味精、

麻油、鲜肉汤各适量。

[做法] 莼菜去杂洗净,切成段。冬笋、香菇、榨菜用温水泡一泡,清洗,分别切成丝,放入盘中。煮锅放入鲜肉汤,旺火烧沸,加入冬笋丝、香菇丝、榨菜丝。再煮沸后,加入莼菜,煮15~20分钟,放入精盐、味精调味,出锅装进大碗内,淋上麻油即成。

[功效] 鲜香爽口,消肿解毒。

莼菜鲫鱼羹

[原料] 莼菜200克,鲫鱼1条(重约250克),黄酒、精盐、蒜蓉、生姜末、葱花各适量。

[做法] 将鲫鱼去鳞、鳃及内脏,洗净入锅,加入黄酒、精盐、葱花、生姜末、蒜蓉和适量水,煮至鱼熟,再加入莼菜即成。

[功效] 汤鲜味醇,补虚开胃,下气止呕,清热利水。

食用禁忌

莼菜性寒而滑,不宜多食、久食。多食易伤阳气、伤脾胃、发冷气、损毛发。

鸭跖草

鸭跖草,又名竹叶菜、淡竹叶、耳环草等,为鸭跖草科鸭跖草属一年生草本植物。鸭跖草茎横断面近圆形,基部横卧地面,节上生根,长可达1米。叶互生,叶片似竹叶为广披针形,较厚而柔软,叶柄呈梢状。茎梢着花,总苞片呈佛焰苞状,总苞片内聚伞花序,有花数朵,微伸出佛焰苞。每花有花瓣2片,不整齐,深蓝色。花早晨开放,午后萎缩。蒴果椭圆形,种子4枚,暗褐色。花期7~9月。

除西北外,全国各地均有分布。常生于路旁、田边、原野湿地,性喜温暖、略阴、湿润、良好通风的地方,要求土壤疏松、肥沃、排水良好。

[营养成分] 鸭跖草每100克嫩茎叶含蛋白质2.8克,脂肪0.3克,糖类5克,粗纤维1.2克,钙206毫克,磷39毫克,铁5.4毫克,胡萝卜素4.19毫克,维生素B_1 0.03毫克,维生素B_2 0.29毫克,烟酸0.9毫克,维生素C 87毫克。

[采用方法] 食用　春季采其嫩茎叶做汤菜或炒食,亦可制成干菜。

药用　水煎或绞汁内服,也可捣泥敷或煎水洗。

[保健功效] 其花瓣含飞燕草苷、阿伏巴苷及鸭跖草素,还含有黏液质;种子含脂肪油。鸭跖草水煎剂对金黄色葡萄球菌、八联球菌均有抑制作用,并有明显的降温作用。

[药用功效] 鸭跖草能清热、退热和清热解毒,渗利水湿而利尿。主治上呼吸道感染、咽喉炎、扁桃体炎、痈肿疮毒、痢疾、热淋、小便短赤、毒蚊叮伤等症。

传统验方

热淋,小便短赤　鸭跖草60克,车前草6克,捣烂,绞取汁液,加蜂蜜调服。

流行感冒　鸭跖草30克,紫苏、马兰根、竹叶、麦冬各9克,豆豉15克,用水煎服,每日1剂。

黄疸型肝炎　鸭跖草120克,猪瘦肉60克,水炖服汤食肉,每日1剂。

各种感染发热　鸭跖草30克,用水煎服。

水肿,腹水　鲜鸭跖草60~90克,用水煎服,连服数日。

腮腺炎　鲜鸭跖草30~60克,捣烂绞汁服。

外伤出血　鸭跖草适量,捣烂敷患处。

关节肿痛,疮疡肿毒　鲜鸭跖草120克,水煎,趁热洗患处;或捣烂敷患处,每日换1次。

养生食谱

红油鸭跖草

[原料] 鸭跖草嫩茎叶400克,蒜泥、精盐、味精、红油各适量。

[做法]将鸭跖草择洗干净,入沸水锅中焯一下,捞出洗净,挤干水分,切段装盘内,加入精盐、味精、蒜泥、红油,拌匀即成。

[功效]清热解毒,消炎止痛。

鸭跖草炒鱼肉丝

[原料]鸭跖草嫩茎叶400克,鱼肉丝150克,葱花、姜末、植物油、蛋清、料酒、精盐、味精各适量。

[做法]将鸭跖草择洗干净,入沸水锅中焯一下,捞出控干水分,切段。鱼肉丝放碗内,加精盐、味精、料酒、蛋清,上味上浆。锅放油烧热,倒入鱼肉丝煸炒至熟,再投入鸭跖草、葱花、姜末、精盐、味精、料酒,炒至入味即成。

[功效]清热祛湿,润肺利水。

地 黄

地黄,又名酒壶花、怀地黄、生地黄、熟地黄等,为玄参科地黄属多年生草本植物。株高25~40厘米,全株被灰白色柔毛和腺毛。根状茎肥厚肉质,呈块状,圆柱形或纺锤形,表面橘黄色。叶丛生于茎的基部,呈倒卵形或长椭圆形,先端钝,边缘具不整齐的锯齿,叶面有皱纹。花茎直立。总状花序,顶生,花多毛,花萼钟形,花冠筒状,微弯,外面暗紫色,内里黄色,有明显紫纹,先端有5浅裂片,略呈二唇形。蒴果卵形或卵圆形,上有宿存的花柱。花期4~6月,果期5~7月。

喜温和气候、阳光充足的环境,深厚、疏松、排水良好的砂质土壤(土壤酸碱度以微碱性为好),最忌积水。耐寒。

[野菜性味]味甘、苦,性寒。

[采用方法]食用 秋季挖取块根做菜,熬粥;亦可采摘地黄花做果脯、饮料,或阴干食用。

药用 根茎于秋季采收,洗净泥土,烘干切片用,称之为干地黄;若采后贮于湿沙中备用,称之为鲜生地黄或生地黄;若将干地黄经黄酒蒸晒后,称之为熟地黄。水煎服或煮粥食。

[保健功效] 生津润燥,滋阴补肾,调经补血。

[药用功效] 地黄之块根含β-谷固醇、甘露醇、豆固醇、梓醇、菜油固醇、维生素A类物质、水苏糖、葡萄糖、脂肪酸、地黄素、精氨酸、γ-丁氨酸及生物碱等,具有清热凉血之功效,用于阴虚发热、消渴、吐血、血崩、衄血、阴伤便秘等症。另具有强心、利尿之作用,可扩张血管,并有止血作用,可治风湿性关节炎及类风湿关节炎。

传统验方

消渴 生地黄、山药各30克,黄芪、山茱萸各15克,生猪胰9克,用水煎服。

咽干口渴,干咳痰少 生地黄15克,沙参9克,麦冬9克,玉竹12克,冰糖15克(烊化),用水煎服。

阴虚而鼻窒者 陈皮6克,龟板15克,熟地黄10克,蜂蜜适量。前三味水煎取汁,冲服蜂蜜。每日1剂,至愈为度。

风湿性关节炎 生地黄15克,白糖30克。水煎生地黄,去渣,加入白糖即成。当茶饮,每天服1次,7~10天为一疗程。需连服60天以上。

疮疡,目疾 韭菜30克(鲜),肉桂3~5克,熟地黄5克,粳米100克,精盐适量。先将肉桂、熟地黄浓煎取汁,分2次与粳米煮成稀粥。粥沸后,加入洗净切细的韭菜和精盐,共煮成粥服食,每日2次。

腰酸,耳鸣,遗精,潮热,五心烦热 酸枣仁10克,生地黄汁50毫升,粳米100克。将酸枣仁、生地黄汁共加入砂锅水煎,煮沸后,下粳米共煮成粥,空腹食之。

养生食谱

参芪地黄粥

[原料] 党参10克,黄芪10克,熟地黄15克,糯米50克,红枣10枚。

[做法] 将党参、黄芪、熟地黄入锅,加水400毫升,浸透,小火煎至200

毫升,去渣取汁备用。糯米、红枣加水 400 毫升,煮至米开花时,注入药汁,再煮 5 分钟即成。

[功效] 具有补气养血、托里生肌之功效。

地黄花粥

[原料] 地黄花适量,粟米 100 克。

[做法] 将地黄花阴干,捣碎为末,每次用 3 克。先将粟米煮粥,候熟,将地黄花末加入,搅匀,再煮至沸即成。

[功效] 具有滋肾、清热、除烦、止渴之作用,适用于消渴及肾虚腰痛。

白茅根

白茅根,又名茅草、白茅草、茅根,为禾本科茅根属多年生草本植物。株高 20~80 厘米。根状茎白色,横走于地下,密集,节部生有鳞片,先端尖有甜味。杆丛生,直立,单叶互生,集于基部,老时基部常有破碎呈纤维状的叶鞘。叶片扁平,条形或条状披针形,夏季开花,圆锥花序圆柱状。花银白色,分枝密集,小穗长 3~4 毫米,具柄。颖果椭圆形,暗褐色。被白色长柔毛。

广布于亚洲、欧洲、非洲温带和热带地区。我国大部分地区有分布。喜阴耐旱,多生于路旁、山坡、草地。

[野菜性味] 味甘,性寒。

[采用方法] 食用 嫩花苞可食,味甜。其根洁白,6 月采根,剥去皮毛,生嚼,其汁甘甜;亦可煮水喝。茅根还可压汁浓缩制成糖,亦可酿酒。

药用 白茅根、白茅草(全草)、白茅花均可入药。用水煎服。

[保健功效] 凉血益血,清热降压。

[药用功效] 根状茎含芦竹素、白茅素、薏苡素、豆固醇、菜油固醇、β-谷固醇,还含有多量蔗糖、葡萄糖,少量果糖、木糖、枸橼酸、草酸、苹果酸、

钾盐等。叶含山柑子酮,茎、叶含山柑子醇等。花有止血、定痛之功效,可治疗吐血、衄血、刀伤等疾病;叶有治衄血、尿血、大便下血之功效;根有利尿通便、清热凉血之功效。常用于治疗急性肾炎、肾盂肾炎、泌尿系统感染、咯血、尿血、衄血、小儿麻疹、热后烦渴、肺热咳嗽等病症。

传统验方

急、慢性肾盂肾炎　白茅根、乌蕨、车前草、白花舌蛇草各30克,加水浸泡30~40分钟,煎2次,然后将2次药液混合浓缩80~100毫升,分2次服用。

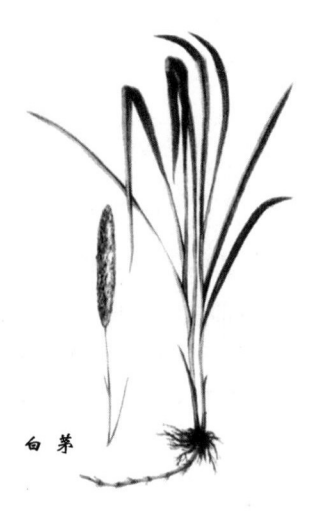
白茅

血尿　白茅根、车前子各30克,白糖15克,用水煎服。

急性传染性肝炎　白茅根60克,水煎,每日1剂,分2次服。

曼陀罗中毒　白茅根30克,椰子1个,甘蔗500克,榨取汁液,用水煎服。

小便热淋　白茅根适量,加水煮,饮服。

胃火上冲,牙龈出血　鲜白茅根30克,生石膏60克,白糖30克。前二味水煎,再冲白糖服。

崩漏　白茅根、侧柏叶各60克,棕炭、百草霜各30克,用水煎服。

水肿　白茅根30克,西瓜皮30克,玉米须30克,用水煎服。

慢性黄疸　白茅根1把,木贼1把,槐角5个,白糖15克。前三味水煎,再冲白糖服。

预防感冒　白茅根、葛根、柴胡、贯众、紫草各15克,用水煎服。

预防麻疹　白茅根30克,荸荠60克,白萝卜120克,冰糖15克,用水煎,代茶饮。

麻疹口渴　白茅根30克,煎水频服。

胃出血　白茅根、生荷叶各30克,侧柏叶、藕节各9克,黑豆少许,用水煎服。

鼻出血　白茅根30克,水煎,冷后服;亦可加藕节15克同煎服。

吐血,鼻衄　鲜白茅根60克,藕节60克,用水煎服。

宫颈癌患者放射治疗后直肠反应　白茅根、白花蛇舌草、红糖各30克,每天1剂,服7~14剂。白花蛇舌草亦可用鼠牙半枝莲或马齿苋代替。

养生食谱

白茅花冬瓜火腿

[原料]　白茅花25克,白茅根嫩尖30克,老冬瓜1000克,熟火腿肉50克,清汤1000毫升。玉米粉、料酒、味精、精盐各适量。

[做法]　将嫩白茅花去梗洗净切段,白茅根尖洗净切段,均装入纱布袋内扎紧。老冬瓜去皮去瓤,片成6厘米长、1毫米厚的薄片,再改成3厘米的长方片,然后顺长切成细丝(一端留下1厘米不切段),用玉米粉拌匀,使每条丝分开,平摆于盘内。将火腿切成细丝。烧开水,将一片片的冬瓜片投入开水内烫熟,捞入凉水中过凉,放碗内。锅内放少量水,投入纱布袋,烧煮成浓汁,去纱布袋,加入清汤烧开,放入料酒、精盐、味精调好味,倒入放冬瓜片的碗内,放上火腿丝即成。

[功效]　汤清味鲜,冬瓜雪白透亮。具有清热利尿、凉血、止血、益血、解毒镇痛之功效。

白茅花蘑菇煨猪鼻

[原料]　猪鼻1个,白茅花25克,蘑菇50克,荠菜30克,葱丝、精盐、酱油、味精、胡椒粉、醋、清汤、芝麻油各适量。

[做法]　将猪鼻洗净去杂,切成长4厘米、宽1.2厘米的柳叶形薄片,放入开水锅内氽透捞出,放入碗中,用酱油、葱丝、芝麻油腌拌2分钟。嫩白茅花去梗洗净。将荠菜择洗干净,放开水内氽一下捞出切段。蘑菇洗净去根,切成厚3毫米的片。锅烧热,加入清汤、精盐、味精,烧开后放入猪鼻肉片、蘑菇、白茅花、荠菜,烧热后捞入碗中,将锅汤烧开,撇去浮沫,加醋、胡椒粉、芝麻油,冲入碗内即成。

[功效]　汤清鲜,略带酸味。具凉血、止血、定痛、清热、降压之功效。